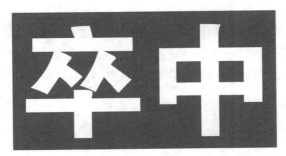

卒中
——中西医临床实践

郭晋斌　主编

U0193838

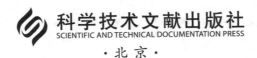

科学技术文献出版社
SCIENTIFIC AND TECHNICAL DOCUMENTATION PRESS
·北京·

图书在版编目（CIP）数据

卒中：中西医临床实践 / 郭晋斌主编. —北京：科学技术文献出版社，2015.7
ISBN 978-7-5189-0178-4

Ⅰ.①卒… Ⅱ.①郭… Ⅲ.①中风—中西医结合—诊疗 Ⅳ.①R743.3

中国版本图书馆 CIP 数据核字（2015）第 100092 号

卒中——中西医临床实践

策划编辑：巨娟梅	责任编辑：巨娟梅	责任校对：赵 瑗	责任出版：张志平

出 版 者　科学技术文献出版社
地　　址　北京市复兴路15号　　邮编 100038
编 务 部　（010）58882938，58882087（传真）
发 行 部　（010）58882868，58882874（传真）
邮 购 部　（010）58882873
官 方 网 址　www.stdp.com.cn
发 行 者　科学技术文献出版社发行　全国各地新华书店经销
印 刷 者　北京金其乐彩色印刷有限公司
版　　次　2015 年 7 月第 1 版　2015 年 7 月第 1 次印刷
开　　本　710×1000　1/16
字　　数　385千
印　　张　19.5
书　　号　ISBN 978-7-5189-0178-4
定　　价　78.00元

序

当这本书稿展现在面前的时候，我脑海中产生了许多想法。但我最想说明一下的还是医学的本质与继承和创新的问题。

人体是一个复杂的系统，医学永远是一门在不断完善中的科学。医学的生命力在于不断更新观念，改进技术，提高疗效。医学的对象不仅仅是患者和疾病，还包括社会和人类。《西氏内科学》指出："医学是一门需要博学的人道职业。"医者需要具有以生物医学为核心的自然科学知识，也需要社会人文学科方面的知识，二者融会贯通，是所有医者追求的目标。

我们的学习过程首先是继承过程。继承什么呢？难道只是前人所造就的目前所应用的技术状态吗？这些仅仅是人类文明成果的物化表象。更应当继承的是在这些物化表象产生过程中人类所涌现出的思想与认识方法。正如清代陈修园所云："仲景之方法，犹规矩也。有方外之方，法外之法，其中奥旨，可以意会，难以言传。"经验是需要积累的，"终南捷径"是要全面继承前人经验，这样才能更快更好地去发展，去创新。

我院的脑病科自1980年建立以来，经过了30余年的实践与发展，从最初的针灸治疗到目前的中西医结合治疗，同样是一个不断完善的过程。在新的时代，更高层次的中西医融合呼之欲出。这也将是未来医学的发展方向。我们既需要细致入微地探讨细胞、基因、分子等问题，也需要将传统医学在宏观实践方面所获得的成就与现代医学融合起来。

脑血管疾病无疑是目前影响人们社会生活的重大疾病，中西医在这个领域都获得了显著进步。创新的前提是继承，继承过程蕴含着创新。由我院脑病科郭晋斌主任在繁忙的工作之余组织编纂的这本《卒中——中西医临床实践》，便是非常好的继承之作，它既是对过去多年工作经验的总结，也是对将来工作的指导，对脑病科的规范化建设具有推动和领航作用。故在欣喜之余聊表数言以资鼓励，并请同仁斧正，同时希望将来有更好的创新之作不断问世。

王学信

前　言

　　我院的脑病科自1980年建立以来，已经有35年了。围绕生存与发展，继承与创新，几代人进行了不懈的努力。时光走到了现在，脑病科有幸成为国家中医药管理局"十二五"中医重点专科培育单位，这正是对之前所做出努力的极好肯定。在繁忙的日常临床工作之余，我们很想把每天所从事、所重复、所付出的工作进行一下小结。而对于刚刚步入这个行列的青年医师来说，客观上也需要尽快地熟悉将要所从事的工作。这便是这本书的动因。动因所赋予的基于临床、便于实用，也是这本书的特点。

　　对于本书的结构，大致做了如下考虑。首先回顾了人们对卒中的认识历程，采纳了目前较权威和较新的概念，统一了卒中的范畴。认识卒中应该建立在脑的结构与功能基础上，所以在卒中之前进行了脑的结构与功能及影像学的讨论。之后，先将有关病因、相关疾病及危险因素的问题总述一下，再说明发生机制、诊断并进行评估。尽管我们是临床医生，但还是应当遵从评估的一致性来客观地描述我们的临床工作。在目前，我们也不再满足于卒中本身，正如本书所强调的那样，在临床实践中最重要的几个问题是：是否是卒中以及是何种类型的卒中；评估脑功能损伤及需要解决的卒中本身的问题；评估脑血管状况及需要解决的血管问题；评估疾病相关因素及需要解决的并发症、合并症、危险因素、社会心理问题。所以围绕上述问题分别进行了讨论。

　　不论是现代医学，还是传统医学，卒中是脑病领域进步最快的。近些年来，现代临床的循证概念深入人心，各个学科的循证实践指南不断更新，这给总结带来了不小的挑战。尽管"知识自诞生之日起就显得陈旧了"，本书还是尽可能地采纳了最新可及的资料。我们也注意到，临床应用的知识绝大多数还是基础性的，对于青年医师来说，前沿知识重要，但更重要的是基础知识。所以本书兼顾了基础与前沿。在中医领域，许多循证证据正在收集整理中。这些有益的探索并没有急于在现在就采纳进来，这些探索的临床意义及影响还需要时间来展现。

　　非常感谢我的老师路怀忠主任医师和邹忆怀主任医师在写作过程中给予的悉心指导。非常感谢我的家人、领导及同事们给予我的支持与帮助，这也是完成职业工作的基础所

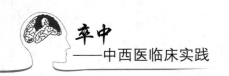

在。特别需要感谢在过去15年中经我诊疗的卒中患者及他们的家人，他们教给了我关于卒中的诸多知识，他们为应对卒中所付出的不懈努力也深深地激励着我。

由于学识所限，疏漏在所难免，希望读者不吝赐教，以不断完善，促进提高。

郭晋斌

目　录

第一章

卒中及其被认识的历程

　　脑是我们身体上最重要的一个器官。中医学认为"脑为神明之府"。清代王宏翰（约1648—1700）指出"耳、目、口、鼻之所导入，最近于脑，必以脑先受其象，而觉之，而寄之，而存之"（《医学原始·记心辨》）。依赖脑，我们感知并分析我们所生存和生活的这个世界给予我们的信息，同时适时适度做出反应。卡普兰（Caplan）讲："大脑使我们拥有智慧、能力、个性、机智、幽默、性格，以及使我们具有个体及人类的大多数特征。大脑功能的丧失可使个体丧失人的本性，且常要依赖于他人。"当脑出现问题时，我们会有各种各样的表现。这些表现有可能会引发我们适应这个世界时的障碍。这不仅仅是影响到某个个体生存和生活的问题，事实上，绝大多数都会成为影响到家庭和社会的问题。在导致这些障碍的疾病中，卒中（Stroke）无疑是危害最大的一类疾病。清代喻嘉言（约1585—1664）即认为"中风一证，动关生死安危，病之大且重，莫有过于此者"（《医门法律》）。在我国，近年来每年大约有150万人死于卒中，而更多的则是因卒中致残的幸存者。

　　卒中的定义是随着人类对卒中的认识水平不断变化演变的。广义的卒中是指血供异常所引起的任何脑或脊髓的损伤，即脑或脊髓的血管病。在临床实践中，通常只有急性起病的血供异常所引起的任何脑或脊髓损伤才称为卒中。Stroke这个词是指突然受打击，表明了卒中的起病形式。中医称卒中为"中风"，也形象地指出了其突然的起病形式，意义来源于风的"善行而数变"的特点，清代雷丰（约1833—1888）在《时病论》中说："中风之病，如矢石之中人，骤然而至也。"大约2400年前希腊的希波克拉底（Hippocrates，约公元前400年）首先描述卒中为突然发作的瘫痪。约2000前的我国古文献《黄帝内经》中描述为"其有三虚而偏于邪风，则为击仆偏枯矣"（《灵枢·九宫八风篇》），"阳气者，大怒则形气绝，而血菀于上，使人薄厥"（《素问·生气通天论》），"血之与气，并走于上，则为大厥"（《素问·调经论》）等。之后东汉张仲景（约150—219）在《金匮要略》中描述了中风的表现："邪在于络，肌肤不仁；邪在于经，即重不胜；邪入于腑，即不识人；邪入于脏，舌即难言，口吐涎。"明代楼英（1332—1400）在《医学纲目》中记载了"卒中"之名，"中风，世俗之称也。其症猝然仆倒，口眼歪斜，半身不遂，或舌强不语，唇吻不收是也。然名各有不同，其猝然仆倒者，经称为击仆，世又称为卒中。"1658年瑞士的约翰·雅各布·韦普弗（Johann Jakob Wepfer，1620—1695）首次阐明脑出血是卒中的重要原因，并且首先用apoplexy来描述卒中，这一通用词汇希腊语意思是忽然受到暴力打击。"Stroke"一词可能最早由William Cole于1689年发表的《晚期中风发生率的物理医学短论》一文中引入医学领域。脑血管疾病是指供应脑的血管病变或血流改变，引起脑的短暂或持久、局部或弥漫的缺血或出血性损害。脑血管疾病涉及循环和神经两大系统。按发病缓急可分为急性脑血管病和慢性脑血管病。慢性脑血管病有脑动脉硬化症、血管性痴呆等。急性脑血管病根据临床症状的短暂或持久以及有无遗留脑组织损害分为短暂性缺血发作（transient ischemic attacks，TIA）和卒中两大类。美国心脏协会（AHA）和美国卒中协会（ASA）2013年联合发表的《21世纪的卒中新定义》基于目前的认识更新并完善了卒中的相关概念。卒中是血管原因引起的中枢神经系统（central nervous system，CNS）急性局灶性损害导致的神经功能缺损。

作为传统医学的中医学历来对中风的重视程度是很高的，中风也历来被认为是比较难以治疗的病症，位于"风痨臌膈"之首。在唐宋时代之前，大多数医家认为外风是导致中风的主要原因。至金代刘河间（约1120—1200）在中风病因上创立新说，认为"六气皆从火化""五志过极为热甚"，第一次把火性急速与中风发病急骤有机进行联系，"所谓中风瘫痪者……由乎将息失宜，而心火暴甚，肾水虚衰不能制之……热气怫郁，心神昏冒，则筋骨不用卒倒而无所知"（《素问玄机原病式》）。他把中风病因由外风论转到内因论，是病因认识上的突破，并开启了金元时期的学术争鸣。朱丹溪（1281—1358）观察到肥胖之人易患中风，而且多数患者有痰涎壅盛，他结合江南水土气候提出"湿土生痰，痰生热，热生风"（《丹溪心法·论中风》）的痰热病因学说。李东垣（1180—1251）认为"中风者，非外来风邪所致，乃本气自病也"（《医学发明》），以气虚中风立论，使中风病因转入内因论。病因认识的转变使治疗也从疏散外风转变到以平息内风为主。清末张山雷（1873—1934）结合西方传入的医学知识在《中风斠诠》中说"阴虚阳亢，水不涵木，木旺生风而气升火升痰升，冲激脑神经，导致顷刻瞀乱，神志迷蒙，或失知觉，或失运动"，在病机认识上形成了血冲脑之说。20世纪50年代以来，中医药在脑病领域取得了巨大成绩，逐渐形成了较为完整的中医脑病学理论体系。中医脑病学研究所及，包括了神经系统疾病、精神疾病的全部及一些热性病引起的精神神经症状。1986年统一将脑血管病定名为中风病，此后相继制定了《中风病中医诊断疗效评定标准》（1986）、《中风病辨证诊断标准》（1993）及《中风病诊断与疗效评定标准》（1996），推动了中医病证规范化研究，促进了中风病的相关研究。中风病是在气血内虚的基础上，遇有劳倦内伤、忧思恼怒、嗜食厚味、烟酒等诱因，进而引起脏腑阴阳失调、气血逆乱、直冲犯脑，形成脑脉痹阻或血溢脑脉之外，临床以突然昏仆、半身不遂、口舌歪斜、言语謇涩或不语、偏身麻木为主症，并且具有起病急、变化快、如风邪善行数变的特点，好发于中老年的一种常见病。按病理分为出血性中风和缺血性中风。中风病的五大主症是半身不遂（偏瘫）、神志昏蒙（意识障碍）、言语謇涩或不语（构音障碍或失语）、偏身麻木（感觉异常）、口舌歪斜（面舌瘫）；六大次症是头痛、眩晕、瞳神变化（瞳孔改变）、饮水发呛（延髓麻痹）、目偏不瞬（凝视麻痹）、共济失调。中风病相当于卒中，一些不以五大主症为主要临床表现的卒中被命名为类中风，包括风眩、风癔、风痱、风痹等。风眩是以猝发眩晕为主要症状的卒中，可伴恶心呕吐、视物模糊或视一为二，坐立不稳，如坐舟车，还可兼有肢体麻木、力弱等症，病情较重者可直中脏腑而出现意识障碍；风癔是以突发舌强言謇或不能言语，不识事物与人为主要特征的卒中；风痱是以突发坐立及行走不稳、双手笨拙为特征的卒中；风痹是以突发一侧肢体剧烈疼痛为主要特征的卒中。我国通过大量的基础实验和临床研究，阐明了中药治疗脑病的部分机制，使中药在传统辨证诊治思想指导下的应用更具有科学性。王永炎等提出了病证结合、方证相应思想，主张贯彻整体观念与辨证论治原则建立中医规范化证候诊疗评价体系。

人们先是对脑有一些认识，然后对脑的结构和功能有所研究，进而才能科学地了解脑与智能。中西文化最大的区别在于思维方式的不同。回顾历史，在早期中西方均是从症状开始认识脑和脑血管病的。随后，因为中西方思维的不同，导致了中国注重形象思维、病机推演，而西方注重逻辑思维、实证研究。中医学在临床治疗上取得了一定成就，但基于解剖学的现代医学则把对脑和脑血管病的认识推到了一个高度。现代医学诞生于欧洲文艺复兴以后。在过去的200年里，人们对脑及其解剖、功能和血液供应的认识在不断深入。20世纪以来，与卒中相关的知识呈爆炸式的增长。在过去的近30年里，对脑及其供血血管的快速而安全的成像已经实现。飞速发展的脑成像和脑功能成像方法让我们可以直接详细地研究正常人和患者的高级脑功能及内部改变。新的治疗方式和领域不断涌现，对动脉闭塞的重新开放技术、对颅内出血的清除技术都极大地改善了卒中对患者的影响，卒中单元的组织化治疗更有成效地改善了卒中患者的生活状态。由于卒中的高发病率，神经科医师往往是通过卒中来认识神经系统的。米勒·费希尔（Miller Fisher）指出神经病学学习是从"一个个卒中"开始的。了解局灶性脑梗死和脑出血患者的症状和体征可理解不同区域脑的结构及功能。对卒中患者进行诊断和治疗，需要医师掌握脑的正常结构与血液供应、由各种脑血管形态与功能异常引起的脑损伤的不同表现、常见卒中区域的供血动脉与引流静脉、常见卒中的发病率与发病部位及临床特征、常用的诊断与评估手段与工具、被目前临床证实有效的治疗方法或可能有效的治疗方法。临床实践中最重要的几个问题是：是否是卒中以及是何种类型的卒中；评估脑功能损伤及需要解决的卒中本身的问题；评估脑血管状况及需要解决的血管问题；评估疾病相关因素及需要解决的并发症、合并症、危险因素、社会心理问题。当主流医学正沉浸于评价循证证据时，中医学依旧提供着个体化的服

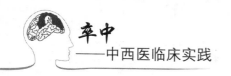
务并不断汲取现代文明进行创新。中西医学存在优势互补的问题。卒中的中西医治疗是在采用循证医学指导下的西医基础治疗的同时，采用适宜的中医药治疗，目标是提高临床疗效。所有操作和技术层面的内容都应当实现标准化，以保证服务的质量和均等化，但人类的思维应当是丰富多彩的。王永炎指出科学求真，人文求善，人文哲学与生命科学的水乳交融展示出了中医的特色和优势，我们需要弘扬中医学原创思维，使之成为人类先进文明的例证。

技术的进步深刻地影响着我们对卒中的认识与诊疗过程，集成化与多学科协作的模式显著地改善了卒中患者的预后，而意义更大的措施则是政府主导的公共卫生政策、社会化防治的观念、更好的社会支持体系。为了有效预防卒中，世界卒中组织于2006年在开普敦把每年10月29日确定为"世界卒中日"，"希望听到全世界的声音，让世界卒中组织的呼吁传遍全世界，要通过这个活动影响公众、大众媒体、政府和相关部门，让百姓远离卒中"。世界卒中日《宣言》指出，卒中是完全可以预防的，但老龄化、活动过少、吸烟和快餐加速了卒中、心脏病、糖尿病和血管性认知障碍的日益流行；预防是最值得去做的，尤其是发展中国家，需要鼓励健康的生活方式，使用一级预防和二级预防中的有效药物；公众应加强预防意识，共同控制相关危险因素；应用现有的医疗资源和科学方法，加强防御卒中危害的信念和组织。公众对卒中的认知主要是通过亲友罹患卒中的切身感受，各种组织或媒体进行的相关知识传播来获得的。其中，一些公众人物的卒中罹患史极大地深化了公众对卒中的认知程度。卒中在我国的危害已经非常严重，脑血管疾病死亡已跃升为我国居民死因的第一位。我国现有卒中患者约749万人，并以每年10%的速度递增。中华医学会神经病学分会、全国脑血管病防治研究办公室共同将每年的11月20日确定为中国"卒中教育日"，通过健康教育普及卒中防治知识。

我们感谢千百年来致力于卒中诊治与研究的诸位前辈，这让我们能够站在较高的起点上来认识卒中。本书也回顾并引用了许多前辈的研究结论。希望本书作为初级入门书能够为从事卒中防治工作的医务人员提供一些帮助。同时，希望全社会能够更加重视卒中这一严重危害国民健康的疾病，希望公众逐步树立正确的健康观、疾病观、预防观。

（郭晋斌）

第二章

脑的结构与功能及其损伤后的表现

　　定位脑功能损伤的基础需要了解脑各部位的结构与功能。古罗马的盖伦（Galen，131—201）通过解剖动物，描述了大脑的解剖与血管。近代解剖学创建者比利时的安德烈·维萨里（Andreas Vesalius，1514—1564）通过解剖人体及亲自观察绘制出了解剖图，其《人体构造》第7册里有15幅脑解剖图片。英国的托马斯·威利斯（Thomas Willis，1621—1675）在其《脑的解剖学》中提供了人脑的生动图案。丹麦解剖学家巴托兰（Bartholin，1585—1659）描述了大脑外侧裂。意大利解剖学家罗兰多（Rolando，1773—1831）描述了中央沟。法国军医杜帕蒂（F.du Petit，1664—1741）描述了锥体交叉，并且在1727年用解剖学方法追踪交叉纤维至大脑皮层，论述了大脑皮层管理运动。胡珀（Hooper）于1828年、布莱特（Bright）于1831年、克鲁韦耶（Cruveilhier）于1835—1842年、卡斯威尔（Carswell）于1838年相继出版了图谱，都包括了大脑及血管损伤的插图。在欧洲文艺复兴后，法国神经病理学家沙可（J. Charcot，1825—1893）建立了基于神经病理学的临床神经学，逐步认识到神经疾病是由神经结构异常所引起的功能异常。德国的加尔（F. Gall，1758—1828）提出了脑功能定位的观念，法国神经学家布洛卡（P. Broca，1824—1880）于1861年报告了运动性失语症，之后德国的韦尔尼克（C. Wernicke，1848—1904）发现了感觉性失语症，支持了脑功能定位。英国神经生理学家谢灵顿（C. Sherrington，1857—1952）确立了运动皮层的概念。美国的彭菲尔德（W. Penfield，1891—1976）刺激清醒人大脑运动皮层，得出了躯体运动的大脑皮层投射区制图。

　　中医学认为脑为元神之府，下连脊髓，通过经络、脑气筋等与全身密切联系，具有主导生命活动，协同脏腑功能，支配意识、思维、情感、语言、运动、感觉等功能。《灵枢·经脉》："人始生，先成精，精成而脑髓生。"《灵枢·本神》："故生之来谓之精，两精相搏谓之神。"脑髓源于肾中先天精气，由来自于父母的先天之精生成脑髓雏形，出生之后依靠水谷之精充养。《灵枢·五癃津液别》："五谷之津液，和谷而为膏者，内渗于骨空，补益脑髓。"脏腑之精气皆上充于脑而养脑髓。脑髓逐渐长成，至老年又伴随脏腑精气的逐步衰退而衰退，最终由于脑髓的失用而生命终止。我国在战国时代以前就

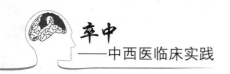
描述过脑的相关解剖结构，《灵枢·海论》指出："脑为髓之海，其输上在于其盖，下在风府。"《灵枢·大惑论》指出"五脏六腑之精气，皆上注于目而为之精……与脉并为系，上属于脑，后出于项中。"但在《黄帝内经》取得一定成就之后的几千年里，对脑结构的详细了解相对于西方比较滞后。西方现代医学逐渐确立后主要通过欧洲传教士传入中国。代表人物有利玛窦（Matteo Ricci，1552—1610）、熊三拔（Sabbathino de vrsis，1575—1620）、邓玉函（Jean Terrenz，1576—1630）等。这些知识被部分中医学家吸收并发展。中国明代的李时珍（1518—1593）在《本草纲目·辛夷》中明确提出："脑为元神之府"，这是对脑的科学认识，开始了从心主神明向脑主神明的转变。方以智（1611—1671）在《物理小识》中介绍了西方的脑、脊髓和神经等解剖知识。而王清任（1768—1831）在解剖的基础上，进一步对脑与听觉、视觉、嗅觉、记忆等意识思维一系列神志活动的密切关系，做了精辟而系统的论证，形成了中医脑髓学说，奠定了脑是心理器官的初步科学基础。赵彦晖（1823—1895）在《存存斋医话稿·卷上·第二十》描述了现代解剖学上称之为脑膜的"脑之皮"，具有"内柔而外坚"的特点，同时认为"筋自脑出者六偶"，其中应当是描述迷走神经的"独一偶逾颈至脑下，垂胃口之前"。清末邵同珍在《医易一理·论人身脑气血脉根源藏象论·脑脏论》中描述了脑分六瓣，九对脑气筋进入五官脏腑并布散精气，统管五官脏腑的活动。

中医学将脑称之为脑，将脊髓称之为髓。脊髓与脑同属于中枢神经系统，中医学总称为脑髓。目前认为，脑居颅内，约重1500g，包括大脑、间脑、小脑、中脑、脑桥、延髓。

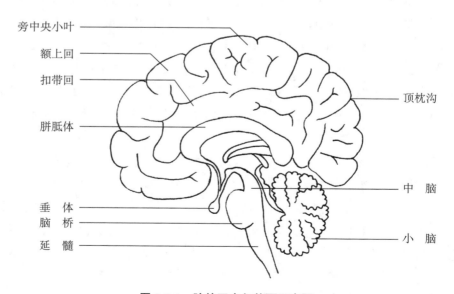

图 2-0-1　脑的正中矢状面示意图

第一节　大　脑

端脑（telencephalon）在发生过程中由前脑泡高度发展成对称的左右大脑半球，两侧大脑半球借胼胝体连接，表面是灰质构成的大脑皮质，深部是白质构成的大脑髓质，髓质由连合纤维、联络纤维、投射纤维组成，髓质内有灰质核团构成的基底神经节。大脑皮质表面皱折出规律的脑沟裂和脑回，这样可以增大大脑皮质的表面积。作为动物，智能发展的水平与大脑皮质的表面积有关。脑沟裂中有重要大血管行于其中。大脑半球内部的空腔为侧脑室。

一、大脑皮质

大脑皮质以沟裂为标志，通常借助外侧裂、中央沟、顶枕裂等三条恒定的沟裂将大脑分为额、顶、颞、枕及岛叶共5个脑叶。

1. 表面结构　大脑半球的背外侧面，中央沟前方有与之平行的中央前沟，两沟之间为中央前回。自中央前沟有两条向前行的大脑纵裂，为额上沟、额下沟，将前额叶皮质分为额上回、额中回、额下回。中央沟后方有与之平行的中央后沟，两沟之间为中央后回。在中央后沟后方有一条与半球上缘平行的顶内沟。顶内沟的上方为顶上小叶，下方为顶下小叶。顶下小叶又分为包绕在外侧沟后端的缘上回和包绕在颞上沟末端的角回。在外侧裂的下方，有与之平行的颞上沟和颞下沟，将颞叶皮质分为颞上回、颞中回、颞下回。自颞上回转入外侧裂内有几条自上外向下内的颞横回。

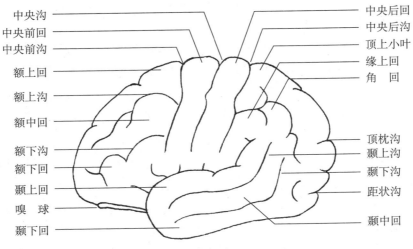

图 2-1-1　大脑半球背外侧面示意图

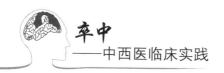

大脑半球的内侧面，自中央前后回外侧面延伸到内侧面的部分为旁中央小叶。在中部有前后方向上略呈弓形的胼胝体。在胼胝体后下方，有呈弓形的距状沟向后至枕叶后端，此沟中部与顶枕沟相通。距状沟与顶枕沟之间为楔回，距状沟下方为舌回。在胼胝体背面有胼胝体沟，此沟绕过胼胝体后方，向前移行于海马沟。在胼胝体沟上方，有与之平行的扣带沟，扣带沟末端转向背方为边缘支。扣带沟与胼胝体之间为扣带回。

大脑半球的底面，额叶内有纵行的嗅束，其前端膨大为嗅球，嗅球与嗅神经相连。嗅束向后扩大为嗅三角。嗅三角与视束之间为前穿质，内有许多小血管穿入脑实质内。颞叶下方有与半球下缘平行的枕颞沟，在其内侧并与之平行的为侧副沟。侧副沟内侧为海马旁回，其前端弯曲为钩。侧副沟与枕颞沟之间为枕颞内侧回，枕颞沟下方为枕颞外侧回。在海马旁回内侧为海马沟，在沟的上方有呈锯齿状的窄条皮质为齿状回。从内面看，在齿状回的外侧，侧脑室下角底壁上有一弓形隆起称海马，海马和齿状回构成海马结构。

2. 脑叶

（1）额叶（frontal lobe）：主要负责思维、计划，与个体的需求和情感相关，位于中央沟之前，由大脑前动脉和大脑中动脉的皮质支供血。中央前回及旁中央小叶前部是运动中枢，整体像是一个面部正立的倒置小人，发出的运动纤维锥体束在脑干交叉至对侧，因躯干、咽喉肌、面肌上部受两侧运动中枢支配，所以一侧运动中枢受损后只出现对侧面下部表情肌、舌肌、上下肢骨骼肌瘫痪。额中回后部存在注视中枢，一侧注视中枢支配两侧眼球同时向对侧注视及头颈向对侧转动，受损时两眼凝视病灶侧。优势半球额中回后部还是书写中枢，与中央前回支配手的区域相邻，受损后失去写字能力，即失写症。优势半球额下回后部存在运动性语言中枢，与中央前回下部支配唇、舌、喉的区域相邻，受损后出现语言表达障碍，说话不流利，即运动性失语（Broca失语）。前额叶皮质与思维、记忆、精神活动有关，损伤后主要表现为思维障碍、健忘、情感淡漠或欣快、缺乏自知力等。强握反射和摸索动作是额叶病变的有力证据。

（2）顶叶（parietal lobe）：主要负责处理传入的深浅感觉（如痛觉、触压觉、温度觉、位置觉、实体觉、辨别觉等）信息，也与数学和逻辑相关，位于中央沟之后，顶枕裂上缘与枕切迹连线之前，由大脑前动脉和大脑中动脉的皮质支供血。中央后回及旁中央小叶后部是感觉中枢，整体也像是一个面部正立的倒置小人，受损时表现为病变对侧感觉障碍。皮质性感觉障碍的特点是浅感觉障碍轻而深感觉障碍重。顶上小叶具有实体感觉功能，受损后出现实体感觉障碍，虽握住物品但不知其为何物。优势半球顶下小叶后部角回为视觉性语言中枢，邻近视觉中枢，受损后出现阅读障碍，即失读症，但很少独立出现；优势半球顶下小叶前部缘上回为运用中枢，运用是通过学习和实践所获得的有明确目的的动作，受损后出现运用障碍，即失用症。

中央前回和中央后回向内侧延续为旁中央小叶，功能包括管理对侧下肢的运动和感觉、管理大小便括约肌运动（括约肌中枢）。一侧受损时出现对侧下肢运动和感觉障碍，而无括约肌功能障碍；两侧受损时出现双下肢运动和感觉障碍，并有括约肌功能障碍（大小便失禁）。

（3）颞叶（temporal lobe）：负责处理听觉信息，也与记忆和情感有关，位于外侧裂下方，枕叶前方，由大脑中动脉和大脑后动脉的皮质支供血。颞上沟、颞下沟将其分为颞上回、颞中回、颞下回。颞上回后部存在听觉性语言中枢，受损后出现感觉性失语（Wernicke失语），表现为听理解障碍，语义错语。颞横回隐藏在外侧裂中，为听觉中枢，每侧中枢都接受两耳的听觉纤维传入的信息，故一侧受损时不出现全聋。钩回及其附近区域为嗅觉中枢，与两侧嗅神经传入纤维均有联系，故一侧受损时不影响嗅觉。海马回及海马与人的记忆有关，受损后出现近记忆障碍。

（4）枕叶（occipital lobe）：主要负责处理视觉信息，在顶枕裂上缘与枕切迹连线之后至枕极，由大脑后动脉和大脑中动脉皮质支供血。距状沟上下皮质楔回、舌回为视觉中枢，一侧中枢接受同侧视网膜颞侧半和对侧视网膜鼻侧半的视觉传入信息，故一侧视觉中枢与两眼对侧半视野相联系，一侧损伤后出现对侧同向偏盲或象限盲伴黄斑回避，双侧受损时出现全皮质盲。

（5）岛叶（insular lobe或central lobe）：可能与内脏活动有关，位于外侧裂深面，被额、顶、颞叶覆盖，由大脑中动脉皮质支供应。岛叶存在控制心脏活动的中枢，对心脏自主活动有特异性影响。左侧岛叶倾向于与心脏副交感性神经调节有关，右侧岛叶倾向于与心脏交感性神经调节有关。岛叶病变时，其对脑干和脊髓自主神经中枢的抑制作用解除，导致交感、副交感活动不平衡，这是脑-心综合征的基础。

二、大脑髓质

大脑髓质由三种纤维组成：连合纤维（commissural fibers）、联络纤维（association fibers）、投射纤维（projection fibers），实现皮质各部之间以及皮质与皮质下结构间的广泛联系。

1. 连合纤维　连接左右大脑半球皮质，保证大脑信息的协调一致。连合纤维包括胼胝体、前连合与穹窿连合。胼胝体位于大脑纵裂底，分为嘴、膝、体、压四部分。两侧额叶纤维通过胼胝体嘴和膝部互相联系，颞叶中、后部和顶叶通过胼胝体体部联系，枕叶纤维通过胼胝体压部联系，颞叶内侧及前部纤维通过前连合联系。

2. 联络纤维　仅限于同一半球内各部皮质的联系。短的为弓状纤维，连接相邻的脑回；长的形成纤维束连接各个脑叶。联络纤维将大脑皮质功能区通过纤维系统从各个方向上相互紧密连接，使大脑皮质协同转换，完成功能整合。脑损伤后丧失的脑功能能够得到一定程度的恢复，可能就是经过适当训练转换到了尚完整的联络通路系统。皮质内走行的纤维

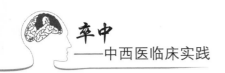

称为皮质内纤维，穿过髓质的纤维称为皮质下纤维。上纵束前后方向走行在岛叶上方，连接额叶和大部分的顶、枕、颞叶，其中绕行在外侧裂周围的为弓状束，连接额叶的运动性语言中枢和颞叶的感觉性语言中枢，受损后引起传导性失语，以复述障碍为主，言语流利但有大量错词，听理解障碍轻，自己能感知错误并试图纠正。下纵束从颞叶到达枕叶。

3. 投射纤维　是指皮质与皮质下结构之间的往返纤维，分为上行传入纤维和下行传出纤维。起自或到达皮质的全部投射纤维，进入髓质形成放射状的纤维束，聚向丘脑与基底节之间，形成内囊（internal capsule）。皮质与内囊之间放射状的纤维束区域称为放射冠（corona radiata）。内囊前肢（anterior limb of internal capsule）有丘脑前辐射和额桥束，内囊膝部（genu of internal capsule）有皮质核束（皮质延髓束），内囊后肢（posterior limb of internal capsule）有皮质脊髓束、丘脑中央辐射、顶枕颞桥束。内囊有复杂的动脉血供，前肢下部由大脑前的分支Heubner动脉供血，但有1/3的人该部位由大脑中动脉的分支供血，放射冠和内囊前肢、后肢的大部分由大脑中动脉供血，内囊后肢下部由脉络膜前动脉供血。

（1）皮质下结构至皮质的上行传入投射纤维：上行传入投射纤维主要发自丘脑，有特异性和非特异性两种。特异性投射纤维有丘脑中央辐射、视辐射、听辐射。丘脑中央辐射（中央感觉束路）发自丘脑腹后内侧核、腹后外侧核，行经内囊后肢后部（皮质脊髓束之后），主要终止于中央后回及旁中央小叶，传导头面、躯干、四肢的深浅感觉。视辐射发自外侧膝状体，经内囊豆核后部绕侧脑室，投射至枕叶距状沟周围皮质。听辐射发自内侧膝状体，经内囊豆核后部向外至颞横回。非特异性投射纤维成分复杂，分别发自丘脑板内核群、中线核群和网状核等，其纤维穿经内囊各部投射至皮质各区，维持皮质神经元的兴奋，保持清醒，产生意识。

（2）皮质至皮质下结构的下行传出投射纤维：下行传出投射纤维主要有皮质脊髓束、皮质核束、皮质脑桥束（顶枕颞桥束、额桥束）以及由皮质到丘脑、纹状体、网状结构、黑质、底丘脑核、四叠体和红核的纤维。皮质脊髓束主要发自中央前回及旁中央小叶经内囊后肢前2/3下行，靠前的支配上肢，靠后的支配下肢。皮质核束主要发自中央前回下部，经内囊膝部至脑干，支配脑神经的躯体运动核和特殊内脏运动核。皮质脑桥束发自额、顶、颞、枕叶，经内囊和大脑脚至同侧脑桥核，中继后由脑桥核发出轴突跨越中线交叉，经小脑中脚（脑桥臂）到达小脑。皮质-网状-脊髓束为大脑皮质与脊髓之间的多突触性束路，主要发自皮质感觉运动区，与皮质脊髓束一起经内囊后肢到达脑干网状结构，再自脑干网状结构发出下行纤维形成网状脊髓束终止于脊髓前角。

三、基底神经节

基底神经节（basal ganglia）是皮质下运动中枢，呈团块状灰质埋在大脑半球髓质中，包括尾状核（caudate nucleus）、壳核（putamen）、苍白球、杏仁核簇和屏状核。杏仁核簇为古纹状体（archistriatum），属于边缘系统。尾状核沿侧脑室走行，尾状核头构成侧脑室外侧壁，向后逐渐变细，末端位于颞叶下角的顶旁，向前邻杏仁核。壳核呈贝壳状包绕苍白球外侧面，向外借外囊与屏状核分隔。屏状核位于外囊和最外囊之间，功能尚不明确。苍白球和壳核总称为豆状核。苍白球下部与黑质前部相邻。苍白球、黑质、红核富含铁。黑质、红核、底丘脑接受基底神经节和大脑皮质发出的冲动。

尾状核和壳核为新纹状体（neostriatum），是基底神经节的"接受器"，接受的传入纤维来自额叶的运动和运动前皮质、黑质和丘脑，发出的传出纤维多数进入苍白球，一部分进入黑质。苍白球为旧纹状体（paleostriatum），是基底神经节的"发放器"，接受的信息主要来自于新纹状体，传出纤维一路形成豆核袢和豆核束投射至丘脑核团，另一路投射到底丘脑核（Luys小体）。

基底神经节和大脑运动皮质之间有广泛的联系，是运动系统的不同亚单位。从生物进化过程看，种系较新较高级的中枢影响种系较古老较低级的中枢；进化越高级，种系较新较高级的中枢损伤时越难以被种系较古老较低级的中枢代偿。基底神经节主要控制不随意运动、调节姿态、协调动作和情感表达，损伤时表现为肌张力、动作协调性、姿势和表情的变化。临床常见肌张力降低-运动过多综合征、肌张力增高-运动过少综合征（帕金森样表现）或两者并存以及单纯表现为肌张力障碍、不自主运动等。

四、边缘系统

1878年布洛卡（Broca，1824—1880）将包绕胼胝体、间脑和基底神经节的脑回称为边缘叶（limbic lobe）。边缘叶呈"O"字形环绕于脑干的前端，由胼胝体下回和终板旁回、扣带回、海马旁回、海马和齿状回、岛叶前部、颞极共同构成，是新皮质和脑干之间的过渡区。1952年麦克莱恩（Macllean）提出了边缘系统的概念。边缘叶加上与之联系密切的皮质下结构，如杏仁核、隔核、下丘脑、背侧丘脑的前核和中脑被盖的一些结构构成边缘系统。边缘系统内的纤维联系在大脑和间脑之间形成三种边缘环路，内侧边缘环路（Papez环路，1937）在大脑两半球内侧面上呈矢状垂直方向环绕间脑，与情绪、记忆有关。其中海马是近事记忆信息转变、贮存的主要部位。基底外侧边缘环路（Livengston环路，1971）在大脑底面呈水平位环绕中脑，与认识和记忆有关。防御环路呈矢状位在半球内侧面上，似套在内侧边缘环路中，与觅食和进攻行为有关。边缘系统在进化上是脑的古老部分，调节内脏活动，实现情绪反应，参与记忆、睡眠、性欲、食欲的调节，损伤时出现精神症状及内脏神经系统、内分泌紊乱。

海马结构是边缘系统的中心结构，主要与学习、记忆有关。即刻记忆和近事记忆在本质上都是电活动，易被干扰，保持时间不长，与中枢递质乙酰胆碱有关。近事记忆的电活

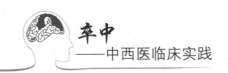

动发生在边缘系统；即刻记忆的电活动发生在脑干网状结构和大脑感觉皮质。远事记忆是RNA参与的蛋白合成反应，其生化反应发生在大脑皮质，特别是额叶及颞叶。额叶主要进行抽象思维、运筹（计划、预见、设想），颞叶对视听信息进行判断、结合、理解，并产生记忆贮存起来。双侧海马或优势半球海马病变时可出现明显的记忆障碍，海马区单一病灶可引起短暂性全面遗忘症。海马硬化可能是某些颞叶癫痫的原因，冠状位MRI表现为海马体积缩小、头部浅沟消失及信号增高，其他可见侧脑室颞角扩大，颞叶体积缩小，同侧白质萎缩，乳头体、杏仁核、穹隆萎缩及灰白质界限模糊。

（郭晋斌　施晓瑜　申红琴）

第二节　间　脑

间脑由前脑泡发育而成，分5个部分：背侧丘脑（dorsal thalamus）、后丘脑、上丘脑、底丘脑、下丘脑（hypothalamus）。后丘脑位于丘脑的后下方，中脑顶盖的上方，包括内侧膝状体、外侧膝状体，属于特异性核团。上丘脑位于丘脑与中脑顶盖前区相移行的部分，包括松果体、缰核、髓纹。嗅觉传入冲动经髓纹到达缰核，缰核的传出纤维投射至脑干的植物（涎腺）神经核，调节摄食。松果体位于四叠体两上丘之间的沟内，松果体对光敏感，调节昼夜节律。病变常为松果体瘤，出现中脑顶盖部综合征（Parinaud综合征），表现为双眼上视麻痹伴会聚障碍及瞳孔散大、对光反射消失，可有颅内高压表现、尿崩症、耳聋等。底丘脑位于丘脑与中脑的过渡区，含丘脑底核，与黑质、红核、苍白球有密切联系。

一、丘脑

背侧丘脑又称为丘脑，是间脑的主体结构，位于大脑和脑干之间。丘脑前面突出的部分为丘脑前结节，后端膨大为丘脑枕。左右丘脑借中间块连接，中间的狭窄构成第三脑室。丘脑是感觉传导的中继整合器官。如把内、外侧膝状体也包括在丘脑范围内，则一切感觉冲动都传输至丘脑的灰质团块，自此再经丘脑辐射送达皮质特定区域。在这些特异性感觉传导时，丘脑有会聚、整理、综合作用。大脑皮质的活动依赖于在丘脑修改、整合过的感觉信息。丘脑还接受来自脑干网状结构的非特异性传入纤维，换元后再弥散投射至大脑皮质以维持清醒。丘脑内部有一由白质构成的"Y"字形内髓板，将丘脑分为三大核群：前核群、内侧核群、外侧核群。其中内侧核群分为背内侧核和腹内侧核；外侧核群分为背侧组和腹侧组。背侧组分为背外侧核、后外侧核及枕；腹侧组分为腹后外侧核、腹后内侧核、外侧腹核、腹前核。

丘脑特异性核团（旧丘脑）属于中继性核团，充当脊髓或脑干等的特异性上行传导系统的转接核。腹后外侧核为内侧丘系、脊髓丘系的中继站，腹后内侧核为三叉丘系的中继站，传出纤维分别将对侧躯干的深感觉、浅感觉和对侧面部的浅感觉冲动投射至顶叶中央后回，损伤时引起对侧深浅感觉障碍、感觉异常、四肢肿胀感和异常沉重感，基底部受累时可出现感觉障碍和丘脑痛。起源于孤束核的味觉冲动传导至腹后内侧核的内侧尖部，换元后投射至岛叶上方的中央后回。外侧膝状体接受视束传导的视觉冲动，再经视放射按照视网膜定位顺序将冲动投射至视皮质。内侧膝状体接受外侧丘系传导的听觉冲动，再经听放射按照音频定位顺序将冲动投射至颞叶颞横回听皮质。腹外侧核接受经齿状丘脑束传导的来自齿状核和红核的冲动，再将冲动传导到额叶皮质运动区，损伤时引起对侧偏身共济失调，伴辨距障碍、轮替运动障碍。腹前核接受苍白球的传入冲动，投射到额叶运动前区皮质。前核群位于丘脑前结节，由乳头丘脑束传递来自乳头体的冲动，投射至扣带回。

丘脑联络性核团（新丘脑）位于内侧核群和外侧核群的背侧组，负责丘脑核团间的联系和与大脑联络区间的联系。其中背内侧核与前额叶皮质联系紧密，与情绪有关。

丘脑非特异性核团（古丘脑）包括位于第三脑室壁和中间块内的中线核群、位于内髓板内的板内核群、位于外髓板和内囊间的丘脑网状核，发出的纤维加入两个功能体系：维持清醒的上行网状激活系统和控制内脏活动的边缘系统。双侧损害时，导致意识障碍、注意力障碍，当损害累及中脑被盖时引起垂直方向眼球运动障碍。旁正中损害引起激动、不安和急性精神错乱。右侧损害可能出现更为复杂的情绪障碍，躁狂状态，谵妄状态。双侧内侧功能障碍时，出现瞬时性记忆障碍伴或不伴疾病感缺失。

二、下丘脑与垂体

下丘脑位于丘脑下方，海马、杏仁核簇、隔区和网状结构之间，组成第三脑室侧壁的下半和底壁，与边缘系统和网状结构存在广泛联系。下丘脑上方借下丘脑沟与丘脑分界，前端达室间孔，后端与中脑被盖相续，下面最前方是视交叉。视交叉的前上方连接终板，后方有灰结节。灰结节向下移行于漏斗。灰结节后方、第三脑室底、后穿质前端有一对圆形隆起，为乳头体。漏斗连接灰结节与乳头体，下端与垂体（hypophyseal）相接。垂体位于颅底蝶鞍垂体窝内，呈卵圆形，前后径1.0cm，横径1.0～1.5cm。高度是诊断早期垂体瘤的主要指标之一。垂体高度是指在冠状切面上，从鞍底上缘至垂体上缘的最大距离，成人垂体高0.5cm。垂体前上为鞍隔和视交叉池及池内的视交叉，外侧壁为海绵窦。

下丘脑是自主神经系统的高级调节器官，还通过下丘脑-垂体系统影响内分泌腺的活动，有九方面功能：神经分泌、内脏调节、体温调节、摄食调节、水平衡调节、生殖调节、

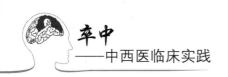

睡眠调节、昼夜调节、情绪与行为调节。下丘脑是内分泌及自主神经系统的中枢，病变（肿瘤、炎症、外伤、出血）主要引起代谢、内分泌及自主神经的功能障碍。下丘脑对垂体前叶的控制是神经化学性的。下丘脑分泌10种调节垂体前叶分泌的激素，通过垂体-门脉系统（hypophyseal portal system）控制垂体前叶激素的合成与分泌。下丘脑与垂体及垂体靶腺（甲状腺、肾上腺、性腺等）构成下丘脑-垂体-垂体靶腺神经内分泌轴。下丘脑是垂体后叶激素的制造场所，视上核以分泌加压素（抗利尿激素）为主，室旁核以分泌催产素为主。下丘脑的交感中枢位于下丘脑后部；副交感中枢位于下丘脑前部。产热中枢位于下丘脑后部；散热中枢位于下丘脑视前区。进食中枢位于下丘脑外侧带；饱足中枢位于下丘脑腹内侧核。饮水中枢、饮足中枢均位于下丘脑内侧带，与视上核、室旁核分泌的加压素有关。

下丘脑、神经垂体损害使抗利尿激素缺乏而导致尿崩症；下丘脑中部核群损害导致向心性肥胖或性功能紊乱症（性早熟或性功能发育不全）；下丘脑网状激活系统损害导致嗜睡症。间脑性癫痫表现为发作的自主神经系统功能兴奋症状，可有意识障碍。丘脑下部的急性严重损害可引起高热（散热中枢与产热中枢失衡）、胃肠出血（脑-胃肠联合性变化）。

（郭晋斌　施晓瑜　申红琴）

第三节　小　脑

小脑（cerebellum）位于颅后窝，后上方以小脑幕与大脑枕叶相隔，前下方以三对小脑脚与脑干相连。小脑与其前面的延髓、脑桥之间夹有第四脑室。小脑中间狭窄部位为小脑蚓部，两侧膨大部分为小脑半球。在蚓垂两旁，部分靠近延髓背面的小脑半球向下膨隆为小脑扁桃体。

一、小脑皮质

小脑根据种系发生分为古小脑（绒球小结叶）、旧小脑（前叶，即小脑体原裂以前的部分）、新小脑（后叶，即小脑体原裂以后的部分）；根据小脑与外部联系分为前庭小脑（绒球小结叶）、脊髓小脑（前叶和后叶的蚓垂及蚓锥体）、大脑小脑（除蚓垂及蚓锥体外的后叶全部）；根据横向分部把蚓部的小舌至小结各个部分依次用罗马字表示，绒球小结叶为Ⅹ小叶，小脑体为Ⅰ～Ⅸ小叶（Ⅰ～Ⅴ组成前叶，Ⅵ～Ⅸ组成后叶）；根据小脑功能纵向分为内侧区（蚓部皮质，与顶核联系密切）、中间区（蚓旁区皮质，与球状核、栓状核联系密切）、外侧区（小脑半球绝大部分，与齿状核联系密切）。小脑皮质内有五种细胞（Purkinje细胞、颗粒细胞、筐状细胞、星形细胞、Golgi细胞）、两种纤维（攀缘纤维、苔藓纤维），分为三层（分子层、浦肯野细胞层、颗粒层）。

Purkinje细胞是小脑皮质神经元回路的核心，其轴突构成小脑皮质的唯一传出纤维。（1）到达小脑的全部传入信息被小脑神经元回路整合为Purkinje细胞的抑制性传出信息。从中枢神经其他部分来的纤维通过小脑脚进入小脑，终止于小脑皮质，到皮质来的信息经过整合，调节Purkinje细胞的发放，从而抑制了小脑核神经元活动。（2）小脑皮质的所有传出都通过Purkinje细胞轴突离开小脑皮质，而整个小脑的输出则都通过小脑核发出的轴突纤维传导，经小脑脚到小脑以外脑部。小脑核团没有到运动神经元的直接投射。Purkinje细胞对小脑核团进行抑制性调控，小脑核团将小脑的传出信息传输到中枢的其他运动结构，如前庭神经核、红核、丘脑等，间接实现对运动的调控。

二、小脑髓质

小脑脚有三对：小脑上脚（结合臂，brachium conjunctivum）连系中脑，传出纤维有来自齿状核和中间核的纤维投射到红核、丘脑、网状结构。小脑中脚（脑桥臂，brachium pontis）连系脑桥，传入纤维几乎都是对侧脑桥基底部脑桥核所发出的脑桥小脑纤维。小脑下脚（绳状体，restiform body）连系延髓，传入纤维有来自前庭神经及核的前庭小脑束、来自下橄榄核的橄榄小脑纤维、脊髓小脑束、延髓楔核的楔小脑束、脑干网状结构的网状小脑纤维；传出纤维有顶核延髓束。

小脑的传入纤维主要来自于前庭、脊髓及脑干内的小脑前核（下橄榄体、脑桥核、外侧网状核、舌下神经周核、旁正中网状核），接受来自运动中枢及与运动有关的感觉信息，用于运动的调节。传出纤维均起自小脑核。顶核主要接受小脑内侧区皮质的投射，中继后从顶盖发出纤维经同侧绳状体终止于前庭核和延髓、脑桥的网状结构。中间核接受小脑中间区皮质的投射，其传出纤维经结合臂止于红核的大细胞部。齿状核接受小脑外侧部皮质的投射，中继后从此核发出传出纤维经结合臂到达丘脑，再经丘脑到达大脑皮质。

三、小脑的功能

前庭小脑主要接受同侧前庭神经初级平衡觉纤维和前庭神经核发出的纤维，经小脑下脚进入小脑。其传出纤维由绒球小结叶皮质直接发出，主要至同侧前庭神经核，再经前庭脊髓束和内侧纵束，控制躯干肌及眼外肌运动神经元，维持身体平衡，协调眼球运动。

脊髓小脑主要从脊髓小脑束（包括脊髓小脑后束、楔小脑束、脊髓小脑前束和吻侧束）获取上下肢骨骼肌牵张感受器冲动以及反映下行运动通路神经元活动量的反馈信号。传出纤维经顶核和中间核（球状核、栓状核）离开小脑：（1）小脑蚓部发出纤维至顶核，接替后投射到前庭神经核和脑干网状结构，通过前庭脊髓束和网状脊髓束，至同侧脊

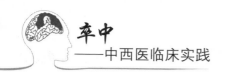

髓中间带和前角的内侧部，控制运动中的躯干肌和肢带肌的张力和协调。（2）小脑半球中间部皮质发出纤维至中间核，接替后经小脑上脚，部分纤维至对侧红核大细胞部；部分纤维至对侧丘脑腹外侧核，中继后至对侧大脑皮质运动区；继而分别经红核脊髓束和皮质脊髓侧束，至同侧脊髓中间带和前角的外侧部，控制运动中的肢体远端肌肉的张力和协调。

大脑小脑接受来自对侧脑桥核，经小脑中脚发来的纤维，接受来自对侧大脑皮质广泛区域的信息。小脑半球外侧部发出纤维至齿状核，接替后经小脑上脚，部分纤维至对侧丘脑腹外侧核，部分纤维至对侧红核小细胞部，中继后至对侧大脑皮质运动区和下橄榄核；继而大脑皮质运动区发出皮质脊髓侧束，经锥体交叉至同侧脊髓中间带和桥角的外侧部，控制上下肢精确运动的计划和协调。

综上，前庭小脑控制躯体的平衡和眼球运动（平衡障碍、自发性眼震），脊髓小脑控制肌肉的张力和运动的执行（小脑性共济失调、肌张力降低），大脑小脑参与运动的计划和程序的编制（远端肢体的肌张力下降、共济失调、运动起始的缓慢）。

小脑的支配规律是：躯干由蚓部支配，前端支配头部肌肉，后部支配颈部和躯干肌肉，肢体的肌群由同侧小脑半球支配，前肢在上面，后肢在下面。小脑病变从临床定位诊断上可分为两组特征性的小脑综合征：（1）小脑蚓部或中线综合征：主要表现为头及躯干的共济失调（站立不稳、常向前后倾斜，走路步基宽、步态蹒跚，头颈及整个身体出现姿势性震颤，语言障碍明显，偶有眼球震颤，上肢共济失调不明显）。（2）小脑半球综合征：主要表现为同侧肢体的共济失调（辨距不良，轮替运动失常，协同运动障碍及意向性震颤，肌张力降低、腱反射减退或消失，直立或行走时向病侧倾倒，常见眼球震颤，轻度语言障碍）。共济失调是小脑、本体感觉及前庭功能障碍导致运动笨拙和不协调，累及四肢、躯干及咽喉肌可引起姿势步态和语言障碍。

（郭晋斌　施晓瑜　申红琴）

第四节　脑　干

脑干（brainstem）包括延髓（medulla oblongata）、脑桥（pons）、中脑（midbrain）。第Ⅲ、第Ⅳ对脑神经从中脑发出；第Ⅴ、第Ⅵ、第Ⅶ、第Ⅷ对脑神经从脑桥发出；第Ⅸ、第Ⅹ、第Ⅺ、第Ⅻ对脑神经从延髓发出。在第四脑室底菱形窝大体以界沟为界，界沟内侧为运动核团，界沟外侧为感觉核团，沿界沟两岸的为内脏核团，近正中线或菱形窝外侧角为躯体性核团。在脑干断面上，上层盖部主要含各颅神经的核，中层主要含传导躯体感觉的脊髓丘脑束及内丘索，下层基底主要含运动传导束。

一、脑干表面

中脑腹面上界为视束，下界为脑桥上缘，腹侧面一对粗大的纵行隆起称大脑脚底，由大量大脑皮质发出的下行纤维构成。大脑脚底之间的凹陷为脚间窝，窝底称后穿质，有许多血管出入的小孔。大脑脚底的内侧有动眼神经根出脑。中脑背面上下各有两个圆形隆起，分别为一对上丘和一对下丘。连接上丘与后丘脑外侧膝状体及连接下丘与后丘脑内侧膝状体之间的条状隆起分别为上丘臂和下丘臂。滑车神经根从下丘下方出脑。

脑桥腹面宽阔膨隆称脑桥基底部。下缘以延髓脑桥沟（桥延沟）与延髓分界，上缘与中脑大脑脚相接。延髓脑桥沟中有三对脑神经根，自内向外依次为外展神经、面神经、前庭蜗神经。基底部正中为纵行的基底沟，容纳基底动脉。基底部向后外逐渐变窄移行为小脑中脚，两者分界处为三叉神经根。延髓、脑桥和小脑的交角处为脑桥小脑三角，面神经和前庭蜗神经根位于此处。背面形成第四脑室底菱形窝的上半，外侧壁为左右小脑上脚。

延髓下端在枕骨大孔第一颈神经根处与脊髓相接，上端与脑桥在腹面以横行的延髓脑桥沟分界，在背侧面以菱形窝中部横行的髓纹为界。延髓腹面前正中裂中有脊髓前动脉，前正中裂两侧纵行隆起为锥体，下端有锥体交叉。延髓上部、锥体背外侧的卵圆形隆起为橄榄，内含下橄榄核，橄榄和锥体之间的前外侧沟中有舌下神经根，橄榄背侧从上而下依次为舌咽神经根、迷走神经根、副神经根。延髓背面上部构成第四脑室底菱形窝的下半。脊髓的薄束、楔束在延髓下部延伸为薄束结节和楔束结节，深面有薄束核和楔束核。楔束结节外上方有隆起的小脑下脚。

延髓上部和脑桥的背面构成菱形窝，是第四脑室底。上外侧边界为小脑上脚，下外侧边界从内向外为薄束结节、楔束结节、小脑下脚。髓纹为横行于菱形窝外侧角与中线之间浅表的纤维束。第四脑室底正中线上有纵贯菱形窝全长的正中沟，其外侧还有纵行的界沟，将每侧半菱形窝又分成内、外侧部。外侧部呈三角形称前庭区，深面为前庭神经核。前庭区的外侧角上有一小隆起，称听神经节，内含蜗背侧核。内侧部为内侧隆起，其髓纹以下的延髓部可见两个小三角区：舌下三角靠内上方，内含舌下神经核；迷走三角靠外下方，内含迷走神经背核。在靠近髓纹上缘的内侧隆起脑桥部有一圆形隆起，为面神经丘，内含面神经内膝和外展神经核。界沟上端有蓝斑，深面为含色素的去甲肾上腺素能神经元群。

二、脑神经核

脑神经核分为接受脑神经传入纤维的脑神经感觉核，发出脑神经传出纤维的脑神经运动核。"一般"是指在性质上脊髓和脑干中共有的核，"特殊"是指特殊感觉器及鳃弓衍化物（咀嚼肌、面部表情肌、软腭、咽喉肌、骨骼肌）。

1. **一般躯体运动核** 支配舌肌和眼球外肌（由肌节衍化的骨骼肌）。包括动眼神经核、滑车神经核、外展神经核、舌下神经核。

2. **一般躯体感觉核** 接受头面部皮肤及口、鼻腔黏膜的初级感觉纤维。包括三叉神经脑桥核、三叉神经脊束核、三叉神经中脑核。

3. **特殊躯体感觉核** 接受内耳初级听觉和平衡觉纤维。包括蜗神经核、前庭神经核。

4. **一般内脏运动核** 支配头、颈、胸、腹部的平滑肌、心肌和腺体。包括动眼神经副核、上泌涎核、下泌涎核、迷走神经背核。

5. **特殊内脏运动核** 支配鳃弓衍化物。包括三叉神经运动核、面神经核、疑核、副神经核。

6. **一般内脏感觉核** 接受脏器和心血管的初级感觉纤维。包括孤束核下部。

7. **特殊内脏感觉核** 接受初级味觉纤维。包括孤束核上部。

非脑神经核与脑神经不直接相关，作为脑干低级中枢或上下行通路的中继站，通常与各级脑部或脊髓有广泛的联系。延髓的非脑神经核有薄束核、楔束核、下橄榄核、楔外侧核；脑桥的非脑神经核有上橄榄核、外侧丘系核、脑桥核；中脑的非脑神经核有下丘、上丘、顶盖前区、红核、黑质、腹侧被盖区。

三、脑干内的长距传导束

1. **长距上行传导束** 脑干内的长距特异性上行传导束的第二级神经元发出的轴突在中线左右交叉后再上行的传导束，改称丘系。

脊髓丘系（脊髓丘脑束）：脊髓丘脑侧束和脊髓丘脑前束上行至下橄榄核处合成脊髓丘系，走行在网状结构外侧，上行至丘脑腹后外侧核，传导对侧躯干、四肢的痛、温、触觉。

三叉丘系：三叉神经脊束的纤维终止于其内侧的三叉神经脊束核，由三叉神经脊束核发出的二级纤维交叉至对侧组成三叉丘系上升至丘脑，止于丘脑腹后内侧核，传导对侧面部痛、温、触觉。

内侧丘系：脊髓后索的薄束、楔束在延髓的薄束核、楔束核中继后发出二级纤维交叉至对侧组成内侧丘系，止于丘脑腹后外侧核，中继后投射到大脑皮质，传导对侧躯干、四肢的精细触觉、本体觉、震动觉等深感觉。传导下肢感觉的纤维经薄束核在延髓行于内侧丘系的腹侧部，在脑桥和中脑转行于内侧；传导上肢感觉的纤维经楔束核在延髓行于内侧丘系的背侧部，在脑桥以上则行于外侧。

外侧丘系：蜗神经核发出的二级纤维自脑桥被盖侧部大部分交叉，穿过上行的内侧丘系形成斜方体，再于脑桥与双侧上橄榄核发出的纤维一起上行形成外侧丘系，在中脑上端背侧止于下丘，再通过下丘臂达到内侧膝状体，传导听觉。

脊髓小脑后束向上至延髓上段进入绳状体而到小脑，脊髓小脑前束上升经脑桥被盖外侧部进入结合臂而到小脑，传导非特异性本体觉。

2. 长距下行传导束　皮质脊髓束在中脑构成大脑脚底中间2/3，向下进入脑桥底部，到达延髓沿锥体交叉的部分形成皮质脊髓侧束，向下行止于脊髓前角运动神经元；在延髓未交叉的部分形成皮质脊髓前束，大多数经脊髓中胸部以上的白质前连合交叉终于对侧脊髓前角细胞，部分纤维始终不交叉而终止于同侧前角。控制肢体骨骼肌的随意运动。

皮质核束（皮质延髓束）在大脑脚底和脑桥基底走行于皮质脊髓束的腹侧，主要止于脑神经运动核。多数的脑神经运动核接受双侧支配，控制头面部的运动，而面神经核下半部及舌下神经核只接受对侧皮质核束支配。

内侧纵束起于中脑的后连合核、Cajal中介核、脑桥的前庭核、展神经副核，投射至脑干动眼神经核、滑车神经核、展神经核及脊髓颈段的前角，协调两眼同向运动及辐凑运动；协调双眼与颈部的运动。

红核脊髓束由中脑红核发出纤维后即交叉至对侧，在脑干被盖外侧周边下行，在脊髓侧索位于皮质脊髓束腹侧，止于脊髓的运动神经元。

顶盖脊髓束由上丘发出纤维，在导水管周围灰质交叉到对侧，再沿中线侧方下行达颈髓前角运动神经元，参与声音引起的转头和眼动的反射活动。

前庭脊髓束起自前庭外侧核，纤维在同侧下行至全脊髓的前索外侧部，止于脊髓灰质的运动神经元，一部分在延髓止于下橄榄核后区，影响伸肌张力，控制平衡。

网状脊髓束从延髓和脑桥的网状神经元发出，大部分在同侧走行，止于脊髓灰质的运动神经元，参与躯干和肢体近端肌肉运动的调控。

四、脑干网状结构

脑干网状结构是指分布在脑干中轴，经典传导通路和神经核之间，交织如网状的灰质结构。在中脑位于中央灰质和黑质之间的中脑背盖区；在脑桥位于第四脑室底灰质和内侧丘系之间的脑桥背盖区；在延髓位于第四脑室底灰质和下橄榄核之间的区域。

脑干网状结构向上维持人的意识清醒状态和清醒-睡眠周期节律，向下控制运动和感觉功能，调节呼吸、循环和胃、膀胱等内脏活动。促进呼吸正常的两个基本动因为觉醒的意识状态和动脉血$PaCO_2$增高。延髓对维持机体正常呼吸、循环等基本生命活动起极其重要的作用，为生命中枢之所在，接受味觉和各种内脏感觉的传入，参与调节内脏运动与唾液腺的分泌，支配咽、喉、舌肌的运动。脑桥接受头面感觉、听觉和前庭觉的传入，支配口面部肌肉和眼外肌的运动。中脑接受视觉的传入，支配眼球的运动，参与瞳孔反射和锥体外系的运动控制。

在人类，脑干网状结构发生病变的主要体征是意识障碍及躯体肌张力变化。从脑干

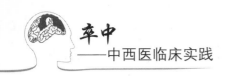

网状结构内侧区发出的上行纤维至丘脑，经丘脑非特异性核团中继再传至大脑皮质的广泛区域，维持大脑皮质兴奋。皮质下间脑部位发生病变时，可发生短暂性（发作性）意识丧失，中脑病变与脑桥上部网状结构病变均可发生去大脑强直状态，但中脑部位病变时发生的去大脑强直有时表现为睁眼昏迷，似乎意识障碍的深度不及脑桥上部病变时明显，肌张力增高也不及红核以下病变时明显。脑桥上部病变则往往引起更深的昏迷，且常伴有呼吸、心血管功能紊乱，可迅速致命。网状结构的病变无论哪一水平都将伴随发生各部特有的体征，如间脑的内分泌体征、中脑的动眼神经损伤体征、脑桥的凝视麻痹体征等。

五、脑干横切面与病变综合征

（一）中脑

1. 中脑横切面

（1）经上丘横切面：在被盖的腹内侧部是大而圆的红核，外侧为小脑丘脑纤维、内侧丘系、三叉丘系、脊髓丘脑束。大脑脚底内的纵行纤维束从内侧向外侧依次为额桥束、锥体束、顶枕颞桥束。在导水管周围灰质的腹侧，动眼神经副核位于动眼神经核颅侧部的背内侧，两核发出的动眼神经纤维经大脑脚底内侧出脑。内侧纵束在中线两旁动眼神经核腹侧。

（2）经下丘横切面：背侧部为顶盖（由顶盖前区、上丘、下丘组成），此平面顶盖部为下丘。外侧丘系的纤维从腹侧包绕下丘中央核。腹侧为大脑脚，由腹侧向背侧依次为大脑脚底、黑质、被盖。大脑脚底内的纵行纤维束从内侧向外侧依次为额桥束、锥体束、顶枕颞桥束。在导水管周围灰质腹侧中线旁，滑车神经核嵌于内侧纵束背面所形成的凹槽内。内侧纵束腹侧为顶盖脊髓束。在被盖的腹内侧部，大量纤维越过中线构成小脑上脚的主体。该交叉的腹侧为红核脊髓束。在被盖的腹外侧部边缘，内侧丘系的背外侧是脊髓丘脑束，背内侧是三叉丘系。

2. 中脑病变综合征

（1）中脑大脑脚底综合征（Weber综合征）：病灶同侧动眼神经麻痹，对侧偏瘫（锥体束受累）。

（2）中脑背侧部综合征（Claude综合征）：病变同侧动眼神经麻痹，对侧肢体共济失调（红核受累），可出现半侧舞蹈样动作、手足徐动或震颤（黑质受累）。

（3）中脑顶盖综合征（Parinaud综合征）：两眼不能协同向上仰视或伴随两眼会聚麻痹（中脑上丘受累）。

（二）脑桥

1. 脑桥横切面

（1）脑桥上部经滑车神经交叉横切面：脑桥基底部缩小，纵行纤维聚于基底部的两侧。第四脑室更小，室顶为上髓帆。滑车神经纤维在上髓帆内交叉后出脑。室周灰质的外侧部为三叉神经中脑核，其腹侧为蓝斑。室周灰质腹侧中线旁仍为内侧纵束和顶盖脊髓束。在被盖的外侧浅表部可见外侧丘系，其腹内侧为脊髓丘脑束、内侧丘系和三叉丘系。

（2）脑桥中部经三叉神经纤维横切面：脑桥基底部膨大，第四脑室缩小，靠近侧壁的纤维束为小脑上脚。在被盖背外侧部，三叉神经脑桥核和运动核分居外、内侧，之间为三叉神经纤维。脊髓小脑前束已加入小脑上脚。

（3）脑桥中下部经面神经丘横切面：腹侧部为膨大的脑桥基底部，背侧为脑桥背盖部。背盖部是脑桥的主体。基底部含纵、横行纤维及散在于纤维之间的脑桥核。横行的纤维为脑桥核发出的脑桥小脑纤维，越过中线形成小脑中脚进入对侧小脑。纵行纤维包括锥体束、皮质脑桥束。室周灰质内侧部为面神经丘，内含面神经膝和外展神经核；外侧部为前庭神经核。在背盖和基底之间，构成斜方体的纤维在中线上交叉，横向穿过内侧丘系，在背盖腹外侧部上橄榄核的外侧折向上行，成为外侧丘系。面神经核位于上橄榄核背侧，发出纤维绕外展神经核的内侧、背侧和颅侧，形成面神经膝，再折向腹外侧，经过面神经核外侧。面神经核的背外方可见三叉神经脊束和脊束核。在内侧丘系与三叉神经脊束之间的背盖腹外侧部边缘，有红核脊髓束、脊髓丘脑束、脊髓小脑前束。三叉丘系位于内侧丘系的背侧边缘。顶盖脊髓束、内侧纵束仍在中线。

2. 脑桥病变综合征

（1）脑桥基底内侧综合征（Foville综合征，脑桥内侧部综合征）：病灶同侧眼外直肌麻痹（展神经受累），两眼向病灶侧的水平凝视麻痹（内侧纵束受累），对侧偏瘫（锥体束受累），头稍向健侧扭转。

（2）脑桥基底外侧综合征（Millard-Gubler综合征，脑桥外侧部综合征）：病灶同侧眼外直肌麻痹（展神经受累）、周围性（核性）面神经麻痹，对侧偏瘫（锥体束受累）。

（3）脑桥被盖综合征（Raymond-Cestan综合征）：病灶同侧小脑性共济失调（结合臂受累）、眼外直肌麻痹（展神经受累）、周围性（核性）面神经麻痹，两眼向病灶侧的水平凝视麻痹（内侧纵束受累），对侧半身深感觉障碍（内侧丘系受累）。

如脑桥基底部双侧病变则出现闭锁综合征，临床表现为失传出状态：意识清楚，缄默无语，仅能以睁闭眼来表达是或否，双侧眼球水平运动受限，但可做垂直运动，瞳孔对光反射、调节及辐辏反射存在，双侧面神经及后组脑神经麻痹，四肢瘫痪，双侧病理征。

（三）延髓

1. 延髓横切面

（1）经橄榄上部横切面：切面平对第四脑室外侧隐窝，下橄榄核变小。邻近小脑下脚的背外侧和腹外侧分别有蜗背侧核和蜗腹侧核，前庭蜗神经的蜗根终止于此。小脑下脚

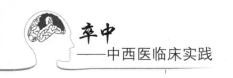

的腹侧有舌咽神经根丝出脑。孤束核和孤束位于前庭神经核和三叉神经脊束核之间。在中线旁从腹侧向背侧依次为锥体束、内侧丘系、顶盖脊髓束、内侧纵束。外侧自腹侧下橄榄核到背侧小脑下脚依次为浅表的脊髓小脑前束、脊髓丘脑束，位于前二者深面的红核脊髓束。

（2）经橄榄中部横切面：腹侧锥体的背外侧为下橄榄核。背侧中央管敞开成为第四脑室。脑室底的室周灰质中自内向外依次为舌下神经核、迷走神经背核、孤束核和被其围绕的孤束、前庭神经核。疑核位于室周灰质与下橄榄核之间的网状结构中。前庭神经核的腹外侧为三叉神经脊束和脊束核。前庭神经核与位于延髓上外侧边缘的小脑下脚毗邻。外侧自腹侧下橄榄核到背侧小脑下脚依次为浅表的脊髓小脑前束、脊髓丘脑束，位于前二者深面的红核脊髓束，脊髓小脑后束已加入小脑下脚。迷走神经根丝在下橄榄核背面出脑，舌下神经根丝在锥体束和下橄榄核之间出脑。在中线旁从腹侧向背侧依次为锥体束、内侧丘系、顶盖脊髓束、内侧纵束。

（3）经内侧丘系交叉横切面：薄束和楔束深面的薄束核和楔束核增大，发出弓状纤维在中央管腹侧交叉至对侧形成内侧丘系交叉，交叉后的纤维在中线两侧上行构成内侧丘系。腹侧为锥体。在中央灰质内，自腹内侧向背外方依次为舌下神经核、迷走神经背核、孤束核。网状结构位于中央灰质的腹外侧。外侧索从腹侧向背侧依次为红核脊髓束、脊髓小脑后束、脊髓丘脑束、脊髓小脑前束。

（4）经锥体交叉横切面：延髓腹侧部左右锥体束经中央管腹侧交叉至对侧中部，形成锥体交叉，使前正中裂被冲断。前角的外侧部有自颈髓上延的副神经核。在后正中沟两侧的薄束和楔束深面，有薄束核和楔束核。楔束的外侧是三叉神经脊束，内侧为三叉神经脊束核。中央管周围是中央灰质。前角的背外方是网状结构。外侧索从腹侧向背侧依次为红核脊髓束、脊髓小脑后束、脊髓丘脑束、脊髓小脑前束。

2. 延髓病变综合征

（1）延髓背外侧综合征（Wallenberg综合征，小脑后下动脉综合征，橄榄后综合征）：眩晕、眼球震颤（前庭外侧核、绳状体受累），共济失调（脊髓小脑束受累），呃逆、呕吐（延髓网状结构受累），头面部感觉异常（三叉神经脊髓束及核受累产生同侧面部痛温觉障碍；三叉丘系受累表现为对侧面部感觉障碍），吞咽困难、声音嘶哑（迷走神经疑核受累），同侧Horner征（网状结构内交感神经纤维受损）。

（2）延髓内侧综合征（Jackson综合征、延髓腹侧综合征、延髓前部综合征、橄榄前综合征）：病灶同侧舌肌瘫痪（舌下神经受累，伸舌偏向患侧），对侧偏瘫（锥体束受累）、偏身深感觉障碍（内侧丘系受累）。

（郭晋斌　施晓瑜　申红琴）

第五节　脊　髓

一、脊髓的结构

脊髓（spinal cord）呈前后微扁的圆柱体，位于椎管内，是从脑干向下延伸的部分，与脑同属于中枢神经系统。脊髓上端在枕骨大孔水平与延髓相连，下端形成脊髓圆锥，终止于第1腰椎下缘或第2腰椎上缘水平。脊髓是神经系统的初级反射中枢，接受大脑的控制。

脊髓表面有硬脊膜、蛛网膜、软脊膜三层膜，两个膨大部分，颈膨大包括颈5～8节和胸1、胸2节，腰膨大包括腰1～5节和骶1、骶2节。脊髓腹侧面正中线上有前正中裂，脊髓前根从其两旁的前外侧沟穿出；脊髓背侧面正中线上有后正中沟，脊髓后根从其两旁的后外侧沟穿入。在胸髓中段以上后正中沟与后外侧沟之间逐渐出现的后中间沟将薄束与楔束分开。脊髓分为31个节段，包括8个颈髓节段（C）、12个胸髓节段（T）、5个腰髓节段（L）、5个骶髓节段（S）、1个尾髓节段（Co），每一节段有一对前根和一对后根。腰、骶、尾神经的根丝在椎管中围绕脊髓圆锥和终丝垂直下降形成马尾。

脊髓灰质位于脊髓中央，横断面上呈"H"形，中间连接的部分为灰质连合，中央管前为灰质前连合，中央管后为灰质后连合。脊髓前角含有下运动神经元，排列规律是在内侧的支配躯干的运动，在外侧的支配四肢的运动。前角的下运动神经元轴突形成前根，$C_{1\sim4}$支配颈部肌肉，$C_{5\sim8}$和T_1、T_2支配上肢肌肉，$T_{3\sim12}$和L_1支配躯干肌肉，$L_{2\sim5}$和S_1、S_2支配下肢肌肉。脊髓后角接受脊神经后根的传入信息，形成脊髓丘脑束、脊髓小脑背侧束。脊髓侧角是自主神经初级中枢所在，交感神经中枢在$C_8\sim L_3$侧角内，副交感神经中枢在$S_{2\sim4}$侧角内，$C_8\sim T_3$分布于同侧头、面及颈部，$T_{4\sim7}$分布于上肢，$T_{8\sim9}$分布于躯干，$T_{10}\sim L_2$分布于下肢，$T_{1\sim5}$分布于心脏，$T_{7\sim8}$分布于食管、肝脏、胆囊，$T_{8\sim9}$分布于胃，$T_{9\sim12}$分布于肠。C_8、T_1侧角内有睫状体脊髓中枢，发出的交感神经纤维经过前根、颈交感神经节（下、中、上）组成颈内动脉周围交感神经丛，到达眼部支配瞳孔开大肌、上睑板肌、眼眶肌。$S_{2\sim4}$内有排尿中枢、排便中枢、性中枢。

脊髓后索位于后正中沟与后外侧沟之间，内含薄束和楔束。薄束在后索内侧，传导同侧下半身的深感觉、精细触觉、压觉；楔束在T_4以上薄束外侧，传导同侧上半身的深感觉、精细触觉、压觉。在横断面上，其支配自外向内按颈胸腰骶的顺序排列。脊髓侧索位于脊髓前角和后角的外侧。内含的上行传导纤维有脊髓丘脑侧束（传导痛温觉）、脊髓小

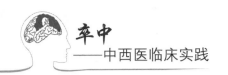

脑背侧束（传导深感觉至小脑）、脊髓小脑腹侧束（传导深感觉至小脑）；下行传导纤维有皮质脊髓侧束（支配同侧上下肢骨骼肌的随意运动）、红核脊髓束（纤维束离开红核后即在被盖腹侧交叉至对侧，沿脑桥延髓外侧部和脊髓侧索中下行至前角，调节肌肉运动）。脊髓前索位于前正中裂与前外侧沟之间。内含的上行传导纤维有脊髓丘脑前束（传导粗触觉及压觉）；下行传导纤维有皮质脊髓前束（同侧大脑皮质运动区直接下降的纤维，大部分纤维经白质前连合止于对侧前角，少部分纤维止于同侧前角，支配上下肢骨骼肌的随意运动）、前庭脊髓束（起自前庭神经外侧核，纤维在同侧前索下行至腰骶髓）、橄榄脊髓束（起自下橄榄核，纤维在同侧前索边缘下行至胸上部诸节）、顶盖脊髓束（起自中脑顶盖的上丘、下丘，内侧束交叉至对侧沿脑干中线和脊髓前索内侧部下行至胸髓上段，外侧束不交叉沿同侧脑干前外侧部和脊髓前索外侧部下行）、网状脊髓束（起自脑干网状结构，侧束纤维大部分交叉至对侧向下至脊髓前角，前束纤维不交叉）。

二、脊髓损害的表现及定位

1. 横向定位　后根损害表现为受损节段内各种感觉减退或消失，可伴反射性疼痛。后角损害表现为同侧节段性分离性感觉障碍（痛温觉缺失而触觉深感觉保留）。灰质前连合损害表现为两侧对称性节段性分离性感觉障碍。前根和前角损害表现为受损节段的下运动神经元性瘫痪。侧角损害表现为自主神经功能障碍（血管舒缩、发汗、立毛反射障碍及皮肤指甲营养改变）。脊髓半切综合征（Brown-Sequard综合征）表现为病灶同侧损害水平以下深感觉缺失（后索损害）、上运动神经元性瘫痪（皮质脊髓束损害）、血管舒缩障碍（早期皮肤潮红，后期皮肤发绀、发冷，侧索损害）；病灶对侧损害水平以下痛温觉消失而触觉保留（触觉纤维不交叉，在健侧后索上行）。脊髓横贯性损害表现为损害水平以下的运动（上运动神经元性瘫痪或下运动神经元性瘫痪）、感觉（双侧传导束型感觉障碍）、反射（与损害节段有关的反射消失，损害水平以下的腱反射亢进和病理反射阳性）、血管舒缩及营养、中枢性膀胱直肠功能障碍（初期多为尿潴留，后期多为尿失禁）。

2. 纵向定位　高位颈髓病变（$C_{1\sim4}$）：引起四肢上运动神经元性瘫痪，损害水平以下的各种感觉障碍，中枢性膀胱直肠功能障碍（脊髓休克期出现尿潴留，脊髓休克期过后出现尿失禁），短暂性脉搏徐缓（上升至延髓循环中枢的纤维受损），体温变化过度（自下丘脑经脑干下降至脊髓的体温调节纤维受损，体温跟随室温变化）。$C_{1\sim4}$脊神经根受刺激可出现根性痛，放射到枕部、颈部、肩部，并发生颈强直、颈部活动受限及颈部活动时疼痛加重。$C_{3\sim5}$前角或前根受损出现呼吸功能紊乱（上升至延髓呼吸中枢的纤维受累），破坏性病变出现膈神经麻痹，刺激性病变出现呃逆或呼吸不规则。

颈膨大（$C_5\sim T_2$）病变：引起双上肢下运动神经元性瘫痪、双下肢上运动神经元性瘫痪，损害水平以下的各种感觉障碍，中枢性膀胱直肠功能障碍，脊神经根受刺激可出现根性痛，放射到肩及上肢。C_8 及 T_1 侧角（睫状体脊髓中枢）受损出现 Horner 综合征。

胸髓（$T_{3\sim12}$）病变：引起双下肢上运动神经元性截瘫，损害水平以下的各种感觉障碍，中枢性膀胱直肠功能障碍，脊神经根受刺激可出现根性痛，常为环绕躯干的束带感。

腰膨大（$L_1 \sim S_2$）病变：引起双下肢下运动神经元性截瘫，双下肢及会阴部各种感觉障碍，中枢性膀胱直肠功能障碍（早期出现尿潴留，之后出现尿失禁，后期可出现反射性周期性排尿）。$S_{2\sim4}$ 病变可出现阳痿、无法射精。

脊髓圆锥（$S_3 \sim Co$）病变：引起鞍区感觉障碍（多为双侧对称性）和中枢性膀胱功能障碍（早期因膀胱逼尿肌失张力多为尿潴留，后因膀胱过度充盈出现尿液溢出，后期可能发生膀胱频繁收缩及自动反射性排尿）。

马尾病变：下肢下运动神经元性瘫痪，周围性排尿障碍，下肢及会阴部各种感觉障碍。病变初期及中期下肢剧烈疼痛，双侧症状、体征多不对称。

（郭晋斌　施晓瑜　申红琴）

第三章

脑的神经影像学

电子计算机体层成像（computed tomography，CT）和磁共振成像（magnetic resonance imaging，MRI）等现代影像技术的问世，明显地改变了我们认识脑的状况，使我们能够更直观地探寻脑的变化。两者提供的均是脑的结构影像信息，CT可解决大部分颅内疾病的诊断，MRI较CT可提供更多的信息，尤其是对颅后窝病变更具优势。现代影像技术可以作为中医望诊的延伸，通过不懈探索，逐步纳入辨证体系中。目前观察到中风病中经络者病灶主要在脑叶，以小片状、低密度为主，表现为缺血性；中脏腑者病灶主要在基底节或脑干，以大片状、高密度为主，病灶周围水肿明显，且有中线移位或血肿破入脑室等改变。对于证候，脑干出血时气虚证最常见，丘脑出血时痰湿证最常见，颈内动脉系统梗死时风证、火热证、痰湿证最常见，椎-基底动脉系统梗死时气虚证、阴虚证、血瘀证最常见。脑出血量越大，风证、气虚证越显著；梗死范围越大，痰湿证、气虚证越显著。基于CT和MRI拓展的更新技术，可使我们更深刻地认识脑。

第一节　CT 和 MRI 技术

一、CT 技术

CT是利用各种组织对X线的不同吸收系数，通过计算机处理获得体层图像的影像检查。1969年由英国Hounsfield设计，成功应用于头部，成果于1972年在放射学年会上发表，1973年在英国放射学杂志上报道。1979年Hounsfield也因此获得了诺贝尔医学生物学奖。由于技术的发展，成像速度加快，扫描方式改善，扫描层厚变薄，使其应用得到了极大拓展。

CT图像与X线一致，用由黑到白的不同灰阶度表示，黑表示低密度区，白表示高密度区。量化测量时用CT值代表X线穿过组织被吸收后的衰减值。每种物质的CT值是一个相对值，等于该物质的衰减系数（u）与水的衰减系数（u$_水$）之差再与水的衰减系数相比之后乘以1000，即某物质CT值=1000×（u−u$_水$）/u$_水$，其单位名称为HU（Hounsfield Unit）。骨骼的CT值为1000HU，软组织的CT值为20～70HU，水的CT值为0（±10）HU，脂肪的CT值为−100～−50以下，空气的CT值为−1000HU。人体组织的CT值范围从空气的−1000HU到骨的+1000HU，共有2000个CT值。但是人的眼睛一般只能分辨出16个灰度，不能分辨出如此微小的2000个灰度差别。所以CT机在设计上将密度最高的白色到密度最低的黑色分为16个灰阶。两种组织的CT值只有相差在2000/16=125HU以上时肉眼才能分辨出来，若相差不足125HU则无法分辨清楚。而人体软组织的CT值多数在+20～+70HU，相差不足125HU。所以需要调整合适的窗宽（window width，WW）与窗位（window level，WL）来提高分辨性能。窗宽是指CT图像上所包含的CT值范围，其宽窄直接影响到图像的对比度和清晰度。窗位或称窗中心是指窗宽上下限的平均数，最好以目标组织的CT值为窗位。临床工作中选用不同的窗位和窗宽，使CT图像上的组织结构和病变获得最佳显示。提高窗位，则图像变黑；降低窗位，则图像变白。增大窗宽，则组织对比下降；缩小窗宽，则组织对比增加。

扫描时患者仰卧，头摆正，使头正中矢状面与身体长轴平行，听眦线（眼外眦至外耳孔的连线，也称为眦耳线）与床面垂直。以听眦线为基线向上扫至头顶。若重点观察后颅窝，则以听眉线（眉毛上缘中点至外耳孔连线）或上眶耳线（眼眶上缘至外耳孔连线）为基线。一般层厚、层间距为10mm，也可采用薄层扫描。阅片时病灶密度低于所在器官或结构的密度，称之为低密度病灶，如脑炎、坏死、水肿、囊肿、脓肿等；病灶密度高于所在器官或结构的密度，称之为高密度病灶，如钙化、新鲜出血、富血管性肿瘤等；病灶密度与所在器官或结构的密度相等或相近，称之为等密度病灶，如脑膜瘤、星形细胞瘤和硬膜下血肿、脑梗死超急性期、脑出血吸收期；若病灶兼有高、低、等密度改变，称之为混杂密度灶，如颅咽管瘤、畸胎瘤、恶性胶质瘤等。同时应当考虑部分容积效应、伪影等因素的影响。X线管发出的X线束从多个方向对所选体层进行扫描，探测器接收、测定透过的X线量，经模/数转换器转换成数字，转入计算机储存和计算，得到该层面各单位容积的X线吸收值，经数/模转换器在阴极射线管影屏上转成CT图像，故CT图像是计算机计算出的图像。在同一扫描层内含有两种以上不同密度的物质时，图像的CT值是这些物质CT值的平均数，而不是其中任何一种物质的CT值，这种现象称为部分容积效应。CT图像还可出现各种各样的伪影，患者运动或扫描器官自身的运动，常表现为高低密度相伴行的条状伪影；两种邻近结构组织密度相差悬殊的部位，如骨嵴、钙化、空气或金属异物与软组织邻近处，常表现为星芒状或放射状伪影；CT装置本身故障，可表现为环形或同心圆伪影。

本书CT图像使用西门子16排螺旋CT（SOMATOM Emotion 16）采集处理。

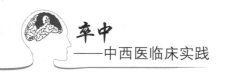

二、MRI 技术

MRI是利用人体内H质子在主磁场和射频场中被激发产生的共振信号经计算机放大、图像处理和重建后得到磁共振影像的检查。从发现核磁共振（NMR）现象到获得临床磁共振图像历时40年，这说明了磁共振基础科学和技术本身的复杂性。荷兰物理学家C.J.高特在1936年首先提出了核磁共振理论。但直至1946年，布洛赫（Bloch）、珀塞尔（Purcell）等才将这一理论在真空室以外的实验中得到证实，后于1952年获得诺贝尔物理学奖。1973年Lauterbur提出的关于应用梯度磁场对核磁共振空间位置进行编码的提议成为开启现代磁共振临床应用的钥匙，使人体断层解剖图像的获得成为可能。诺丁汉大学的两个研究组在1976年和1977年首先获得了人体解剖图像。1980年商品磁共振设备应用于临床，之后逐渐开发出多种扫描序列，尤其是快速扫描序列以及抑制运动伪影的技术和扫描序列，提高了成像质量。20世纪80年代以后，工程技术和计算机技术的进步、科学创新和临床经验的积累、诸多技术人员的努力共同造就了磁共振这一影像诊断领域的全新技术。

患者在磁场中接受一系列脉冲后，打乱组织内质子运动，脉冲停止后质子的能级和相位恢复到激发前状态，这一过程称为弛豫。MRI的成像基础是依据组织间的弛豫时间差异，黑白灰度反映的是代表弛豫时间长短的信号强度。K空间是带有空间定位编码信息的MR信号数字数据的填充空间，也称傅里叶空间。对K空间的数据进行傅里叶转换，就能对原始数据中的空间定位编码信息进行解码，分解出不同频率、相位和幅度的MR信号，不同频率和相位代表不同的空间位置，幅度代表MR信号强度，将这些MR数字信息分配到相应的像素中，就得到了MR图像数据。傅里叶转换就是把K空间的原始数据点阵转变成MR图像点阵的过程。人体各种组织含有大量的水和碳氢化合物，H质子的核磁共振灵活度高、信号强，这是首选H质子的原因。MRI信号强度与样品中H质子密度有关，人体中各种组织间含水比例不同，即含H质子多少不同，则MRI信号强度有差异，利用这种差异作为特征量，可以把各种组织分开。人体不同组织之间、正常组织与病变组织之间H质子密度、纵向弛豫时间（T1值）及横向弛豫时间（T2值）三个参数的差异，是MRI用于临床诊断最主要的物理基础。T1加权成像（T1-weighted imaging，T1WI）重点突出组织纵向弛豫（T1值）差别；T2加权成像（T2-weighted imaging，T2WI）重点突出组织横向弛豫（T2值）差别。T1成像高信号组织（如脂肪）呈白色，低信号组织（如体液）呈黑色；T2成像高信号组织（如体液）呈白色，低信号组织呈灰黑色；空气和骨皮质无论在T1或T2成像均呈黑色。T1图像可清晰显示解剖细节，T2图像更有利于显示病变。液体、肿瘤、梗死、炎症在T1成像呈低信号，T2成像呈高信号，血管内由于血流速度快，发出脉冲至接收信号时被激发的血液已从原部位流走，呈流空效应而在T1、T2成像均呈黑色。

本书MRI图像使用飞利浦1.5T超导磁共振（MR Achieva/Intera）采集处理。

（郭晋斌　高慧玲　马昱红）

第二节　颅脑断面解剖与影像

一、颅底层面

本层面的重要结构有眼球、筛窦、蝶窦、卵圆孔、棘孔、破裂孔、斜坡、颞骨岩部、颈静脉孔、颈内静脉、颈内动脉等。

本层面前部呈开口向前的"V"字形，正中为鼻中隔，向两侧依次为筛窦和眼眶。眼眶为容纳眼球及附属结构的锥形腔隙，眼眶内前部为眼球，后部为眶脂体。眼眶外壁坚固而其他三壁薄弱，与额窦、筛窦、上颌窦、蝶窦相邻，眶尖部及眶上裂向后与颅中窝相通，眶下裂向后与颞下窝和翼腭窝相通。这些结构的病变可累及眼眶，而眶内病变也可累及周围这些结构。翼腭窝位于眼眶后部，窝内含有脂肪并有上颌神经通过。层面中部为蝶骨体，蝶骨体中部可见含气的蝶窦。筛窦和蝶窦的窦腔由较多细小的骨性分隔组成，窦腔黏膜在T2WI呈稍高信号，鼻旁窦伴有炎症时可见窦腔黏膜增厚及窦腔积液。前方蜂窝状的为筛窦，后方分隔较小的为蝶窦。蝶窦后方为枕骨基底部，两者呈前后关系，其上面构成斜坡。蝶窦两侧为蝶骨大翼，其后外侧缘由前向后可见卵圆孔和棘孔，分别有下颌神经和脑膜中动脉通过。斜坡外侧、岩骨尖前方为破裂孔。蝶骨大翼与眶外

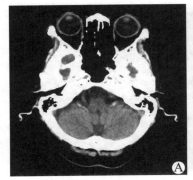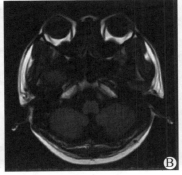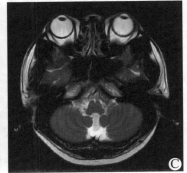

图 3-2-1　颅底层面图，图 A 为 CT，图 B 为 MRI-T1WI，图 C 为 MRI-T2WI

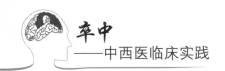

侧壁的颧骨借颧弓相连，颧弓和蝶骨大翼之间有咬肌及颞肌。枕骨基底部向外连接颞骨岩部，两者之间可见颈内静脉和颈内动脉，于T1WI、T2WI均呈流空的低信号。颈静脉孔内有颈内静脉、舌咽神经、迷走神经和副神经通过。颈静脉孔区较常见的肿瘤为颈静脉球瘤，常伴有颈静脉孔及其邻近骨质的破坏，T1WI及T2WI病灶内见点状、细条状无信号的血管流空影，具有一定的特征性。颞骨岩部呈"八"字形，相互之间借破裂孔软骨、蝶岩软骨结合和岩枕软骨结合连结。岩部后外侧的乳突部内可见乳突小房，其前方为外耳道。层面后部为颅后窝，其内可见细小的延髓、小脑半球下部、第四脑室，延髓两侧有椎动脉上行，后上方为小脑扁桃体。

二、蝶窦上部层面

本层面的重要结构有蝶窦、颞骨岩部尖、桥小脑角池、脑桥、小脑、美克尔憩室等。

本层面前部的两侧为眶腔及其内的眼球、视神经、眶脂体、泪腺和眼外肌，中间部为额窦及其后方的筛骨迷路；中部为蝶窦及其两侧位居颅中窝内的颞叶；后部除背部深肌群外，主要为枕骨基底部颞骨岩部及鼓部相互连接组成的颅底结构。蝶骨体位于本层面中部，内部可见蝶窦，中间有骨性分隔。蝶骨体前方正中为鼻中隔，鼻中隔两侧为蜂窝状含气的筛窦，筛窦前方为鼻骨。筛窦两侧可见两侧对称的圆形眼球断面位于眼眶内，眼球壁呈厚薄均匀的环状，称为眼环。CT上玻璃体位于眼环内呈均匀低密度影，晶状体位于玻璃体前方呈双凸透镜状高密度影。眼球后方为锥体形的眶脂体，其内正中可见视神经通行，眶内侧壁与筛窦间隔以菲薄的纸板，眶外侧壁由额骨眶突和蝶骨大翼构成，内、外直肌紧贴眶壁走向眶尖，视神经管位于眶尖。蝶窦两侧有颞叶、颞骨鳞部及颞骨外侧的颞肌，后方为斜坡。斜坡后外侧为颞骨岩部尖。斜坡和岩骨尖因含有黄骨髓T1WI为高信号，邻近病变侵犯岩骨时，可导致脂肪高信号消失。当一侧岩骨尖完全气化，而另一侧未

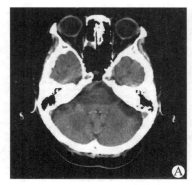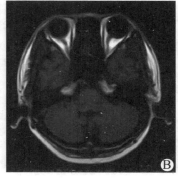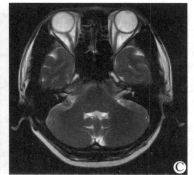

图 3-2-2　蝶窦上部层面图，图 A 为 CT，图 B 为 MRI-T1WI，图 C 为 MRI-T2WI

气化且含较多黄骨髓时，可造成两侧岩骨尖信号不一致，完全气化侧呈低信号，而未气化侧呈脂肪样高信号，此为正常变异，不应误为病变。斜坡后外方为乳突，其内可见乳突小房呈蜂窝状。岩部的内后缘可见两侧对称的内听道，其内第Ⅶ、第Ⅷ对脑神经在CT上无法分辨，听神经瘤常伴有内听道的扩大。内听道后外方的骨性空腔为中耳鼓室。耳蜗内由于含有淋巴液因此其T2WI呈明显高信号，双侧乳突小房内为无信号的空气。枕骨斜坡及颞骨后方为颅后窝，脑桥位于其前部，脑桥后方可见第四脑室，其后方为小脑蚓部。小脑半球以小脑中脚与脑桥相连，脑桥与斜坡之间为桥前池，其向两侧延伸的部分呈三角形，两侧对称，位于脑桥、小脑中脚及岩骨之间，称为脑桥小脑角池。美克尔憩室是包围三叉神经半月节的硬膜腔，三叉神经节躯体感觉神经纤维位于美克尔憩室内三叉神经的三大分支，即眼神经、上颌神经、下颌神经，分别经眶上裂、圆孔、卵圆孔出颅。

三、蝶鞍层面

本层面的重要结构有颅前窝、颅中窝、颅后窝、蝶鞍、垂体、海绵窦、第四脑室等。

本层面以出现蝶鞍为标志，最显著的特点是两侧蝶骨大翼与颞骨岩部上缘在蝶鞍处形成了一个"X"形交叉，以此为标志将层面分为前、中、后3个颅窝。层面前部由两侧的眶顶及中间的额窦和颅前窝组成，额叶的下部位于颅前窝内，被嗅束沟分为外侧的眶回和内侧的直回。嗅沟脑膜瘤以及起源于嗅神经的神经母细胞瘤位于此，常压迫额底脑回。额窦中间有骨板分隔，两侧窦腔大小可不一致。颅前窝底的后方为蝶骨体，其内中部可见蝶窦，蝶窦后外侧为蝶骨小翼，后方为前床突，左右前床突之间为鞍结节，鞍结节与鞍背之间为垂体窝，内容脑垂体，后床突居鞍背两端。层面中部为蝶鞍取及两侧位于颅中窝的颞叶。颞叶后方为颞骨乳突部，其内气化的骨性腔隙为乳突小房。蝶鞍前方两侧有视神经穿过视神经管，蝶鞍两侧为海绵窦，其内包含颈内动脉及第Ⅲ、第Ⅳ、第Ⅴ、第Ⅵ对脑神经。海绵窦的密度增高或体积增大常提示病变存在。海绵窦外侧为颞叶，两者之间隔以海绵窦外侧壁。颈内动脉于海绵窦侧壁前行，海绵窦为一蜂窝状静脉窦腔，颈内动脉在其内穿行。垂体瘤发生于垂体窝内，常引起蝶鞍扩大。颅脑外伤所致颅底骨折造成颈内动脉海绵窦段破裂时，由于动脉压高于静脉，造成动脉血经瘘口直接流入海绵窦内，静脉内压力明显增高，可见增粗的眼上静脉和受累扩大的静脉窦。层面后部为颅后窝，内有脑桥和小脑。脑桥与斜坡之间为桥前池，其内可见基底动脉断面，CT上呈圆形稍高密度影。桥小脑、脑桥及双侧的颞骨岩部之间的区域为脑桥小脑角，此区最常见的肿瘤为听神经瘤、脑膜瘤和胆脂瘤。前池向两侧延为桥小脑角池，其内侧界由脑桥、小脑和颞骨岩部构成，池内有面神经及三叉神经通过。脑桥后方为第四脑室，呈半月形或新月形，小脑半球的病变（如肿瘤、炎症、出血等）常压迫第四脑室，导致其变形甚至闭塞。两侧小脑半球间为小脑蚓部。小脑半球与颞骨乳突部间可见乙状窦。小脑蚓部后方为直窦与上矢状窦汇入窦汇

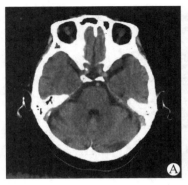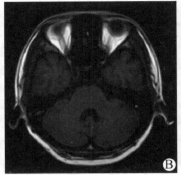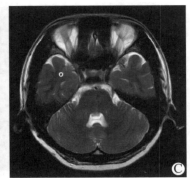

图 3-2-3　蝶鞍层面图，图 A 为 CT，图 B 为 MRI-T1WI，图 C 为 MRI-T2WI

处，窦汇两侧为横窦。静脉窦在MRI上由于流空效应呈低信号影。静脉窦血栓时CT可见上述静脉窦增宽、密度明显升高，MRI可见T1WI及T2WI均呈高信号。

四、鞍上池层面

本层面的重要结构有鞍上池、视交叉、中脑或脑桥、环池、外侧裂池、第四脑室、小脑蚓部等。

本层面颅前窝、颅中窝、颅后窝均显示。层面中部鞍上池为层面的标志，多数呈六角星形，其前角连大脑纵裂池，两个前外侧角通外侧裂池，两个后外侧角延续为环池，后角为中脑双侧大脑脚之间的脚间池。鞍上池有6条边，前面是两侧额叶底部，外侧边为颞叶钩回，后两条边为大脑脚。如后方为脑桥，则鞍上池呈五角星形。鞍上池内前部有视交叉、视束及漏斗。视交叉位于垂体柄的前方和鞍结节的上方，视神经纤维在此不完全交叉后再向后外方延续为视束。鞍上池两侧有颈内动脉，它发出大脑前动脉及大脑中动脉，并经后交通动脉与基底动脉发出的大脑后动脉吻合，形成大脑动脉环（Willis环），在本层面可显示Willis环的大部分，为颅内动脉瘤的常见部位。外侧裂池内走行有大脑中动脉外侧裂段，大脑纵裂池内走行有大脑前动脉，后上方两侧的环池内走行有大脑后动脉、小脑上动脉和滑车神经，后上方的脚间池内有动眼神经。乳头体位于鞍上池后部中脑前方。鞍上池两侧为颞叶，颞叶内侧前部为杏仁体，杏仁体后方为海马，海马内后方向内突出的脑回为海马旁回，海马外侧可见侧脑室颞角。外侧裂池分隔前方的额叶与后方的颞叶。鞍上池后方为脑桥或中脑及中脑两侧的环池。鞍上池是重点观察的部位，其形态及密度的改变，均提示病变。环池闭塞多见于颅内压严重增高的患者，为诊断脑疝的影像学依据。第四脑室位于颅后窝正中，第四脑室占位常造成幕上脑室梗阻性脑积水。

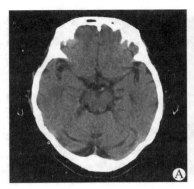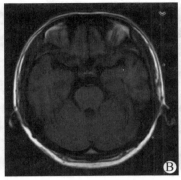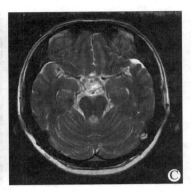

图 3-2-4　鞍上池层面图，图 A 为 CT，图 B 为 MRI-T1WI，图 C 为 MRI-T2WI

五、中脑导水管（大脑脚）层面

本层面的重要结构有大脑脚、中脑导水管、第三脑室、岛叶、外侧裂池、四叠体池、上矢状窦等。

本层面以出现大脑脚为主要特征。层面中央为中脑，中脑腹侧可见两侧大脑脚，大脑脚底有黑质与红核。中脑背侧可见左右稍隆起者为上丘，上丘后方为四叠体池。中脑顶盖的前方可见中脑导水管断面呈针孔样，中脑外侧为环池，中脑前方中间为第三脑室下部。第三脑室下部两前外侧有尾状核头及豆状核壳部，尾状核头及壳核部分相连，壳核的外侧为屏状核、岛叶及外侧裂池，再外侧为颞盖，其前部为颞上回，后部为颞中回。外侧裂池分隔前方的额叶和后方的颞叶，是区分额叶与颞叶的重要标志。海马位于颞叶内侧，分为头部、体部与尾部三部分，是由海马旁回外侧部分皮质卷入侧脑室后角内形成的。在海马头上外侧有侧脑室下角与前上方的杏仁核分隔。海马体部于横轴位呈C形，海马尾部较细位于颞角的下内方。海马病变是临床上引起癫痫的常见原因。层面前部主要为半球额叶，双侧额叶被大脑纵裂分隔。层面中部以出现乳头体为标志，乳头体在断面上表现为一对椭圆形结构，居中脑前方，靠近脚间窝，海马发出的穹窿止于其内的乳头体核。乳头体发出乳头丘脑束和乳头被盖束，前者向上行至丘脑前核，后者下行至中脑的被盖腹、背核。乳头体前方为第三脑室，后方为脚间池。第三脑室呈一线样结构，其前壁由终板构成，两侧壁为下丘脑和视束，后方有左右乳头体。前连合之后主要为中脑，脚间池两侧为大脑脚，大脑脚的前外份为皮质脊髓束，其后方分别为黑质、红核，红核的两侧为内侧丘系，中脑导水管位于背侧，最背侧则为中脑顶盖。四叠体池位于顶盖与小脑间，其围绕大脑脚伸向前外续为环池。四叠体池后方有小脑上蚓及两侧呈倒"八"字形小脑天幕，天幕后方为直窦和上矢状窦。

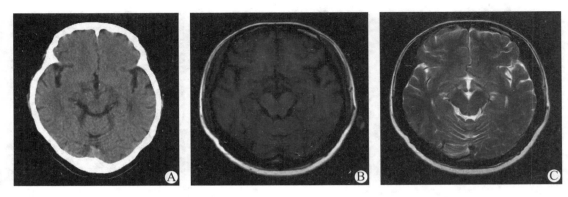

图 3-2-5　中脑导水管（大脑脚）层面图，图 A 为 CT，图 B 为 MRI-T1WI，图 C 为 MRI-T2WI

六、松果体层面

本层面的重要结构有侧脑室前角、胼胝体膝、丘脑、尾状核头、豆状核、内囊、外囊、侧脑室三角区与后角、松果体等。

两侧侧脑室前角呈弯角状"＞＜"形，由胼胝体膝、透明隔、穹窿柱及尾状核头围成，胼胝体膝的纤维伸入双侧额叶，尾状核头位于侧脑室前角外侧。两侧脑室前角经室间孔与位于中线的第三脑室相通。如室间孔区占位则可造成侧脑室梗阻性扩张积水。第三脑室两侧为背侧丘脑，后界为松果体。松果体肿瘤常发生于此。尾状核头、背侧丘脑与豆状核之间为内囊，内囊前肢位于尾状核头与豆状核之间，内囊膝位于豆状核内侧角的尖端，内囊后肢位于背侧丘脑与豆状核之间。豆状核呈三角形，外侧大部为壳核，内侧部分为苍白球。外囊居壳核的外侧，其外侧为屏状核、最外囊、岛叶及外侧裂池。外侧裂池弯曲狭

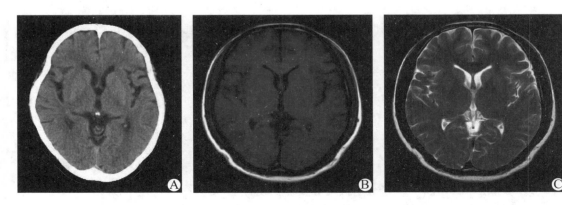

图 3-2-6　松果体层面图，图 A 为 CT，图 B 为 MRI-T1WI，图 C 为 MRI-T2WI

长，内有大脑中动脉走行，外侧有颞叶。松果体位于第三脑室的后部，为内分泌腺，成年后可出现钙化。松果体正常处于中线位置，松果体的上方可见左右大脑内静脉，松果体两侧可见左右边基底静脉和侧脑室静脉，松果体后方可见大脑大静脉池，内有大脑大静脉。大脑大静脉池外侧有侧脑室三角区，其后部伸入枕叶，称后角。侧脑室三角区为后角与下角的移行处，为侧脑室最宽处。由侧脑室三角区向外延伸的虚线可作为横轴位颞叶和枕叶的大致分界线。松果体、苍白球在成人期常出现钙化，属生理性钙化，一般无病理意义。尤其是单侧苍白球钙化时需注意与出血灶鉴别。

七、基底节层面

本层面的重要结构有尾状核头、豆状核、内囊、外囊、丘脑、透明隔、胼胝体膝部、大脑大静脉池等。

双侧侧脑室前角呈倒"八"字形向前外方伸展，其前壁为胼胝体膝部、内侧壁为透明隔、外侧壁为尾状核头。透明隔为两片膜状结构紧贴形成，之间有潜在腔隙，如扩大则形成透明隔腔即第五脑室，为正常变异。透明隔后方与穹窿柱相连，穹窿柱与两侧背侧丘脑前部间为室间孔，沟通双侧侧脑室及第三脑室。第三脑室居双侧背侧丘脑间，呈纵向走行的裂隙状。基底节区包括了尾状核、壳核、苍白球等核团和内囊、外囊等分隔核团的白质投射纤维。尾状核头与背侧丘脑的外侧为"＞＜"形的内囊，由前肢、膝及后肢三部分组成。内囊将尾状核、丘脑、下丘脑与豆状核分开，内囊与额盖、顶盖之间由内侧向外侧依次为豆状核、外囊、屏状核、最外囊、岛叶及外侧裂。内囊是上达放射冠下至大脑脚的扇形传入、传出纤维束，其中皮质脊髓束、皮质脑干束位于内囊后肢。基底节区是脑卒中的好发部位，临床上中毒、缺氧、炎症、外伤、发育不良及肿瘤等因素均可引起该区域的损害。胼胝体压部外侧有侧脑室三角区，内有脉络丛，常见钙化。大脑半球内侧面前部可见

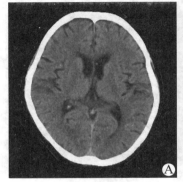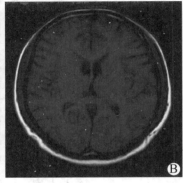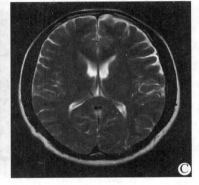

图 3-2-7　基底节层面图，图 A 为 CT，图 B 为 MRI-T1WI，图 C 为 MRI-T2WI

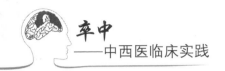

额内侧扣带回，后部可见扣带回和舌回。顶枕沟位于胼胝体之后，为半球内侧面的一条较深的沟，其后方及大脑镰两侧为枕叶。顶枕沟在胼胝体压部层面显示最佳，为顶叶与枕叶的分界标志。外侧裂池位于半球凸面的中点处，并向内、向后延伸，是额叶、颞叶的分界标志。本层面可同时出现大脑半球的额、颞、顶、枕4个叶。本层面正中可见大脑大静脉池，内有大脑大静脉。

八、尾状核体部层面

本层面的重要结构有胼胝体体部、胼胝体压部、尾状核体部、侧脑室体部、放射冠、额叶、顶叶等。

胼胝体体部及压部位于层面中央，前部纤维伸向额叶，称为额钳；后部纤维深入枕叶，称为枕钳。脑肿瘤可沿胼胝体向对侧半球侵犯。因严重的闭合性颅脑创伤导致大弥漫性轴索损失时，可伤及胼胝体。侧脑室体部呈凹缘向外侧的镰刀状位于胼胝体两侧，居中线两旁，以透明隔为界呈"八"字形，其前角深入额叶。侧脑室后角较长，突向枕叶，其内可见脉络膜丛。尾状核体部紧贴于侧脑室体部外侧壁。尾状核体部其外侧为双侧大脑半球白质即放射冠，再外侧为岛盖。侧脑室体部旁为多发性硬化、脑梗死及脑白质变性的常见部位。大脑半球内侧面被胼胝体分成前后两部，前部由前向后为额内侧回和扣带回，后部由前向后为扣带回、楔叶和舌回。大脑半球外侧面的脑回由前向后依次为额上回、额中回、额下回、中央前回、中央后回、缘上回、角回。顶枕沟位于半球内侧面后部，沟较深，呈水平走向。中央沟作为额叶与顶叶的分界线在此层面有时不易识别。透明隔为两片膜状结构紧贴形成，之间有潜在腔隙，如扩大则形成透明隔腔（第五脑室或透明隔囊肿），内含脑脊液样液体，为正常变异。发育因素可导致两侧

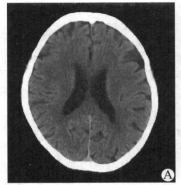
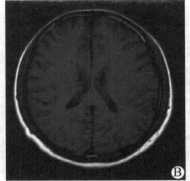
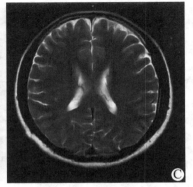

图 3-2-8 尾状核体部层面图，图 A 为 CT，图 B 为 MRI-T1WI，图 C 为 MRI-T2WI

侧脑室的大小不对称，脑实质及脑室内均无病变，且由大脑镰、透明隔等组成的中线结构无偏移。

九、放射冠层面

本层面的重要结构有侧脑室顶部、胼胝体体部、扣带回、放射冠、中央沟等。

本层面以胼胝体体部及侧脑室顶部为标志。两侧侧脑室顶部相距较远，之间以胼胝体体部及扣带回相隔。当胼胝体发育不良或缺如时，两侧侧脑室间距可缩小，可合并脂肪瘤。侧脑室体顶部周围白质为放射冠，是呈扇形放射状分布连接大脑皮质及皮质下诸结构不同功能的白质纤维。由于放射冠纤维排列较分散，因此此处的脑梗死常表现为局限的神经系统症状。大脑纵裂内有大脑镰及其前后端的上矢状窦断面构成中线结构。大脑半球内侧面由前向后为额内侧回、扣带沟、扣带回、顶下沟、楔前叶、顶枕沟和楔叶。大脑半球外侧面由前向后依次为额上回、额中回、额下回、中央前回、中央沟、中央后回、缘上回、角回和枕叶。中央沟位于半球中部稍偏前，相当于侧脑室顶部前1/3平面处的一浅沟，可借此沟分界额叶、顶叶以及识别中央前回、中央后回。

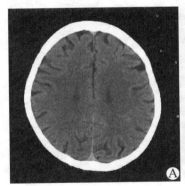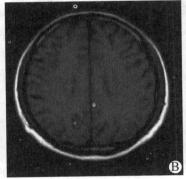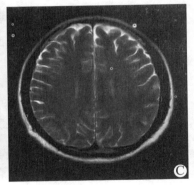

图 3-2-9　放射冠层面图，图 A 为 CT，图 B 为 MRI-T1WI，图 C 为 MRI-T2WI

十、半卵圆中心层面

本层面的重要结构有半卵圆中心、中央沟、顶枕沟、额叶、顶叶、大脑镰等。

本层面以大脑半球半卵圆中心为标志。半卵圆中心由大脑半球的髓质形成，是脑白质的核心，如经胼胝体背侧做水平切面，可见脑白质呈半卵圆形，故称半卵圆中心。半卵圆中心的白质纤维主要有3种：投射纤维连接大脑皮质和皮质下核团，呈扇形放射，又称放射冠；联络纤维连接本侧半球各皮质，数量最多；连合纤维连接左右大脑半球的相应皮质

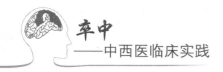
区。半卵圆中心的白质纤维主要为有髓纤维，故在T1WI上信号较高。脑内白质病变，如脑白质变性、多发性硬化等常出现于此。本层面经过胼胝体上方，中线结构仍为大脑镰及大脑纵裂，大脑纵裂前、后端为上矢状窦断面。上矢状窦断面呈三角形，MRI上因流空效应而呈低信号。当上矢状窦血栓形成时，流空效应消失，MRI上血栓呈高信号影。中央沟为半球外侧面中部稍偏前的一条沟，与其他脑沟在此层面较难区别，可供鉴别的是中央沟前沿的皮质较后沿稍厚。额叶紧邻中央沟的脑回为中央前回，顶叶紧邻中央沟的脑回为中央后回。

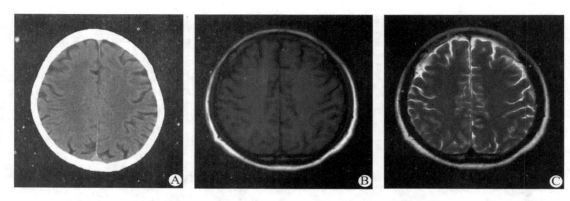

图 3-2-10　半卵圆中心层面图，图 A 为 CT，图 B 为 MRI-T1WI，图 C 为 MRI-T2WI

十一、中央旁小叶下部层面

本层面的重要结构有中央旁小叶、中央前回、中央后回、中央沟、额叶、顶叶。

此层面通过扣带回上方的中央旁小叶，位于大脑镰两侧中部偏后，其前方为额内侧回，后方为楔前叶及楔叶，外侧为两半球的放射冠，放射冠的外侧可见中央沟及中央前回、中央后回。中央沟仍位于大脑凸面中部，常为大脑半球外侧面三条较深脑沟中的中间一条，分隔皮质的运动区和感觉区，即位于中央前回和中央后回之间，为额叶的后界。其上端终于背内侧缘中点的稍后方，同时延伸到半球的内侧面，位于扣带沟缘支的前方。中央前回前方为额上回、额中回。断面后部内侧为楔前叶、顶上小叶，此叶外侧为角回，角回前外侧为缘上回，此层面已无枕叶。大脑镰居中线，其前后端可见上矢状窦断面。

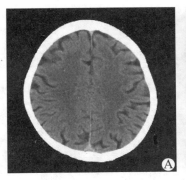
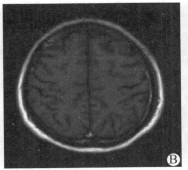
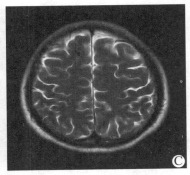

图 3-2-11　中央旁小叶下部层面图，图 A 为 CT，图 B 为 MRI-T1WI，图 C 为 MRI-T2WI

十二、中央旁小叶上部层面

本层面的重要结构有中央沟、中央旁小叶、中央前回、中央后回、上矢状窦。大脑纵裂内有大脑镰，位居中线，分隔左、右大脑半球。此层面脑沟、脑回明显，脑沟深度正常不超过5mm。在每一侧大脑半球中部可见中央沟，呈倒"八"字形，为额叶与顶叶的界线，中央沟前方有中央前回、中央前沟及额上回，后方有中央后回、中央后沟及顶上小叶，中央沟的内侧端为中央旁小叶。在断面上可根据以下几点辨认中央沟：中央沟较深，自半球断面外缘约中份处向后内延伸，几乎达半球的内侧面；中央沟弯曲走行，大部分不被中断；中央沟的前、后方分别可见中央前沟、中央后沟与之伴行；中央前回厚于中央后回；先通过位于大脑半球的内侧面的扣带沟缘支辨认出中央旁小叶，再进一步辨认中央沟。大脑镰前、后端可见上矢状窦的横断面，呈三角形或椭圆形。

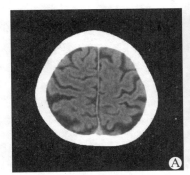
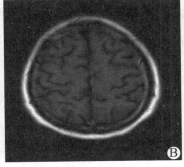
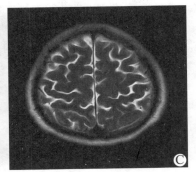

图 3-2-12　中央旁小叶上部层面图，图 A 为 CT，图 B 为 MRI-T1WI，图 C 为 MRI-T2WI

（郭晋斌　高慧玲　马昱红）

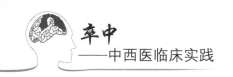

第三节 影像上的解剖变异现象

临床在阅片时，经常能够遇到各种变异的情况。变异是有别于正常的非病变情况，需要与病变进行区别。常见的变异情况有脑室变异如大枕大池、第五脑室（透明隔间腔）、第六脑室（Vergae腔，威氏腔）、中间帆腔、脑室不对称和松果体、脉络丛、大脑镰、小脑幕、苍白球、小脑等处异常钙化等。

枕大池即小脑延髓池，是蛛网膜下腔中最大的一个，位于小脑和延髓之间，借正中孔和两外侧孔与第四脑室相通，并与脊部蛛网膜下腔、脑底诸池相通。大枕大池为先天性发育变异，无占位效应，第四脑室位置形态正常，小脑蚓部及半球发育正常，桥前池和桥小脑角池形态正常，幕上无脑积水，颅后窝和窦汇大小形态正常。

第五脑室即透明隔间腔，属发育变异，位于透明隔之间。其前方为胼胝体膝部，上方为胼胝体体部，后方为穹窿前柱，下方为胼胝体嘴部和前连合，正面和侧面均呈三角形。第五脑室一般不与其他脑室相通，但有时与第三脑室相通。如形成囊肿阻塞室间孔则可使脑脊液循环梗阻引起颅内压增高。

第六脑室即Vergae腔，属发育变异，位于透明隔后方、胼胝体压部与海马连合之间，借穹窿前柱与第五脑室隔开。如形成囊肿阻塞室间孔也可使脑脊液循环梗阻引起颅内压增高。

中间帆腔位于侧脑室体部下方层面，表现为两侧脑室之间以胼胝体压部为底边的三角形脑脊液密度/信号区。

双侧侧脑室通常大小形态发育对称。有时出现双侧侧脑室不对称，属发育变异，一侧正常，一侧较大。发育较大的一侧可为全侧脑室均匀增大，也可为侧脑室大部分均匀增大。发育较大的脑室边缘规则，无局部脑组织受压移位，同侧大脑半球脑组织及胼胝体发育正常。

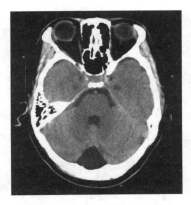

图 3-3-1　大枕大池（CT）

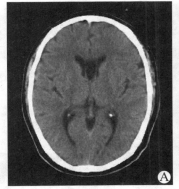

图 3-3-2　第五脑室（透明隔间腔），图 A 为 CT，图 B 为 MRI-T1WI

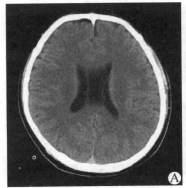

图 3-3-3　第六脑室（Vergae 腔，威氏腔），图 A 为 CT，图 B 为 MRI-T1WI

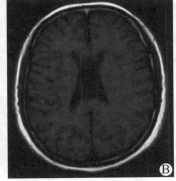

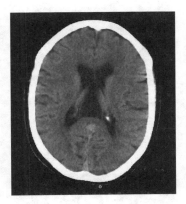

图 3-3-4　中间帆腔（CT）

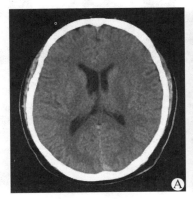

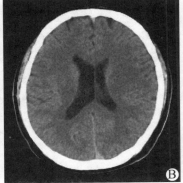

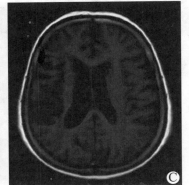

图 3-3-5　脑室不对称，图 A、B 为 CT，图 C 为 MRI-T1WI

41

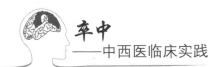

　　松果体钙化和缰联合钙化均常见，松果体钙化的位置接近大脑大静脉池，缰联合钙化位置偏前，靠近第三脑室，约25%两者并存。脉络丛钙化以侧脑室脉络丛球钙化多见。大脑镰、小脑幕也可见钙化，60岁以后大脑镰易钙化。苍白球、尾状核也可钙化，高龄者易出现，若年轻则应与甲状旁腺功能减退鉴别。一般苍白球钙化表现清楚，尾状核钙化表现浅淡不清。小脑齿状核钙化偶尔发生。

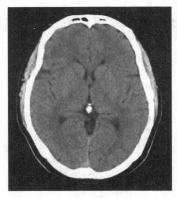

图 3-3-6　松果体和缰联合钙化
　　　　　（CT）

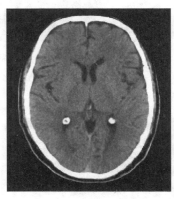

图 3-3-7　脉络丛钙化（CT）

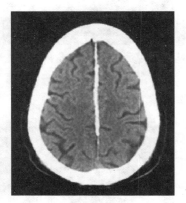

图 3-3-8　大脑镰钙化（CT）

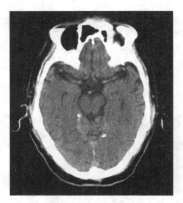

图 3-3-9　小脑幕钙化（CT）

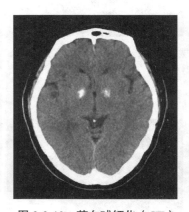

图 3-3-10　苍白球钙化（CT）

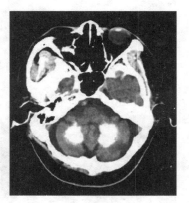

图 3-3-11　小脑钙化（CT）

（郭晋斌　高慧玲　马昱红）

第四章

卒中的病因、相关疾病与危险因素

在从心脏到脑的整个循环通路中，有时也涉及静脉回流系统，包括血管和血液在内的病变均有可能导致卒中，而血流动力学改变、凝血或纤溶系统功能障碍是卒中的重要促发因素。卒中的病因则涉及从遗传性到获得性的诸多问题。危险因素不等同于病因，病因也不意味着危险因素。控制危险因素能够降低卒中的发病率及复发率。

第一节　心脏病变

一、结构性心脏病变

心脏瓣膜病、心内膜病变等结构性心脏病变引起的病变瓣膜和心内膜上的赘生物或附壁血栓，脱落成为栓子随血流进入脑循环，是脑栓塞的主要病因。加拿大的威廉·奥斯勒（Osler）详细记录了细菌性心内膜炎患者的神经病学表现及风湿性心脏病患者的脑栓塞。临床表现为脑栓塞、癫痫等脑病，急性脑膜炎或脑脓肿等感染，还可发展为细菌性动脉炎、感染性动脉瘤，甚至引发脑出血、蛛网膜下腔出血。癌症及患其他非传染性消耗性疾病的患者，可出现非细菌性血栓性心内膜炎（NBTE），在心脏瓣膜周围形成无菌性赘生物或血栓性栓子。作为良性肿瘤心脏黏液瘤95%发生在心房，其中75%位于左心房，20%位于右心房。左心房黏液瘤多生长于卵圆窝内的中隔上，可随血流阻塞二尖瓣口，或因瘤体破裂引起栓塞。急性心肌梗死引起脑梗死的机制包括：左心室壁附壁血栓脱落；心排出量下降致脑灌注不足；左心室前壁梗死，通过主动脉弓、颈动脉窦到延髓的通路引起脑血管痉挛尤其是脑干血管痉挛。

房间隔缺损和卵圆孔未闭（PFO）时，静脉系统内的栓子（尤其是下肢深静脉血栓）在右心房压力增高的情况下，随心房间右向左分流的血流进入体循环系统，发生"反常栓

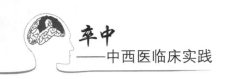

塞"。而PFO作为胎儿时期的一个残留物，在25%的成人中是开放的。

二、心房颤动和病态窦房结综合征

心房颤动（atrial fibrillation，AF）是临床常见的心律失常，可表现为阵发性、持续性或永久性。患病率随年龄增加而升高，欧美国家总体人群患病率为1%～2%，80岁以上人群高达5%～15%。AF是缺血性卒中的重要独立危险因素，AF者终生的卒中危险为30%。心房颤动时，心房壁尤其是左心耳处几乎无活动，血流停滞形成附壁血栓，脱落成栓子致脑栓塞。Peterson指出心律由窦性转为心房颤动或由心房颤动转为窦性时，均易引起心脏内栓子脱落。心房颤动使卒中危险性增加5.6倍，而心脏瓣膜病并发心房颤动者脑栓塞的发病率为无心房颤动者的14～16倍。高血压、心功能不全和凝血功能亢进是心房颤动者发生脑卒中的危险因素。对于老年患者，还应注意隐性甲状腺功能亢进所致的心房颤动。病态窦房结综合征者血流停滞，心耳内产生血栓，当心律改变时，也易导致脑栓塞。国外心源性卒中的诊断率约为20%，我国为4.5%～8.8%。

（郭晋斌）

第二节　血管壁病变

血管壁病变是大多数卒中发生的基础，包括动脉硬化、畸形、动脉瘤、动脉炎等。其中高血压是卒中主要和基本病因，动脉粥样硬化是卒中的重要病因。脑动脉发育缺陷与侧支循环代偿不良是影响卒中是否发生及发生后严重程度的重要影响因素。

一、高血压

血压是血流对动脉壁的压力，测量所得的血压值包括主要由心脏收缩产生的血压——收缩压（SBP）和主要由舒张期大动脉弹性回缩产生的血压——舒张压（DBP）。测量值以mmHg来衡量，但在无汞化的趋势下，电子测量设备越来越重要。群体中血压呈连续性分布，似钟形曲线，在正常血压与高血压之间没有绝对分界线，目前划分高血压的标准是根据"血压越高，冠状动脉事件与脑卒中两者的危险就越大"这一流行病学研究的结果来可操作性地定义的。目前这一标准被确定为≥140/90mmHg（表4-2-1）。心脏本身的灌注主要决定于舒张压，脑、肾等器官的灌注主要决定于平均动脉压（MAP），MAP=2/3DBP＋1/3SBP。

高血压是脑卒中最重要的危险因素。在中国脑出血占卒中的21%～48%，其中绝大多数是高血压性脑出血。长期高血压使小动脉平滑肌发生脂质透明变性，它与纤维素性坏死均可引起小动脉壁变薄部分在压力下膨出形成微动脉瘤。这是脑出血和一部分蛛网膜下腔出血的直接原因。在缺血性脑卒中中，腔隙性脑梗死占20%～78%。长期高血压导致小动脉硬化，管壁增厚，管腔逐渐狭窄，血流量下降并淤滞，血栓形成引起腔隙性脑梗死。故腔隙性脑梗死的易发部位与高血压性脑出血的易发部位是一致的，大多位于壳核、内囊、丘脑、脑桥等处。高血压也是动脉粥样硬化的主要促进因素。

表 4-2-1　血压水平分类和定义

分　类	SBP（mmHg）		DBP（mmHg）
正常血压	＜120	和	＜80
正常高值血压	120～139	和（或）	80～89
高血压	≥140	和（或）	≥90
1级高血压（轻度）	140～159	和（或）	90～99
2级高血压（中度）	160～179	和（或）	100～109
3级高血压（重度）	≥180	和（或）	≥110
单纯收缩期高血压	≥140	和	＜90

注：当SBP和DBP分属于不同级别时，以较高的分级为准。

二、动脉粥样硬化

　　动脉粥样硬化是渐进性的疾病，早期表现为脂纹（fatty streak）。低密度脂蛋白（LDL）被内皮细胞摄取，通过胞质进入内皮下间隙，被内皮细胞和中膜平滑肌细胞（SMC）释放的氧自由基氧化修饰为氧化LDL（OX-LDL）。巨噬细胞和SMC都可摄取OX-LDL使细胞内脂质增多形成泡沫细胞（foam cell）。早期脂质仅位于巨噬细胞内，损伤加重时含脂质的SMC数量开始超过巨噬细胞。大量泡沫细胞聚集形成脂纹，使内膜隆起、变形。随后逐渐形成以脂质为核心的瓷白色的纤维斑块和灰黄色的粥样斑块。纤维斑块表面是SMC及胶原纤维等组成的纤维帽，其内部是SMC和巨噬细胞及其形成的泡沫细胞、细胞外脂质和基质。纤维斑块深层的细胞在OX-LDL等的细胞毒性作用下发生坏死，脂质释放形成粥样斑块。斑块深层为脂质和坏死物质混合而成的粥样物质。

　　动脉粥样硬化好发于大动脉，尤其是动脉分叉处。包括颈动脉分叉、椎动脉于锁骨下动脉的起始处、颈动脉和无名动脉于主动脉的起始处、颈内动脉虹吸部、大脑前动脉起始

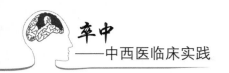

处、脑桥支于基底动脉起始处等。动脉粥样硬化性斑块逐渐使脑动脉管腔狭窄。斑块可发生钙化、斑块内出血等，甚至引发动脉夹层，血流从内膜破裂处进入病理性疏松的中膜，并顺血流方向将中膜纵行劈开，形成假血管腔，加重动脉狭窄甚至使动脉闭塞。动脉狭窄可使远端动脉发生灌注不足，导致低灌注损害。纤维帽的外周较薄而强度差，破裂后坏死性粥样物质随血流引发动脉栓塞。斑块破裂形成溃疡，内膜胶原暴露，引起血小板聚集而形成血栓，导致动脉梗死。

三、脑动脉瘤与动脉夹层

脑动脉瘤多位于动脉分叉处，其中90%的动脉瘤位于前循环。常见的前循环好发部位有两侧前交通动脉及与大脑前动脉连接处；大脑中动脉分叉处；颈内动脉与眼动脉、后交通动脉、脉络膜前动脉及大脑中动脉连接处等。后循环常见位置为基底动脉尖、椎动脉颅内段、小脑后下动脉起始处等。大多数动脉瘤是微动脉瘤和囊性（浆果样）动脉瘤，梭状（动脉硬化性）动脉瘤见于基底动脉或颈内动脉，且往往见于重度动脉粥样硬化。

Ferguson认为动脉尖端及分叉处的血流动力学张力最大，导致动脉壁内弹力层退变及动脉瘤膨出。动脉瘤内及周围的涡流不断震动血管壁，进一步削弱血管结构的完整性，导致动脉瘤不断增大，动脉壁越来越薄，血管壁张力越来越高，病理所见动脉瘤顶部最菲薄。巨大动脉瘤指直径大于2.5cm的动脉瘤。当血管壁张力超过其承受能力时，动脉瘤就会发生破裂。动脉瘤越大，越容易破裂，且多发生在患者用力时。破裂的动脉瘤引起蛛网膜下腔出血或脑出血。动脉瘤内可自发血栓形成，也可突然扩张渗血引起剧烈头痛或伴脑神经麻痹。

20世纪70年代Fisher、Ojemann等指出了颈内动脉夹层患者的临床及影像学特点。颈内动脉颅外段是最常受累的动脉，通常会累及其咽段以及颈内动脉起始处以上的颅外段远端。椎动脉颅外段夹层发生于其出脊椎至入硬脑膜之间的远端部分或发生于椎动脉起始上方第一段、进入横突孔之前的动脉。这些位置是动脉粥样硬化不常见的位置。大多数夹层与外伤、牵拉或物理应力作用有关。先天性或获得性动脉中膜或弹力层内的结缔组织成分异常、动脉壁水肿都会促进夹层形成。相关的疼痛常在神经系统症状出现前数小时、数天出现。超声波检查可以提示夹层的存在，包括管腔变窄及管腔内不规则内膜，或者能分辨出真假管腔。CT血管造影（CTA）、磁共振血管成像（MRA）、数字减影全脑血管造影（DSA）可以显示夹层的存在。

颅内动脉夹层可引起梗死、蛛网膜下腔出血或占位效应。当夹层位于中膜和内膜之间时，常发生管腔狭窄和动脉远端的低灌注，导致相应供血区域的梗死。当夹层位于中膜和外膜之间时，动脉瘤和贯穿外膜的撕裂可能导致蛛网膜下腔出血。夹层也可产生动脉瘤样包块，压迫邻近脑组织引起占位效应。

四、脑血管畸形

　　脑血管畸形即脑动静脉畸形（AVM），是胚胎期原始脑血管丛在分为动、静脉及毛细血管阶段中发育障碍所致的先天性发育异常。胚胎发育4～8周时，原始血管丛的一个或多个供血动脉与引流静脉直接相通，其间未能形成毛细血管床，血液由动脉直接进入静脉，静脉因压力增高变粗，动脉扩张形成畸形血管团。畸形血管壁发育不良及伴随的脑内血流动力学改变使其易破裂出血，并可伴发癫痫。临床诊断线索包括青年卒中、癫痫发作和伴有周期性头痛、非肿瘤所致的缓慢进展性瘫痪、头面血管痣或头部听诊有血管杂音，确定则需要影像学证实。

五、脑底异常血管网症

　　脑底异常血管网症即moyamoya病，因在脑血管造影时呈现许多密集成堆的小血管影似烟雾缥缈，故又称烟雾病。日本的清水和竹内于1955年描述，铃木二郎于1966年命名。以颈内动脉虹吸部及大脑前、中动脉起始部狭窄或闭塞，脑底出现异常的小血管网为特点，是危害儿童与青少年最严重的脑血管疾病。早期脑底主干动脉狭窄或闭塞，代偿血管尚未很好形成，故多见儿童与青少年发病的脑梗死或短暂性缺血发作（TIA）；随着增生的代偿血管增多，异常血管网管壁菲薄、囊性动脉瘤形成，故多见青壮年发病的蛛网膜下腔出血、原发性脑室出血、脑叶出血。

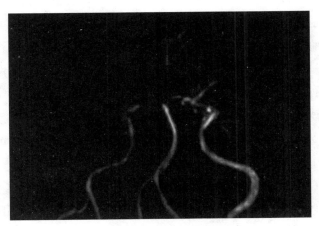

图 4-2-1　MRA 示脑底异常血管网症

六、血管炎

　　血管壁内炎性细胞浸润、管壁坏死、血管内壁纤维化可造成管腔狭窄和血栓形成，血栓栓子脱落使远端血管阻塞。长期的血流压力使炎症管壁局限性扩张形成炎性动脉瘤、管

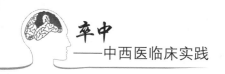

壁破损形成动脉夹层，甚至破裂出血形成脑出血或蛛网膜下腔出血。血管炎（vasculitis）包括感染性和非感染性两大类。感染性血管炎是病原微生物感染造成的。如细菌、螺旋体、真菌等均可造成颅内动脉炎或造成颅内动脉阻塞。有时，梅毒和结核性脑膜炎以卒中为发病形式。Lie于1994年将非感染性血管炎按受累血管的口径不同分为3组。侵犯大、中、小血管的血管炎包括大动脉炎（Takayasu arteritis，TA）、巨细胞动脉炎（giant cell arteritis）等。主要侵犯中、小血管的血管炎包括血栓闭塞性脉管炎（Buerger病）、结节性多动脉炎（polyarteritis nodosa，PAN）等。主要侵犯小血管的血管炎包括过敏性血管炎、过敏性紫癜、恶性肿瘤伴发的血管炎等。

大动脉炎又称高安病，是起自主动脉弓的大动脉及其重要分支的炎性病变，炎性细胞通过动脉外膜浸润引发全层动脉炎。多见于青年女性，发病较缓慢，早期可有发热、全身不适、出汗、肌痛、严重胸痛或颈部疼痛、关节炎和结节性红斑等。临床以累及主动脉弓及头、臂部动脉的头臂动脉型最常见，头臂干或锁骨下动脉狭窄可表现为无脉症，颈动脉狭窄可致头部缺血，出现眩晕、视力减退，甚至晕厥或脑卒中。诊断标准采用1990年美国风湿病学会标准：发病年龄≤40岁；患肢间歇性运动乏力；一侧或双侧肱动脉搏动减弱；双上肢收缩压差＞10mmHg；锁骨下动脉或主动脉杂音；血管造影见主动脉及一级分支或上下肢近端的大动脉狭窄或闭塞，病变常为局灶或节段性，且不是由动脉粥样硬化、纤维肌发育不良或其他原因引起。符合其中3项可诊断。

巨细胞动脉炎又称颞动脉炎（temporal arteritis），Hutchinon于1890年首次报道。病理上以动脉壁内弹力层破坏、内膜增生为主的全血管炎为特征。好发于颈动脉的颅外分支，特别是颞浅动脉。临床表现为颞部剧痛（或耳后枕后痛），夜间重而影响睡眠；眼痛、视力下降、偏盲或失明（累及眼动脉）；咀嚼时咬肌痛（下颌关节间歇性跛行）。1%～3%合并脑卒中。可并存脑神经麻痹、风湿性多肌痛。一侧或两侧颞动脉增粗、变硬，搏动减弱或消失，有压痛或结节。诊断标准采用1990年美国风湿病学会标准：发病年龄≥50岁；新近发生的局部性头痛；颞动脉触痛或搏动减弱；血沉增快≥50mm/h；动脉活检为坏死性动脉炎。符合其中3项可诊断。

血栓闭塞性脉管炎是一种以动脉病变为主的慢性动脉炎和静脉炎。病理上以动脉内膜肿胀、慢性增生、管腔狭窄或闭塞为特征，为全层血管炎。多为青壮年男性罹患，与吸烟有关。多在周围血管损害数年后出现脑部损害。周围血管损害分3期：局部缺血期（肢端发凉麻木、间歇性跛行、动脉搏动减弱）、营养障碍期（肢端皮肤苍白发凉、动脉搏动消失、夜间加剧的持续性静息痛）、坏疽期（肢端干性坏疽或溃疡、感染则为湿性坏疽）。坏疽分3级：坏疽在跖趾或掌指关节远端为1级；坏疽扩大至踝或腕关节为3级；坏疽在两者之间为2级。

结节性多动脉炎又称结节性动脉周围炎，Kaussmaul和Maier于1866年首次提出。病理上以中小肌性动脉的非肉芽肿性坏死性血管炎、血管壁中性粒细胞浸润、急性纤维素样坏死和内膜增生修复性改变共存为特点。临床表现为不规则发热、皮下结节、肌肉及关节疼痛和心、肝、肾功能损害。可发生脑卒中、周围神经病。1993年的Chapel-Hill会议界定了其临床特点（三无四有）。无肺脏血管受累，尤其是无肺泡毛细血管炎；无肾小球肾炎；抗中性粒细胞胞质抗体（ANCA）阴性；半数有周围神经病变；1/3有肾血管性高血压；1/3有腹痛（肠系膜血管炎）；1/3乙型肝炎表面抗原（HBsAg）阳性。组织病理学或选择性血管造影可证实诊断。

七、淀粉样脑血管病

淀粉样脑血管病（cerebral amyloid angiopathy，CAA）是以进行性痴呆、反复性或多发性脑叶出血为主要特征的见于老年人的脑血管病。病理特征是大脑皮质及软脑膜的小血管壁内的中层和弹力层有淀粉样物质沉着（刚果红染色后在偏光显微镜下呈黄绿色双折光），导致血管壁坏死、出血。临床还可表现为TIA或脑梗死（多见于脑叶）。对于高龄、无高血压的脑叶出血或痴呆者，应考虑本病。目前认为CAA是一种常见于阿尔茨海默病（Alzheimer's disease，AD）患者的脑微血管病，是脑微梗死和微出血的促成原因，支持血管危险因素和缺血性损伤参与AD病理学改变的观点，已存在脑血管损伤的个体会更早出现AD。

八、颈动脉纤维肌发育不良

颈动脉纤维肌发育不良（fibromuscular dysplasia，FMD）首先由Leadbetter和Burkland报道，是一种原因尚未明确的节段性非动脉粥样硬化性血管病，病理特征为发育异常的节段性血管壁畸形，以中青年女性多见。Palubinskas于1964年首先报道了颈动脉FMD，病理核心变化是平滑肌细胞发生纤维细胞转化，以中膜增厚和弹力层破坏为主。临床以累及肾动脉（可引起高血压）和位于第二颈椎附近的颈内动脉最多见，还可累及椎动脉、颅底动脉、颈外动脉。脑血管造影可表现为动脉的串珠样狭窄、管状狭窄、憩室样狭窄伴动脉瘤样扩张，是确诊的主要依据。因血管狭窄致脑缺血，临床多表现为TIA、分水岭梗死、多发腔隙性脑梗死。因伴脑动脉瘤，可发生颅内出血。

九、伴有皮质下梗死和白质脑病的常染色体显性遗传性脑动脉病

伴有皮质下梗死和白质脑病的常染色体显性遗传性脑动脉病（cerebral autosomal dominant arteriopathy with subcortical infarcts and leukoencephalopathy，CADASIL）首先由Sourander于1977年报道，当时称为遗传性多梗死性痴呆，后确定与第19号染色体Notch3基因突变有关，1993年命名为CADASIL。典型临床表现为青年时期有先兆偏头痛、中年时

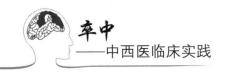

期反复发作性TIA和脑梗死，之后逐渐出现进行性痴呆。病理改变主要是脑白质弥漫性髓鞘脱失、深部多发性小梗死，病变血管主要是小动脉，其中层及内弹力层光镜下可见嗜酸性物质沉积，电镜下为颗粒性嗜锇致密物质。这种物质也见于脑外的肝、脾、肾、肌肉、皮肤小动脉，可借助组织活检诊断。

日本报道了伴有皮质下梗死和白质脑病的常染色体隐性遗传性脑动脉病（cerebral autosomal recessive arteriopathy with subcortical infarcts and leukoencephalopathy，CARASIL），与第10号染色体HTRA1基因突变有关，表现为有家族史的青少年发病的卒中，缺乏脑血管病危险因素，早年脱发（弥漫性秃头），多伴腰痛等骨骼系统病。

十、动脉盗血综合征

当某一动脉狭窄或闭塞时，其远端血管内压力明显下降而产生虹吸作用，通过侧支动脉使邻近动脉血流逆转来补偿该动脉的血流。邻近动脉血流被"盗取"，产生其供血区域缺血表现，称为动脉盗血综合征。脑内盗血综合征（intracerebral steal syndrome）常见者包括锁骨下动脉盗血综合征（subclavian steal syndrome，SSS）、颈动脉盗血综合征（carotic steal syndrome）。最常见的原因是动脉粥样硬化，其次是动脉炎。锁骨下动脉盗血综合征是头臂干或锁骨下动脉狭窄或闭塞，虹吸作用使同侧椎动脉血流逆转，并盗取对侧椎动脉部分血流，导致椎-基底动脉系统缺血发作和同侧上肢缺血表现。左侧多见，主要有三种形式：左锁骨下动脉闭塞；头臂干闭塞；头臂干和左锁骨下动脉狭窄。临床表现为四联征：①椎-基底动脉系统缺血（晕厥、头昏、眩晕、步态不稳、枕部头痛、呕吐、复视），伴上肢缺血症状（患侧上肢无力、麻木、刺痛，尤其活动较多时明显）；②左右两臂血压的收缩压相差至少为20mmHg；③锁骨下动脉-椎动脉血管杂音；④脉搏迟至。颈动脉盗血综合征是一侧颈内动脉闭塞，血流从对侧颈内动脉通过Willis环（前交通动脉开放）向该侧补偿，引起对侧颈内动脉供血区缺血表现，也称前交通动脉盗血综合征。如后交通动脉开放，当颈内动脉闭塞时，椎-基底动脉系统通过后交通动脉向颈内动脉供血区补偿，出现椎-基底动脉系统缺血表现；当椎-基底动脉闭塞时，颈内动脉通过后交通动脉向椎-基底动脉供血区补偿，出现颈内动脉缺血表现，称为后交通动脉盗血综合征。

（郭晋斌）

第三节　血液成分异常或功能异常性疾病及血流动力学改变

血液成分异常或功能异常性疾病造成脑血管病的主要机制为高黏血症引起缺血性损害，凝血因子不足或凝血过程异常引起出血。

一、主要引起缺血的疾病

真性红细胞增多症（polycythemia，PV）因以红细胞增多为主的两系或三系增多、全血容量绝对增多引起高黏血症，起病缓慢，多于中老年发病，常表现为皮肤和黏膜显著红紫、肢端麻木刺痛、多汗、皮肤瘙痒、脾大、消化性溃疡，脑血管受累多表现为双侧多发性腔隙性脑梗死，梗死与出血可同时并存。

阵发性睡眠性血红蛋白尿（paroxysmal nocturnal hemoglobinuria，PNH）因红细胞膜获得性对血清激活补体异常敏感而致慢性血管内溶血，临床表现以与睡眠有关（睡眠时血pH下降诱发溶血）的间歇发作（晨重暮轻）的血红蛋白尿（酱油样或红葡萄酒样尿）为特征，可伴有全血细胞减少或反复血栓形成。血栓形成除累及脑血管外，还可累及门静脉、肠系膜静脉和肢体末梢血管。

镰状细胞病（sickle cell disease，SCD）是因β-肽链第6位氨基酸谷氨酸被缬氨酸取代致镰状血红蛋白（HbS）取代正常血红蛋白，以红细胞形状异常呈镰刀状为特征的常染色体隐性遗传性血红蛋白病，包括镰状细胞性贫血（sickle cell anaemia，HbSS）、血红蛋白C病（HbSC病）、血红蛋白D病（HbSD病）、地中海性贫血（sickle beta thalassemia，HbBeta-Thal）。临床表现为黄疸、贫血、肝脾肿大、骨关节及胸腹疼痛。镰刀状的红细胞增加微动脉和毛细血管的血液黏滞度，导致小血管闭塞，临床常伴颅内外大血管狭窄。

血栓性血小板减少性紫癜（TTP）因微栓塞形成导致脑梗死。微栓塞形成引起微血管病性溶血导致贫血；消耗大量血小板使血小板减少；消耗凝血因子使凝血障碍出现出血。

二、主要引起出血的疾病

再生障碍性贫血（aplastic anemia，AA；简称再障）是多种原因导致的造血干细胞数量减少和（或）功能异常引起全血细胞减少，以贫血、感染、出血为临床特征的综合征。出血以皮肤、黏膜多见，一般无脾大，周围血见网织红细胞减少，骨髓象见至少一个部位增生减少或重度降低。慢性再障颅内出血少见，急性再障颅内出血呈多灶性，多

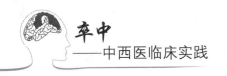
伴眼底出血。

急性白血病（acute leukemia，AL）是起源于造血系统干细胞的克隆性恶性疾病，骨髓中异常原始细胞大量增殖并浸润肝、脾、淋巴结等各种脏器，可累及脑膜、脑实质、脑神经。主要表现为贫血（正常造血受抑制）、皮肤黏膜出血（血小板减少及功能异常、凝血因子减少）、感染，可伴眼底出血和颅内出血。

慢性粒细胞白血病（chronic myelocytic leukemia，CML）是起源于多能干细胞的肿瘤增生性疾病，以粒细胞显著增多，脾明显肿大为主要表现。白细胞极度增高（$>200 \times 10^9/$L）时可发生白细胞淤滞症，出现呼吸窘迫、头晕、言语不清、脑出血等。

特发性血小板减少性紫癜（idiopathic thrombocytopenic purpura，ITP）以免疫性血小板减少为特点，外周血血小板明显减少，骨髓象巨核细胞增多（急性者幼稚型轻度增多、比例增高，慢性者颗粒型显著增多）。儿童多于感染后急性起病，中青年女性多隐匿起病，表现为皮肤黏膜出血，偶伴眼底出血和颅内出血。

原发性血小板增多症（primary thrombocythemia）是克隆性骨髓增生性疾病，以骨髓巨核细胞过度增殖导致外周血血小板显著增多、功能异常为特征，可引起出血或血栓形成，多数伴脾大，少数伴肝大。血小板黏附、聚集功能减退，或伴凝血功能异常导致出血；血小板数量过多，血栓素增加使血小板聚集释放，在微血管内形成血栓。

三、脑局部血流动力学改变

心功能不全引发的血流动力学改变可造成低灌注性脑缺血，最常见的原因是心肌梗死或严重的心律失常。低血压常在失血或血容量不足时造成脑的低灌注性缺血损害。极端的例子是心脏骤停的患者所出现的缺血-缺氧性脑损害。这些因素造成缺血性脑卒中的基本条件是引发局灶性脑缺血。因为缺血性脑卒中的定义限定为局灶性缺血而不包括全脑缺血。所以，需要区别局灶性脑缺血和全脑缺血。

局灶性脑缺血发生于某一狭窄或闭塞的动脉供血区，细胞死亡也定位于该区域，且在缺血核心区最严重并可扩展至缺血半暗带，包括神经元和支持细胞在内的细胞均受累。全脑缺血是由于血压下降（如休克或心脏停搏时）或严重颅内压增高（如严重颅脑外伤）导致的脑灌注减少所致，选择性神经元脱失多发生在海马、大脑新皮质、丘脑、小脑和基底节等易损区而不限于特定血管供血区。局灶性脑缺血的神经功能缺损定位于特定血管的供血区，且较少出现意识水平下降；全脑缺血通常表现为弥散的非局灶性神经系统症状，尤其是意识水平下降。局灶性脑缺血的早期治疗是采用再灌注策略改善动脉血流；全脑缺血的早期治疗则是纠正导致低灌注的系统性疾病。

（郭晋斌）

第四节　短暂性缺血发作

在Fisher定义的基础上，对短暂性缺血发作（transient ischemic attacks，TIA）的研究逐渐深入和演变。2009年美国心脏协会（AHA）/美国卒中协会（ASA）对TIA重新作了定义："TIA是由于脑、脊髓或视网膜局部缺血引起的短暂发作的神经功能障碍，但无急性梗死的证据。"这一概念指出缺血部位包括脑、脊髓或视网膜，相应的名称定为短暂性缺血发作，同时强调客观检查除外梗死即缺血尚未达到梗死程度。但是作为临床表现形式，一些脑梗死，甚至脑出血、蛛网膜下腔出血也能表现为短暂的局灶性神经功能缺损，应当通过神经影像学检查来除外这些情况。

一、短暂性脑缺血发作

目前认为短暂性脑缺血发作是梗死的危险因素和重要前兆。大多数短暂性脑缺血发作与颅内外动脉粥样硬化有关。发作的主要机制包括微栓子栓塞、血流动力学改变引发的低灌注等。微栓子主要来源于不稳定的动脉粥样硬化斑块、附壁血栓的破碎脱落、心源性栓子及胆固醇结晶等，微栓子阻塞小动脉导致其供血区域缺血引起发作，当栓子破碎或溶解移向远端时，血流恢复症状缓解。临床特点是症状多变，发作频率低，发作持续时间较长。在脑动脉狭窄的基础上，血压急剧波动导致依赖侧支循环维持供血的区域发生一过性缺血引起发作。临床特点是症状刻板，发作频率高，发作持续时间较短。其他如脑内盗血综合征、血液成分改变引起的高凝状态、脑动脉炎等因素也可引起发作。

ABCD^{2}评分（表4-4-1）有助于临床预测短暂性脑缺血发作进展为脑梗死的风险。总分7分，1～3分为低危，4～5分为中危，6～7分为高危，分值越高发生脑梗死的风险越高。ABCD^{3}增加了发作次数（至少2次发作，其中1次为本次发作前7天内的发作，计2分）；ABCD^3-I增加了影像评价（血管超声/CTA/MRA提示有同侧的颈内动脉狭窄50%，计2分；本次发作的7天内DWI有高信号改变，计2分）。

诊断主要依靠病史，应尽可能确定受累血管及发作机制，以便于给予恰当治疗，达到控制发作和预防脑卒中的目的。治疗原则与缺血性脑卒中类似，包括抗栓治疗、危险因素控制、狭窄血管的形态学治疗等。

中医学将短暂性脑缺血发作归属于中风先兆。陆永昌指出中风是先兆的归宿，中风先兆病机与中风病相似。王永炎认为，中风先兆的特点是风象突出，病机以"内风旋动"为主，内风触动血脉中素有之痰浊瘀血，上扰清窍，横窜四肢而发作；肝肾不足，气血亏损

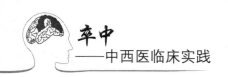

表 4-4-1　ABCD^2 评分

	项　目	评分
A	年龄（age）≥60岁	1
B	短暂性脑缺血发作发生后的第一次血压（blood pressure）测量	1
	收缩压≥140mmHg或舒张压≥90mmHg	
C	临床症状（clinical features）	
	单侧肢体无力	2
	言语障碍但不伴肢体无力	1
D1	症状持续（duration）时间	
	≥60分钟	2
	10～59分钟	1
D2	糖尿病史（diabetes）	1

等本虚是发病基础；中医辨证治疗应注意正气亏损、痰瘀痹阻、肝阳上亢三方面。中华中医药学会内科学分会脑病专业委员会于1993年制定了《中风病先兆证诊断与疗效评定标准》，提出了肝胆火旺、痰瘀痹阻；风痰内盛、瘀血阻络；气阴两虚、脉络瘀滞3个证候。

（1）肝胆火旺、痰瘀痹阻：平素头晕头痛，烦躁易怒，口干口苦，面红目赤，舌红苔黄腻，或舌有瘀点、瘀斑或舌下脉络青紫，脉弦滑数或弦涩。

（2）风痰内盛、瘀血阻络：平素头晕头胀，胸闷痰多，舌瘀紫或舌下脉络青紫，舌苔白或黄或黄腻，脉弦滑或弦涩。

（3）气阴两虚、脉络瘀滞：平素头晕，动则加剧，劳累则易引发，神疲，气短，心悸，失眠，舌淡或淡红，苔薄白，脉沉细或细涩。

Kitagawa等于1990年首先在脑部证实了短暂性脑缺血发作可对1～7天后的再次严重缺血产生部分保护作用。Caplan发现脑梗死发病前有短暂性脑缺血发作病史者发生脑梗死时，病情相对较轻，其机制可能为缺血预适应。近来证实利用肢体远隔缺血预适应机制可预防缺血性卒中或减轻缺血性卒中的程度。将血压计袖带紧绑在一侧上臂近端，打气加压至200mmHg阻断上肢血流，保持5分钟，放气休息5分钟，再以同样方法阻断另一侧上肢血流，反复交替5次为1组，每天2次，连续6个月，可诱导机体产生缺血预适应。

二、短暂性脊髓缺血发作

短暂性脊髓缺血发作类似短暂性脑缺血发作，突然起病，持续时间短，恢复完全，不遗留任何后遗症。典型表现为间歇性跛行和下肢远端发作性无力，行走一段距离后单侧或双侧下肢沉重、无力甚至瘫痪，休息或使用血管扩张剂可缓解；或仅有自发性下肢远端发作性无力，可自行缓解，反复发作，间歇期无症状。

需要与其他原因导致的间歇性跛行鉴别。

（1）下肢血管性间歇性跛行多为下肢动脉炎、动脉粥样硬化性狭窄或微栓子反复栓塞所致，表现为下肢间歇性疼痛、无力、皮肤苍白且温度降低、足背动脉搏动减弱或消失，超声检查有助于诊断。

（2）马尾性间歇性跛行多为腰椎椎管狭窄所致，表现为腰骶区疼痛（行走后症状加重，休息后减轻或消失，腰前屈时症状可减轻，后仰时则加重），感觉症状较运动症状重，腰椎影像学检查有助于诊断。CT上测量椎管中央前后径，颈段<10mm为椎管狭窄，腰段<12mm为比较狭窄，<10mm为绝对狭窄。椎管横断面积平均值为2.1～2.4cm²，下限为1.45cm²，低于下限应考虑椎管狭窄。侧隐窝前后径≤2mm者肯定为狭窄。椎管狭窄可由椎小关节病、椎间盘病变、椎体后缘骨质增生、后纵韧带钙化、黄韧带肥厚、脊椎滑脱、椎管内血肿、严重的脊柱后弯或侧弯等所致。

短暂性脊髓缺血发作的治疗原则与短暂性脑缺血发作相似。

（郭晋斌）

第五节　卒中的危险因素

世界卫生组织定义危险因素为致使个人患病或受伤害的概率加大的任何属性、特征或风险。危险因素最早见于1961年Kannei等著的《冠心病形成的危险因素》，是用以表示任何可测定并伴较高冠心病、卒中等发作的因素。这是通过对人群中个体特征与心血管疾病发病率关系的流行病学研究推论出来的。危险因素不等同于病因，病因也不意味着危险因素。目前人类面临的非传染性疾病主要为心血管疾病（如心脏发作及卒中）、癌症、慢性呼吸系统疾病和糖尿病，约占所有非传染性疾病死亡的80%。世界卫生组织认为这些疾病有四个共同的可改变的行为危险因素：烟草使用、缺乏运动、有害使用酒精、不健康饮食。改变这些危险因素可能带来健康的基本和持续改善。这些行为危险因素在个体中会造成代谢和生理方面的四个主要变化：高血压、高血糖、高血脂、超重和肥胖。糖尿病、血脂异常、高血压是引起卒中的基础血管病变的病因。

卒中的危险因素分为不可干预和可干预两类。不可干预的危险因素包括：年龄、性别、低出生体重、人种/种族、遗传因素5种。其中年龄增高意味着衰老，人体衰老的最

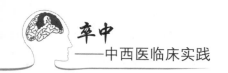

早标志之一是血管老化，主要表现为动脉硬化。金代李东垣（1180—1251）在《医学发明·中风有三》中指出："凡人年逾四旬，气衰者，多有此疾，壮岁之际无有也"。但是不良生活方式使动脉硬化明显加速，卒中趋向于年轻化。危险因素的积极控制有利于降低罹患卒中的风险。前述未论及的因素如下。

一、吸烟

烟草种植、贸易与吸烟是一种全球性的不良生产、经济与生活行为，对人类的健康和社会发展造成了严重的损害。烟草于15世纪末被从美洲引入欧洲，由此向全世界蔓延。明朝万历年间烟草传入我国，后渐被广泛引种吸食。世界各地有多种烟草制品，其中大部分为可燃吸烟草制品，即以点燃后吸入烟草燃烧所产生的烟雾为吸食方式的烟草制品，卷烟是其最常见的形式。烟草燃烧后产生的气体混合物称为烟草烟雾。吸烟者除了自己吸入烟草烟雾外，还会将烟雾向空气中播散，形成二手烟。吸入或接触二手烟称为二手烟暴露。

烟草烟雾的化学成分复杂，含有数百种有害物质，至少69种为致癌物，可对健康造成严重危害。烟草烟雾中所含的数百种有害物质有些是以其原型损害人体，有些则是在体内外与其他物质发生化学反应，衍化出新的有害物质后损伤人体。自1964年关于烟草问题的《美国卫生总监报告》首次对吸烟危害健康问题进行系统阐述以来，大量证据表明，吸烟可导致多部位恶性肿瘤及其他慢性疾病，导致生殖与发育异常，还与其他一些疾病及健康问题的发生密切相关。我国是世界上最大的烟草生产国和消费国，卷烟的产量和消费量约占全球的40%，同时二手烟暴露极为普遍。

吸烟可以成瘾，称为烟草依赖，是一种慢性疾病。烟草中导致烟草依赖的主要物质是尼古丁，其药理学及行为学过程与其他成瘾性物质类似，如海洛因和可卡因等。烟草依赖者一旦停止吸烟，可出现吸烟渴求、焦虑、抑郁、头痛等一系列戒断症状，导致再度吸烟，戒烟困难。

吸烟是一个公认的缺血性脑卒中的危险因素。其对机体产生的病理生理作用是多方面的，主要影响全身血管和血液系统。吸烟与被动吸烟均会损伤血管内皮功能，加速动脉硬化、升高纤维蛋白原水平、促使血小板聚集、降低高密度脂蛋白水平等，导致冠心病、脑卒中和外周动脉疾病。戒烟可以显著降低这些疾病的发病和死亡风险。中医学认为"烟为辛热之魁"，吸烟易助火生热，促成热毒，易伤肺气，痰浊由生，风痰瘀毒，蒙蔽脑窍导致中脏腑，阻滞经络导致中经络。

二、糖尿病

糖尿病是由于胰岛素分泌及（或）作用缺陷引起的以血糖升高为特征的代谢病，长期血糖控制不佳的糖尿病患者，可伴发各种器官损伤，尤其是眼、心、血管、肾、神经损害或器官功能不全或衰竭，导致残废或死亡。诊断标准见表4-5-1。按照世界卫生组织（WHO）及国际糖尿病联盟（IDF）专家组建议，糖尿病可分为1型、2型、其他特殊类型及妊娠糖尿病4种（表4-5-2）。近年来，世界各国2型糖尿病患病率急剧升高，成为糖尿病人群的主体，且发病年龄年轻化。糖尿病前期（pre-diabetes）时糖调节受损（IGR），表现为空腹血糖受损（IFG）或糖耐量受损（IGT）。空腹血糖水平6.1～7.0mmol/L为IFG；OGTT2小时血糖7.8～11.1mmol/L为IGT。人群中存在大量血糖升高但未达到糖尿病诊断标准的糖调节受损者，是糖尿病患者的后备军。我国2007—2008年的调查显示，在≥20岁人群中糖尿病平均患病率为9.7%，糖尿病前期状态患病率为15.5%。

胰岛素分泌及作用不足的后果是糖、脂肪及蛋白质等物质代谢紊乱。依赖胰岛素的肌肉、肝及脂肪组织的糖利用障碍及肝糖原异生增加导致血糖升高、脂肪组织的脂肪酸氧化分解增加、肝酮体形成增加及合成甘油三酯增加；肌肉蛋白质分解超过合成导致负氮平衡。这些代谢紊乱是糖尿病及其并发症、伴发病发生的病理生理基础。

糖尿病是脑血管病重要的危险因素。中医学称糖尿病为消渴，认为中风是其主要变证之一。脑血管病的病情轻重和预后与糖尿病患者的血糖水平以及病情控制程度有关。血糖控制对2型糖尿病的微血管病变有保护作用，对大中血管病变同样有重要作用，血糖控制不良与卒中复发有关。2型糖尿病本身的危险因素包括遗传易感性、体力活动减少和（或）能量摄入增多、肥胖病、胎儿及新生儿期营养不良、中老年、吸烟、药物及应激。

表 4-5-1　糖尿病的诊断标准（WHO，1999）

1. 糖尿病症状任意时间血浆葡萄糖水平≥11.1mmol/L（200mg/dl）或
2. 空腹血浆葡萄糖（FPG）≥7.0 mmol/L（200mg/dl）或
3. OGTT试验中，2小时血浆葡萄糖水平≥11.1mmol/L（200mg/dl）

糖尿病诊断是依据空腹、任意时间或OGTT中2小时血糖值。空腹指8～14小时无任何热量摄入；任意时间指1天内任何时间，与上次进餐时间及食物摄入量无关；OGTT是指以75g无水葡萄糖为负荷量，溶于水内口服（如为含1分子水的葡萄糖则为82.5g）。血糖水平为静脉血浆葡萄糖水平，用葡萄糖氧化酶法测定。儿童糖尿病诊断标准与成人一致；妊娠糖尿病诊断标准未统一，可采用75gOGTT。

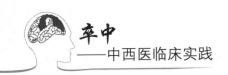

表 4-5-2　糖尿病分型

1.　1 型糖尿病（胰岛 β 细胞破坏导致胰岛素绝对缺乏）
1.1 免疫介导性
1.2 特发性
2.　2 型糖尿病（从主要以胰岛素抵抗为主伴相对胰岛素不足到主要以胰岛素分泌缺陷伴胰岛素抵抗）
3.　其他特殊类型糖尿病
3.1 β 细胞功能的遗传缺陷
3.2 胰岛素作用的遗传缺陷
3.3 胰腺外分泌病变
3.4 内分泌腺病
3.5 药物或化学物诱导
3.6 感染
3.7 免疫介导的罕见类型
3.8 伴糖尿病的其他遗传综合征
4.　妊娠糖尿病（GDM）

三、血脂异常

　　血脂是血浆中的脂类物质的总称，血脂必须与载脂蛋白结合形成脂蛋白才能被运送到组织进行代谢。临床基本检测包括胆固醇（TC）、甘油三酯（TG）、低密度脂蛋白（LDL）、高密度脂蛋白（HDL）。血脂异常作为脂质代谢障碍的表现，属于代谢性疾病，但其对健康的危害是导致动脉粥样硬化。血清TC、LDL升高，HDL降低与心血管病有密切关系。其中LDL是导致动脉粥样硬化的基本因素。LDL通过血管内皮进入血管壁内，在内皮下滞留的LDL被修饰成氧化型LDL（Ox-LDL）。巨噬细胞吞噬Ox-LDL后形成泡沫细胞，不断增多融合构成动脉粥样硬化斑块的脂质核心。由于HDL可将泡沫细胞中的胆固醇转运至肝脏进行分解代谢，故有抗动脉粥样硬化作用。TG升高可能通过影响LDL和HDL的结构而具有致动脉粥样硬化作用，主要见于糖尿病和代谢综合征。

四、绝经后雌激素替代疗法与口服避孕药

　　女性绝经后卵巢功能生理性减退，性激素不足引起器官功能失调及相关健康问题。性激素补充疗法（HRT）是给予绝经后女性适量性激素以解决与激素不足有关的健康问题的方法。其首要适应证是治疗绝经相关症状，如血管舒缩症状、泌尿生殖道萎缩症状、神经精神症状等。对于有完整子宫的女性，在使用雌激素时，应同时使用适量孕激素以保护子

宫内膜；对于已切除子宫的女性，则不必加用孕激素。应用剂量宜低，时间宜短。

使用含有雌激素的口服避孕药以及激素替代疗法可以导致凝血系统以及炎性因子和血脂的相应改变，从而发生血栓事件。1961年报道了首例口服避孕药治疗子宫内膜异位症发生肺动脉栓塞，1962年报道了首例口服避孕药发生局部缺血性卒中，1963报道了首例心肌梗死。使用激素替代疗法的年龄组患血栓性疾病的危险基线至少比口服避孕药的年轻使用者高10倍，且目前没有证实激素替代疗法能有效减少心血管疾病。

五、饮食与营养

饮食营养是影响卒中的主要环境因素之一。从饮食中摄入的总热量、饱和脂肪酸和胆固醇过多以及蔬菜水果摄入不足等增加卒中发生的风险，而合理的饮食可降低卒中风险。中国居民的饮食习惯与西方人差异较大。近年来由于中国社会经济改善，生活水平普遍提高，饮食习惯发生了明显的变化。人们吃动物性食物的比例明显上升，特别是脂肪的摄入量增长较快。脂肪和胆固醇的过多摄入加速了动脉硬化的形成，继而影响心脑血管的正常功能，易导致卒中。食物加工尤其油炸食品时形成的反式脂肪酸可使LDL-C水平上升、HDL-C水平下降，增加卒中危险。中国居民特别是北方人群食盐的摄入量也远高于西方人。食盐量过多使血压升高并促进动脉硬化形成，中国、日本以及欧洲的研究都确认它与卒中的发生密切相关。中医学称高盐高脂饮食为"膏粱厚味"。

六、缺乏体力活动

缺乏体力活动是卒中的确定危险因素。2002年全国抽样调查结果显示我国城市居民（尤其是中青年）普遍缺乏体力活动，经常参加锻炼的人仅占15.1%。规律的体育锻炼对减少心脑血管病大有益处。研究证明，适当的体育活动可以改善心脏功能，增加脑血流量，改善微循环。也可通过降低升高的血压、控制血糖水平和降低体重等控制卒中主要危险因素的作用来起到保护性效应。规律的体育活动还可提高血浆组织型纤溶酶原（t-PA）的活性和HDL-C的水平，并可使血浆纤维蛋白原和血小板活动度降低。中医学将缺乏体力活动归为过逸，认为少动则脾失健运，气机不畅，痰瘀内生，可引发中风。

七、肥胖病

人体具有适当比例的脂肪是满足生理活动所必需的，脂肪具有储能、保暖、缓冲、内分泌调节等作用。肥胖是指体内的脂肪总含量及（或）局部脂肪含量过多，其程度已达到危害健康及（或）能量消耗量减少导致能量正平衡，过剩的能量以脂肪的形式积存于体内。美国临床内分泌医师学会（AACE）/美国内分泌学会（ACE）和美国医学会（AMA）分别于2011年和2013年认可肥胖是一种慢性疾病。评估诊断时，常以体重指数

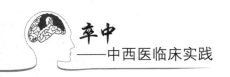

（body mass index，BMI，体重/身高^2）来衡量全身总体脂水平，BMI≥28kg/m^{2}为肥胖，24～27.9 kg/m^{2}为超重；以腰围或腰臀比（WHR）来衡量腹部或向心性肥胖，测定腰围时需两足分开（距离25～30cm）并直立，测量部位在骨性胸廓最下缘与髂嵴最上缘的中点水平面，男性>85cm、女性>80cm为诊断分割点。

肥胖的危害主要在于其相关并发症，包括代谢综合征、糖尿病前期、2型糖尿病、血脂异常、高血压、非酒精性脂肪性肝病、多囊卵巢综合征、睡眠呼吸暂停、骨关节炎、胃食管反流病、残疾/不能运动。明代戴思恭（1324—1405）在《证治要诀》中认为："肥人多有中风病，以其气盛于外而欠于内也。"清代沈金鳌（1717—1776）在《杂病源流犀烛》中讲："肥人多中风。河间曰：人肥则腠理致密而多郁滞，气血难以通利，故多卒中也。"肥胖人群易患心脑血管病，这与肥胖导致高血压、高血脂、高血糖有关。研究显示，腹部肥胖比体重指数增高或均匀性肥胖与卒中的关系更为密切。BMI越高，心血管病、2型糖尿病、全因死亡及致死性卒中风险越高。

超重肥胖者适度、持久减重（3%～5%）能够实现有临床意义的健康益处，且减重幅度越大者获益越大。持续减重可使TG、血糖、糖化血红蛋白下降显现健康获益，并降低2型糖尿病风险；更大幅度地减重可降压，改善LDL-C和HDL-C，减少降压、降糖和调脂药物需求，并进一步降低TG和血糖。

八、饮酒

长期大量饮酒和急性酒精中毒是导致青年人卒中的危险因素，同样在老年人中大量饮酒也是卒中的危险因素。酒精可能通过多种机制导致卒中增加，包括升高血压、导致高凝状态、心律失常、降低脑血流量等。中医学认为"酒为湿热之最"，酒食无度可损伤脾胃，痰湿内生，化热动风，闭窍阻络，导致中风。酒精摄入量对于出血性卒中有直接的剂量相关性，但对于缺血性卒中的相关性目前仍然有争议。红葡萄酒中含有白藜芦醇，具有抗氧化和血管内皮保护作用。法式饮食下的心肌梗死和卒中发病率较低的主要原因可能是以红葡萄酒佐餐。但目前不主张通过每日少量饮酒来预防卒中。如果饮酒，男性酒精摄入量应<25g/d，女性<15g/d。折算成饮酒量，男性白酒（39度）不应超过80ml/d，葡萄酒不应超过200ml/d，啤酒不应超过600ml/d。

九、无症状颈动脉狭窄

国外研究发现，65岁以上人群中有7%～10%的男性和5%～7%的女性颈动脉狭窄大于50%。北美症状性颈动脉狭窄内膜切除试验的研究数据表明，在狭窄程度为60%～99%的人群中经5年以上观察卒中年发病率为3.2%。同侧卒中年发病危险在狭窄60%～74%的患者中为3.0%，狭窄程度在75%～94%的患者中上升为3.7%，而狭窄95%～99%的患者中则降为2.9%，颈动脉完全闭塞的患者中仅为1.9%。渐进发生的颅内动脉狭窄往往能够诱导机体建立充分的侧支循环来代偿。在这种情况下，即使血管完全闭塞也可能没有临床症状，或仅出现轻微的缺血症状。但如果动脉粥样硬化发展速度很快，血管在较短时间内闭塞或局部血栓形成，则临床上往往导致一次严重的缺血事件。

无症状颈动脉狭窄者一般不采用手术治疗或血管内介入治疗，而是首选阿司匹林等抗血小板药物或他汀类药物治疗。重度颈动脉狭窄（＞70%）者，可以有选择地实施颈动脉内膜剥脱术（CEA）或血管成形及支架置入术（CAS），可能能够降低脑卒中发生率。

十、高同型半胱氨酸血症

1965年1位9岁爱尔兰裔女孩因智力障碍就诊于麻省总医院。检查发现她同时存在视力障碍和同型半胱氨酸尿症。而在此32年前患者的舅舅于8岁时就遭遇了相似的问题而死亡。尸检显示，男患者死于颈动脉粥样硬化所致的脑梗死。美国哈佛大学的McCully经过研究于1969年首次描述了同型半胱氨酸尿症患者的血管病变特征，指出氨基酸代谢紊乱导致了心脑血管疾病，至1995年出版了论述同型半胱氨酸（Hcy）的专著《心脏革命》。由于血叶酸、同型半胱氨酸水平与神经管畸形相关，美国从1998年1月起在面粉、大米等谷物中强制添加叶酸。2006年AHA/ASA将高同型半胱氨酸血症（HHcy）列为卒中的危险因素，并重新界定血同型半胱氨酸≥10μmol/L为高同型半胱氨酸血症。2008年我国的胡大一首次提出将伴有高同型半胱氨酸血症的高血压定义为H型高血压。

同型半胱氨酸是甲硫氨酸的中间代谢产物，在体内由甲硫氨酸转甲基后生成。同型半胱氨酸在胱硫醚缩合酶（CBS）和胱硫醚酶的催化和维生素B_6的参与下生成半胱氨酸，或经巯基氧化结合生成高胱氨酸；还可在甲硫氨酸合成酶（MS）的催化和叶酸、维生素B_{12}的参与下再甲基化重新合成甲硫氨酸，须有N5-甲基四氢叶酸作为甲基供体。后者是四氢叶酸经5,10-甲烯四氢叶酸还原酶（MTHFR）催化产生的。补充维生素B_6、维生素B_{12}、叶酸可降低血中同型半胱氨酸水平，但目前发现这并未降低血管事件的发生和卒中的复发。

十一、代谢综合征

Reaven于1988年首次提出代谢综合征，WHO于1999年将其完善。其特征性因素包括腹型肥胖、血脂异常、血压升高、胰岛素抵抗（伴或不伴糖耐量异常）等。胰岛素抵抗是其主要的病理基础，故又被称为胰岛素抵抗综合征。该综合征聚集了多种心脑血管病的危险因素，这些因素直接促进动脉粥样硬化性疾病，也增加发生2型糖尿病的危险。

中国人群代谢综合征标准（2007年）是：具备以下的三项或更多者判定为代谢综合征：①腹部肥胖：腰围男性＞90cm，女性＞85cm；②血甘油三酯（TG）≥1.70mmol/L；③血HDL-C≤1.04mmol/L；④血压≥130/85mmHg或有高血压病史；⑤空腹血糖

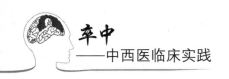

≥6.1mmol/L或糖负荷后2小时血糖≥7.8mmol/L或有糖尿病史。

对代谢综合征的治疗目标在于：①控制其病因（如肥胖、体力活动过少）；②治疗与之同时存在的非脂质和脂质危险因素。

十二、药物滥用

药物滥用一般是指违背了公认的医疗用途和社会规范而使用任何一种药物，临床所见往往是自行给药，因而对用药者自身健康和社会都会造成一定损害。可卡因和苯丙胺等的应用是导致脑出血的一个重要因素。药物引起脑出血有的在使用药物后短期内发生，有的在很长一段时间后才发生。引起急性血压增高、血管痉挛的药物可在短期内发生出血，造成微动脉瘤者也可在短期内发生脑出血。引起血管炎、血小板减少、出血倾向，或肝炎、肾病者发生脑出血则在使用药物较长时间以后。对卒中而言主要有四类药物：①苯丙胺类：安非他明、甲基安非他明（冰毒）、亚甲二氧基甲基苯丙胺（MDMA，摇头丸）、麻黄碱、去甲麻黄碱；②吗啡类：海洛因（二乙酰吗啡）、镇痛新（喷他佐辛）；③可卡因类：可卡因（古柯碱）；④苯环己哌啶类：苯环己哌啶（普斯普剂，PCP）。对于年轻的卒中者，应系统询问药物使用史。

十三、阻塞性睡眠呼吸障碍

睡眠呼吸暂停低通气综合征（SAHS）是指由于睡眠期间咽部肌肉塌陷堵塞气道，反复出现呼吸暂停或口鼻气流量明显降低，临床上主要表现为睡眠打鼾，频繁发生呼吸暂停的现象。可分为阻塞性、中枢性和混合性三型，以阻塞性睡眠呼吸暂停低通气综合征（OSAHS）最为常见，占SAHS的80%～90%，是顽固性高血压的重要原因之一；至少30%的高血压患者合并OSAHS，而OSAHS患者中高血压发生率高达50%～80%，远远高于普通人群的11%～12%。其诊断标准为每晚7小时睡眠中，呼吸暂停及低通气反复发作在30次以上和（或）呼吸暂停低通气指数（AHI）≥5次/小时；呼吸暂停是指口鼻气流停止10秒以上；低通气是指呼吸气流降低到基础值的50%以下并伴有血氧饱和度下降超过4%。临床表现为：①夜间打鼾，往往是鼾声-气流停止-喘气-鼾声交替出现，严重者可以憋醒；②睡眠行为异常，可表现为夜间惊叫恐惧、呓语、夜游；②白天嗜睡、头痛、头晕、乏力，严重者可随时入睡。部分患者精神行为异常，注意力不集中、记忆力和判断力下降、痴呆等；④个性变化，烦躁、激动、焦虑；部分患者可出现性欲减退、阳痿；患者多有肥胖、短颈、鼻息肉；鼻甲、扁桃体及悬雍垂肥大；软腭低垂、咽腔狭窄、舌体肥大、下颌后缩及小颌畸形；OSAHS常可引起高血压、心律失常、急性心肌梗死等多种心血管疾病。

多导睡眠监测是诊断OSAHS的"金标准"。呼吸暂停低通气指数（AHI）是指平均每小时呼吸暂停低通气次数。依据AHI和夜间SaO_2值，分为轻、中、重度。轻度：AHI 5～20，最低$SaO_2 \geqslant 86\%$；中度：AHI 21～60，最低$SaO_2 80\% \sim 85\%$；重度：AHI＞60，最低$SaO_2 ＜ 79\%$。

减轻体重和生活方式改变对OSAHS很重要，口腔矫治器对轻、中度OSAHS有效；而中、重度OSAHS往往需用持续正压通气（CPAP）；注意选择合适的降压药物；对有鼻、咽、腭、颌解剖异常的患者可考虑相应的外科手术治疗。

（郭晋斌）

第五章

卒中的发生机制、诊断与评估

第一节　卒中的发生机制

脑血液循环的主要功能是向脑组织输送氧、营养物质和激素、神经递质等，清除脑组织的代谢产物。卒中时由于脑血管形态与功能异常所引起的脑损伤主要分为两类：缺血与出血。缺血是由于血液供应的缺乏导致脑组织缺乏葡萄糖、氧气等物质造成脑损伤；出血是由于颅内血管内血液进入脑组织或血管外间隙，通过物理（如切断脑内联系通路或造成局部或全脑受压）和（或）化学（如释放的生化物质）机制造成脑损伤。

一、缺血

1. 脑缺血的发生机制　梗死（infarct）是由于血管阻塞引起的组织坏死。脑缺血主要有三种机制：（原位）血栓形成、（外来）栓塞、（系统性）低灌注。Caplan形象地将其理解为我们的供水系统，当供水管道管壁本身锈蚀导致管道阻塞时就相当于原位血栓形成，当供水管道系统内存在其他杂物被水流冲刷至管道的某些部位导致管道阻塞时就相当于外来栓塞，当供水管道系统内压力过低时就相当于系统性低灌注。不论何种机制，造成的后果都是我们打开水龙头但没有足够的水流出来，那么应对的策略也就不同。

（1）原位血栓形成：血栓形成（thrombosis）是指血液在心脏或血管腔内发生凝固或血液中的某些成分直接黏集，形成固体质块。血栓形成中最常见的血管病变类型为动脉粥样硬化，主要累及颅内外大动脉。在中国人群中，颅内动脉的动脉粥样硬化病变较颅外动脉严重。其他罕见的原因包括：纤维肌发育不良（内膜与中膜过度增生影响血管收缩与管腔大小）、血管炎（烟雾病及巨细胞动脉炎等）、动脉夹层（通常会有管腔内血栓阻塞管腔）、斑块内出血（导致管腔急性或慢性狭窄或闭塞）、局部血管收缩或舒张（改变局部血流速度造成血栓形成）等。

（2）外来栓塞：栓塞（embolism）是在循环血液中出现的不溶于血液的异常物质随

血液流动阻塞血管管腔。脉管系统中其他部位的栓子随血液循环移动到动脉某处堵塞管腔产生栓塞事件。持续时间长短不一，直至栓子脱落随血流至血管远端。栓子来源于脉管系统近心端，最常见于心脏，如心脏瓣膜、心房或心室内的血凝块或肿瘤，引发较严重的栓塞事件；其次是大动脉（主动脉弓、颈部动脉等），血凝块、聚集的血小板及近心端动脉管壁脱落的斑块碎片，引发动脉-动脉栓塞事件；静脉系统的血栓（如下肢深静脉血栓）常在心脏存在如房间隔缺损或卵圆孔未闭等左右心脏异常通道时，引发反常栓塞事件；其他罕见的栓子如空气、脂肪、细菌、肿瘤细胞、注射药物中的杂质等也可引发栓塞事件。

栓子常停止于颅内血管的分叉处或其他管腔的自然狭窄部位，与血流量相关。常见于颈内动脉系统，其中大脑中动脉多见，特别是上部分支。栓塞事件发生发展较快，往往没有时间建立侧支循环，故梗死明显，常见出血性梗死。当栓子破碎或溶解移向远端血管时，血流恢复。如缺血持续时间较短可使症状完全（如TIA）或部分缓解（如脑梗死），如缺血持续时间较长则缺血坏死的血管壁在血压作用下发生出血。由于脑动脉供血区的分水岭区域无法清除微小栓子，故微小栓子可最终停留在分水岭区域引起分水岭梗死。

（3）系统性低灌注：全身的灌注压下降可导致颅内的血流减少。最常见原因为心脏泵衰竭（心肌梗死或严重心律失常）和低血压（血容量绝对或相对不足）。脑损伤常发生在脑动脉供血区的分水岭区域。当脑动脉存在狭窄时，更易发生低灌注（hypoperfusion）损害。典型病例发生于颈内动脉严重狭窄或闭塞伴全身血压降低时，也可源于栓塞。

血液正常流动的状态是层流。红细胞与白细胞在血流的中轴，其外是血小板，最外层是血浆带，将血细胞与血管壁隔绝。血液中存在相互拮抗的凝血系统和纤维蛋白溶解系统，两者的动态平衡，保证了血液的潜在可凝固性和血液的流体状态。当血流缓慢或有涡流时，血小板与血管壁接触的机会增大；各种因素使凝血因子激活，增加血液凝固性；血管内膜损伤暴露出内皮下胶原是血栓形成的前提。血小板黏附于内膜裸露的胶原而被激活。激活的血小板释放出二磷酸腺苷（ADP）和血栓素A_2，又促进了血小板活化、黏附、释放、黏集。胶原激活凝血因子Ⅻ，Ⅻa又激活因子Ⅺ。因子Ⅺa和Ⅹ分别通过Ca^{2+}而同时连接于血小板黏集提供的大量磷脂表面。因子Ⅹa与Ⅴ、血小板3因子（PF_3）、Ca^{2+}形成凝血酶原复合物，激活因子Ⅱ凝血酶原生成凝血酶（Ⅱa），催化纤维蛋白原的分解，使每一分子纤维蛋白从N-端脱下四段小肽转变成纤维蛋白单体。纤维蛋白单体互相连接，在Ⅻa作用下形成纤维蛋白多聚体（纤维素）。纤维素与内皮下的纤维连接蛋白共同使黏集的血小板牢固地黏附于受损内膜表面，形成血小板血栓（白色血栓）。血小板呈珊瑚状网罗其他血细胞形成凝块，血小板中的收缩蛋白收缩使血凝块回缩而固化血栓。这常见于血流较快的部位，如心室、动脉。在血管腔闭塞后形成的红色血栓则是血液直接凝固的结果。由凝血因子Ⅲ与Ⅶ组成复合物，在Ca^{2+}存在的情况下激活Ⅹ。此后的过程与前述相同。动脉瘤内的血栓可以表现为以血小板为主的灰白色结构和以红细胞为主的红褐色结构

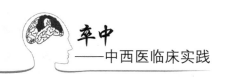

相间的层状混合血栓。三种机制的最终结果是动脉内血栓形成，包括原位形成的白色血栓和因管腔阻塞后延续的红色血栓或因血流缓慢形成的红色血栓。血栓可溶解，引发栓塞或机化。

2. 脑组织的缺血性损害　上述三种机制均可造成脑组织的缺血性损害。短暂性的脑组织损伤称为短暂性缺血发作（transient ischemic attack，TIA），永久性的脑组织损伤称为脑梗死（cerebral infarct，CI）。脑组织损伤的程度和范围取决于脑动脉闭塞的部位和持续时间、脑动脉狭窄的部位和程度以及侧支循环的代偿能力、脑组织对缺血的耐受能力。近几十年来，我们已经知道脑组织在缺血状态下生存时间比传统想象的要长得多。

脑组织几乎没有能量储存和氧储存，完全依赖于血液提供氧和葡萄糖进行有氧代谢产生能量来保证生理所需。人脑每分钟需要大约500ml氧气和75～100mg葡萄糖，以使葡萄糖在脑细胞内被氧化为二氧化碳和水，将二磷酸腺苷（ADP）转化为三磷酸腺苷（ATP），供应脑维持正常功能所需的能量。脑血流量（CBF）是单位时间内流经脑组织的血流量，通常为每分钟每100g脑组织50ml，正常情况下与年龄、觉醒程度、脑的兴奋程度有关。脑灰质的血流量是脑白质的4倍，大脑皮质血液供应最丰富，其次为基底节和小脑皮质。脑重量约1500g，占体重的2%～3%，但耗氧量却占机体总耗氧量的20%～30%，葡萄糖耗量占全身总耗量的17%。脑组织对缺血、缺氧极其敏感，尤其是灰质。一旦血糖或血氧饱和度过低，则会使脑组织缺乏能量供给，血压、血容量、血黏度也会影响脑组织的血液供应。

脑灌注压（CPP）等于平均动脉压（MABP）与颅内压（ICP）的差值。脑灌注减少时，可通过血管自动调节机制和脑摄取氧增加来代偿。当局部脑灌注压减少或增加时，毛细血管前的阻力血管可反应性扩张或收缩来维持恒定的局部CBF。当CBF下降至正常的50%～65%时，无氧糖酵解增加，脑组织乳酸和氢离子浓度升高。若持续时间长则脑组织易发生继发性损害。当CBF下降至正常的40%～50%或18～25ml/（100g·min）时，出现脑电功能衰竭、兴奋性氨基酸释放、早期脑水肿等改变。当CBF下降至正常的20%～30%或10～12ml/（100g·min）时，出现跨膜离子泵衰竭。糖酵解停止，高能磷酸化合物完全降解，细胞内外离子梯度无法维持，神经元无法存活。钾离子外流，钙离子内流，细胞内钙超载导致细胞膜跨膜转运能力下降，线粒体功能衰竭；氧气减少使氧自由基生成，导致细胞中的脂肪酸过氧化，同时葡萄糖无氧酵解引起乳酸酸中毒；兴奋性神经递质谷氨酸活性提高，使钠、钙、氯离子及水分子流入细胞内，导致细胞水肿。继发的脑水肿会在梗死后数小时至数天内发生、发展和消退，严重的脑水肿会持续数周，并有可能引发脑疝。缺血尚可启动细胞的程序化死亡——细胞凋亡。

急性脑梗死病灶由中心坏死区和周围的缺血半暗带（ischemic penumbra）组成。中心坏死区因严重而完全的缺血使脑组织坏死，缺血半暗带内因侧支循环的存在使脑组织的损伤保持可逆性，如血流恢复则可存活。血栓栓塞后48小时内约有1/3出现了自发性再灌流，1周后约增加到1/2。脑血流重建后可发生再灌注损伤（reperfusion damage）。自由基的过度产生及瀑布式自由基链式反应、神经细胞内钙超载、兴奋性氨基酸的细胞毒性作用及酸中毒等导致了再灌注损伤。目前急性脑梗死的临床治疗观念认为超早期治疗的关键之一是挽救缺血半暗带，采取脑保护措施减轻再灌注损伤。

急性缺血时大脑皮质可发生出血性梗死，白质易发生缺血性梗死。脑梗死后1～6小时，病变脑组织变化不明显，可见部分血管内皮细胞、神经元及星形胶质细胞肿胀，线粒体肿胀空化。6～24小时可见缺血的脑组织苍白伴轻度肿胀，神经元、胶质细胞及内皮细胞明显缺血。24～48小时可见大量神经元脱失，胶质细胞坏死，中性粒细胞、淋巴细胞及巨噬细胞浸润，脑组织明显水肿。3日～3周可见缺血脑组织液化变软。3～4周后坏死脑组织被逐渐清除，小病灶形成胶质瘢痕，大病灶形成中风囊。

二、出血

根据血液异常出现的部位，颅内出血分为脑出血（intracerebral hemorrhage，ICH）、蛛网膜下腔出血（subarachnoid hemorrhage，SAH）、硬膜下出血（subdural hematoma）、硬膜外出血（epidural hematoma）。其中，非外伤性的脑出血和蛛网膜下腔出血归属于卒中，因外伤引起者不归属于卒中。硬膜下出血、硬膜外出血可表现为卒中样疾病，但因病理学改变和最常见病因（往往是外伤引起）不同，不属于卒中。

1. 脑出血　脑出血是指非外伤引起的脑实质或脑室系统内局部血液聚积。血液从血管内进入脑组织。最常见的原因是高血压。长期高血压导致小动脉及微小动脉管壁发生脂质透明变性、纤维素样坏死、微小动脉瘤或微夹层动脉瘤形成。脂质透明变性引起管腔闭塞导致腔隙性梗死。在血压急剧增高的情况下微小动脉瘤破裂或血液渗出，导致脑出血。脑出血的临床表现取决于血肿本身的位置与大小，是否破入脑室或蛛网膜下腔；血肿周围继发的水肿；血肿的占位效应等。血肿中的缩血管物质可促进出血血管的收缩，抑制继续出血，凝血酶则诱发凝血过程，促进凝血。脑出血早期（发病24小时内）因细胞能量代谢障碍导致细胞毒性脑水肿，继之（发病24小时后）则因血-脑屏障（blood-brain barrier，BBB）破坏导致血管源性脑水肿，两种机制常同时存在。细胞毒性脑水肿是细胞缺血缺氧，能量代谢障碍，引起细胞膜上Na^+-K^+-ATP酶和Ca^{2+}-Mg^{2+}-ATP酶活性降低，Na^+、Ca^{2+}滞留于细胞内使渗透压升高，水被动进入细胞内所引起的脑细胞肿胀。血管源性脑水肿是血-脑屏障破坏致通透性增加，水及大分子物质从毛细血管内渗出，积聚于血管周围间隙和脑细胞外间隙所引起的局部脑水肿。影像学显示脑出血后1小时即可出现脑水肿，24小时加重，3～6天达高峰，可持续3～4周。血肿凝固释放的凝血酶具有细胞毒性，并可破坏血-脑屏障，释放过程大约持续2周，与脑水肿过程直接相关。脑出血几天后红细胞崩解，血红蛋白降解产生的铁离子，可加重凝血酶诱导的脑水肿。这与脑出血后2～3周的迟发性脑水肿密切相关。

2. **蛛网膜下腔出血** 蛛网膜下腔出血是指出血进入蛛网膜下腔（脑或脊髓表面的软脑脊膜与蛛网膜之间的腔隙）。最常见于动脉瘤和动静脉畸形，也可见于凝血障碍、外伤、动脉炎等。主要表现是突发剧烈头痛、呕吐、意识障碍，检查有脑膜刺激征阳性，颅脑CT扫描有出血表现，腰穿有均匀一致血性脑脊液。症状的轻重取决于病变的部位、出血量的多少。血小板裂解释放收缩血管的神经递质儿茶酚胺类和5-羟色胺，以及交感神经功能亢进引起早期短暂的局部性脑血管痉挛。红细胞进入蛛网膜下腔后释放出大量的氧合血红蛋白，释放多种物质包括氧自由基、脂质过氧化物、胆红素代谢物、花生四烯酸以及乙酰胆碱等可以引起血管平滑肌持续性收缩、变性，导致了迟发的脑血管痉挛。脑室系统的血液使脑脊液循环受阻导致颅内压急性增高，急性脑室扩张。蛛网膜颗粒被闭塞，脑脊液吸收障碍可导致继发正常颅压脑积水。

3. **硬膜下出血与硬膜外出血** 两者通常由头部外伤引起，两者均可导致脑组织受压和颅内压增高。

硬膜下出血多为静脉、小动脉或由大脑向上矢状窦汇入的桥静脉撕裂出血，常为减速性头颅外伤所致，无颅骨骨折或骨折仅位于暴力部位，常与脑挫裂伤并存。血肿位于硬膜与蛛网膜之间，两者结合不紧密，故血肿范围较广，多呈新月形或半月形。急性者症状重且迅速恶化，持续性昏迷，局灶性症状与颅内压增高出现早，较早出现脑疝和去大脑强直。慢性者有轻微头外伤史，约3周以后逐渐出现颅内压增高。硬膜下血肿吸收后可形成硬膜下积液（subdural fluid accumulation），也可能为外伤后蛛网膜颗粒撕裂，形成活瓣，脑脊液进入硬膜下腔不能回流而形成积液。急性者CT示颅骨内板下新月形高密度影，MRI在T1WI呈等信号，T2WI呈低信号。亚急性期和慢性期CT可表现为高、等、低或混杂密度，MRI在T1WI、T2WI均呈高信号。

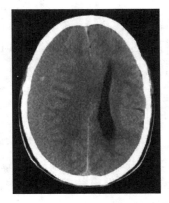 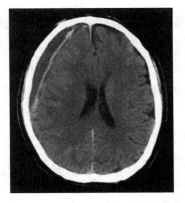

图 5-1-1　CT 示硬膜下出血亚急性期　　　**图 5-1-2　CT 示硬膜下出血慢性期**

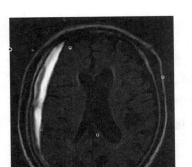
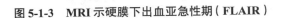

图 5-1-3　MRI 示硬膜下出血亚急性期（FLAIR）

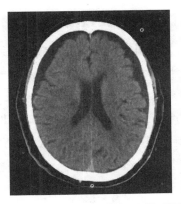

图 5-1-4　CT 示双侧额部硬膜下积液

　　硬膜外出血多发生于头颅直接损伤部位，常为加速性头颅外伤所致，以动脉性出血为主，最常见于脑膜中动脉，损伤局部多有骨折，骨折线常越过脑膜中动脉或其分支，也可由静脉窦损伤出血或骨折处板障静脉出血所致。出血速度相对较快，血肿可在几小时至几天内于颅骨和硬脑膜之间形成。因硬脑膜与颅骨粘连紧密，故血肿范围局限形成双凸透镜形。头颅外伤后存在中间清醒期提示硬膜外血肿。可因占位效应使中线结构移位，压迫邻近脑组织、脑血管可出现脑水肿、脑梗死。CT表现为边界锐利的颅骨内板下双凸透镜形均匀高密度区，除非骨折超越颅缝，血肿一般不超越颅缝。密度不均匀的血肿，早期与血清溢出、脑脊液或气体进入有关，后期与血块溶解有关。血块完全液化时血肿成为低密度。CT骨窗可显示骨折。MRI在血肿急性期T1WI呈等信号，T2WI呈低信号，亚急性期和慢性期均呈高信号。

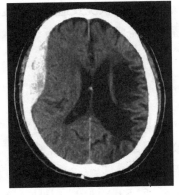

图 5-1-5　CT 示硬膜外出血急性期

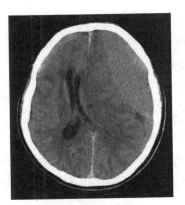

图 5-1-6　CT 示硬膜外出血亚急性期

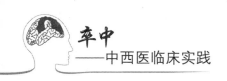

三、发病机制的复杂性

分析发病机制对于治疗措施和二级预防的选择是至关重要的。根据临床特点判断脑卒中患者是因何种机制为主发病，有助于治疗个体化，比如紧急静脉溶栓治疗的选择、分水岭脑梗死患者纠正血流动力学因素等。但脑血管事件的发生有时是几种机制共同作用或协同作用的结果。在具体病例分析时有时可能难以将脑血管事件的发生绝对归结于某一种特定的机制。蛛网膜下腔出血时，血管痉挛可能引起局灶性脑缺血。动脉瘤内可以形成栓子，栓子脱落并栓塞远端动脉引起脑栓塞，而不仅仅引起脑出血或蛛网膜下腔出血。动脉粥样硬化性颈动脉病变可以以不同方式导致脑缺血，如狭窄引起动脉远端血流减少以及很小的溃疡部位的血栓形成，或粥样硬化性动脉-动脉栓塞，或原位血栓破碎进入远端血管发生动脉-动脉栓塞。这从另一个方面既说明了脑卒中的临床复杂性，临床医师在许多情况下面临着脑卒中本身或与其他疾病的矛盾性的艰难选择，也说明了临床进行详细评估和综合治疗的必要性。

（郭晋斌）

第二节　卒中的诊断与评估

当临床面对疑似卒中患者时，医师需要通过病史和体征、影像学检查、实验室检查等来进行诊断和评估。当确定卒中的诊断后，临床需要搞清楚的问题包括：临床诊断是缺血还是出血；卒中所造成的脑功能缺损的程度及合并与并发的临床问题；临床分型、病因诊断及所应采取的治疗与预防措施；患者残损、残疾、残障的状况及适合的康复治疗措施；患者可能的结局如何等。在卒中的演变和治疗过程中，需要不断地进行评估，来确定患者需要帮助解决的问题。

一、疑似卒中的筛选

"时间就是大脑（time is brain）"，公众和紧急医疗救援体系（EMSS）都需要及时识别卒中患者，为卒中患者争取救治的时间。对公众而言，需要了解卒中的常见表现，对于急救人员，则需要使用可靠性高、操作快捷的卒中识别工具。

面、臂、言语、时间（the face arm speech time，FAST）评分量表是《欧洲缺血性脑卒中和短暂性脑缺血发作的治疗指南》推荐使用的急救评估识别工具。辛辛那提院前卒中识别评分量表（CPSS）（表5-2-1）在2010年版的美国《心脏紧急救治和心肺复苏指南》

中被推荐供院前急救医护人员使用。急诊卒中识别评分量表（the Recognition of Stroke in the Emergency Room Scale，ROSIER）（表5-2-2）是Nor研究组对英国纽卡斯尔地区大量卒中病例经临床实践和统计分析后于2005年设计出的用于院前、院内急救和医院分诊的卒中快速识别工具，已被英国国家卒中诊疗策略（UK National Stroke Strategy）推荐供英国急诊医务人员使用。经研究，ROSIER总体上优于CPSS、FAST等工具。

表 5-2-1　辛辛那提院前卒中识别评分量表（CPSS）

面部运动	正常：颜面双侧运动对称
（让患者露齿或微笑）	异常：一侧的颜面运动不如对侧，口角歪斜
上肢活动	正常：上肢轻瘫试验阴性
（让患者举起双臂）	异常：上肢轻瘫试验阳性
言语异常	正常：能如平时一样正确表述，没有迟钝
（让患者复述一句话）	异常：言语模糊、迟钝或表述不正确，或不能言语

　　任意一项为阳性，则定义为阳性，发生卒中的可能性为72%；无异常则定义为阴性。

表 5-2-2　急诊卒中识别评分量表（ROSIER）

评估时间	日期	时间
起病时间	日期	时间
GCS评分	血压	血糖*

*如果血糖<3.5mmol/L立刻诊疗，一旦血糖正常后再次评估

有无意识障碍或昏厥史？	有（−1）	无（0）
有无惊厥病史？	有（−1）	无（0）
有无下列症状急性发作？		
Ⅰ 颜面不对称	有（+1）	无（0）
Ⅱ 一侧上肢乏力	有（+1）	无（0）
Ⅲ 一侧下肢乏力	有（+1）	无（0）
Ⅳ 言语模糊	有（+1）	无（0）
Ⅴ 视野缺损	有（+1）	无（0）
ROSIER总分（−2～+5分）		
临时快速评估卒中可能	是（ ）	否（ ）

　　当ROSIER总分>0分时，定义为阳性，发生卒中的可能性>90%；当总分≤0分时，定义为阴性，发生卒中的可能性小，但不能完全排除。

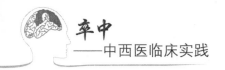
公众也应了解卒中的常见表现，以便于向急救人员描述现场状况。常见的卒中是突然发生的，表现包括：①一侧肢体（伴或不伴面部）无力或麻木；②一侧面部麻木或口角歪斜；③说话不清或理解语言困难；④双眼向一侧凝视；⑤一侧或双眼视力丧失或模糊；⑥眩晕伴呕吐；⑦既往少见的严重头痛、呕吐；⑧意识障碍或抽搐。通过开展针对公众的FAST教育，可以增强公众对卒中常见表现的了解。FAST包括面（face）、臂（arm）、言语（speech）、时间（time），前三项是常见的三方面症状：颜面不对称（面瘫/口角歪斜，face is uneven）、肢体无力（arm is weak）、言语含糊不清（speech is strange），时间则强调紧急医疗意识（time to call 120）。

二、卒中急性期的诊断与评估

1. **急诊的评估**　病史采集时询问症状出现的时间最为重要。症状出现的时间是治疗决策的重要影响因素，但是有相当多的卒中患者无法确定这一时间。其他包括神经症状发生及进展特征，心脑血管病危险因素，用药史、药物滥用、偏头痛、痫性发作、感染、创伤及妊娠史等。进行体格检查时，同步采用美国国立卫生院卒中量表（National Institutes of Health Stroke Scale，NIHSS）等评估脑功能缺损的程度。到达急诊室应尽快完成颅脑CT检查，初步区分缺血和出血。急诊应常规检查患者是否存在尿潴留。

急诊与卒中单元或卒中病房及各科室之间应保持良好衔接。如为缺血，应立即进行急性缺血性卒中的静脉溶栓评估（见本书第七章），符合静脉溶栓条件者由溶栓小组专人负责实施静脉溶栓治疗；符合动脉溶栓条件者，由神经介入医师负责实施动脉溶栓治疗，必要时可采用机械取栓、支架置入等治疗。如为出血，应有神经外科参与，评估是否采用手术治疗。相应的内科问题，可紧急会诊处理。

2. **不同卒中的诊断与鉴别诊断**　《中国急性缺血性脑卒中诊治指南2010》指出急性脑梗死的诊断可根据：①急性起病；②局灶性神经功能缺损，少数为全面神经功能缺损；③症状和体征持续数小时以上；④脑CT或MRI排除脑出血和其他病变；⑤脑CT或MRI有责任梗死病灶。血管原因导致的脑损害几乎总是局灶性的，除非像蛛网膜下腔出血或大面积脑梗死和脑出血那样因引起颅内压升高而导致全脑低灌注。

脑出血的诊断也应符合卒中的基本诊断条件，即：①急性起病；②局灶性神经功能缺损，少数为全面神经功能缺损；③症状和体征持续数小时以上。与脑梗死的不同在于脑出血多伴头痛、呕吐，CT或MRI显示脑出血的部位、大小、占位效应、周围脑组织状况。蛛网膜下腔出血的诊断则主要立足于突然发生的剧烈头痛、呕吐、脑膜刺激征阳性，伴或不伴意识障碍、局灶性神经功能缺损，CT证实脑池和蛛网膜下腔高密度征象或腰椎穿刺检查示压力增高和血性脑脊液。

其他可能的鉴别诊断包括颅内肿瘤、硬膜下出血和脑脓肿等可呈卒中样发病的疾病。

这些疾病可出现偏瘫等局灶性神经功能缺损表现，颅内压增高不明显时易与脑梗死混淆，CT或MRI有助于确诊。对于发病突然、迅速昏迷且局灶性神经功能缺损表现不明显者，应注意与引起昏迷的全身性疾病如中毒（酒精、镇静催眠药物、一氧化碳等）及代谢性疾病（低血糖、肝性脑病、肺性脑病、尿毒症等）鉴别。对于头部有外伤者应与外伤性颅内脑损伤鉴别。影像学检查是最重要的辅助检查，不同卒中的影像学检查表现见本章第三节。对于各类脑卒中，都要严密注意神经功能缺损情况，及时复查颅脑CT等影像学检查，及时复查内环境指标。

三、恢复期与后遗症期的功能分类评估

世界卫生组织《国际功能分类》（ICF）是通用的描述和测量健康的框架，根据在身体、个体、社会3个水平的健康状态所发生的功能变化及出现的异常对健康状态的结果进行了分类。身体水平为残损评定，个体活动水平为残疾评定，社会参与水平为残障评定。评估是为了客观评价脑卒中患者状况，制定合适的康复措施。

1. 残损评定　脑卒中患者身体水平（残损）评定主要是身体功能的评定。可使用NIHSS、简化Fugl-Meyer（Fugl-Meyer Assessment of Motor Function，FMA）等来进行评定。1989年，Thmos等为了急性脑卒中的治疗研究，设计了一个15个项目的神经功能检查表，它从三个量表[多伦多卒中量表（Toronto Stroke Scale），Oxbury初始严重程度量表（Oxbury Initial Severity Scale），辛辛那提卒中量表（Cincinnati Stroke Scale）]中选取有意义的项目组成一个量表，包含每个主要脑动脉病变可能出现的神经系统检查项目（如视野评测大脑后动脉梗死），增加了从爱丁堡昏迷量表-2（创建于1583年的大不列颠爱丁堡大学神经外科，1973年报道，1978年修订为第2版，Edinburgh-2昏迷量表）中选取的两个项目来补充精神状态检查。NIHSS是一个省时方便、可信有效且内容较全面的综合性脑卒中量表，适用于各种脑卒中类型（表5-2-3）。但在急性期不敏感的项目较多，不能对细微复杂的神经功能变化做出反应。采用NIHSS评分时应注意记录患者的第一个反应，即使后面的反应可能更好；只记录患者做到的，而不是评价者认为患者能够做到的；边检查边记录，尽量避免诱导患者；对于无法评价的项目，记录评分为"9"，计算机统计学处理时将按缺省值处理；多次随访评价应注意保持同一评价标准。对于1a项小于3分的患者，应对各项逐个进行评定，只有当患者对任何有害刺激（摩擦胸骨、压眶等）完全没有反应，仅有反射活动时，1a项才评为3分。如1a为3分，则其他项目应评定为：1b意识水平提问2分；1c意识水平指令2分；2凝视根据是否能被头眼反射克服评定，如能被头眼反射克服评1分，如不能则评2分；3视野运用视威胁进行评定；4面瘫评3分；5、6肢体运动每个肢体给4分；7共济运动只有在存在共济失调时才能给予评分，如患者肌力下降无法完成指鼻、跟膝胫等检查评0分；8感觉评2分；9语言评3分；10构音障碍评2分；11忽视评2分，因昏迷意味着失去了所

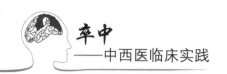

有认知能力。按表（5-2-3）评分记录结果。不要更改记分，记分反映的是患者实际情况，而不是医生认为患者应该是什么情况。快速检查同时记录结果。除非必要的指点，不要训练患者（如反复要求患者做某种努力）。如部分项目未评定，应在表格中详细说明。未评定的项目应通过监视录像回顾研究，并与检查者共同探讨。瑞典学者Fugl-Meyer根据Brunnstrom的偏瘫恢复六阶段理论设计了定量化的Fugl-Meyer评价法（表5-2-4）。Fugl-Meyer评价法包括运动、感觉、平衡、被动关节活动度，比较详细地对脑卒中患者的肢体功能进行定量评定，结果较确切，可反映异常运动模式的变化和卒中患者恢复过程中各种因素的相互作用，但评定项目较多，临床操作较复杂，需患者积极合作。其中，运动功能部分以简化Fugl-Meyer运动功能评定（表5-2-5）最常用。简化Fugl-Meyer运动功能积分的分级标准和临床意义为：运动积分<50分为Ⅰ级，患肢严重运动障碍；运动积分50～84分为Ⅱ级，患肢明显运动障碍；运动积分85～95分为Ⅲ级，患肢中度运动障碍；运动积分96～99分为Ⅳ级，患肢轻度运动障碍（表5-2-6至表5-2-8）。

2. 残疾评定　脑卒中患者个体活动水平（残疾）评定主要是日常生活活动能力（activities of daily living，ADL）的评定。ADL评定是康复结局评定的核心，Dearier于1945年提出这一概念，在20世纪70年代后，随着现代医学观念从只注意器官损伤后的躯体表现和功能丧失转变为注重患者的整体能力的残疾，ADL作为个体能力的评估方法被很快发展起来。ADL包括基本日常生活活动能力（basical activities of daily living，BADL）和工具性日常生活活动能力（instrumental activities of daily living，IADL）。BADL是指进食、洗澡、修饰等方面的活动。Barthel指数是目前应用最广、效度和信度俱佳的残疾量表，但对脑卒中患者BADL的细微变化无法反映（表5-2-9）。IADL是指做饭、购物、打电话、室外活动、娱乐和使用交通工具等方面的活动。功能独立性评定（functional independence measure，FIM）从20世纪80年代在美国开始使用，目前在许多国家得到广泛应用，其信度、效度均可靠（表5-2-10）。可用于确定康复需求、预测康复结局、选择治疗方案、评定康复效率。FIM共18个项目，分为6个方面，其中4个方面的13个项目反映运动功能，两个方面的5个项目反映认知功能。

3. 残障评定　脑卒中患者社会参与水平（残障）评定受当地文化背景、社会制度、经济体制、宗教信仰和被评定者年龄、性别等因素影响，故评定较困难。Rankin量表是Rankin于1975年设计的用于脑卒中结局测量研究的较少的几个残障评定量表中最著名的一个，但其最开始采用的是残疾而不是残障这一词汇。它针对独立生活水平应用5级评定。1988年，Warlow为了UK-TIA研究（United Kingdom Transient Ischaemic Attack study，英国短暂性脑缺血发作研究）结合失语和认知的内容对其做了修改。常用的Rankin量表（表5-2-11）经过多次修订，最终版本称为牛津残障量表（Oxford Handicap Scale，OHS）（表5-2-12）。Rankin量表是具有残疾指征的全面的机能健康指数，是描述整个机能健康水平的有效工具，是简便的、信度高的功能结局评价。

表 5-2-3　美国国立卫生院卒中量表（National Institutes of Health Stroke Scale，NIHSS）

检查项目	评分标准
1a. 意识水平 即使不能全面评价（如气管插管、语言障碍、气管创伤、绷带包扎等），检查者也必须选择1个反应。只在患者对有害刺激无反应时（不是反射），方记录3分。	0=清醒，反应敏锐 1=嗜睡，最小刺激能唤醒患者完成指令、回答问题或有反应 2=昏睡或反应迟钝，需要强烈反复刺激或疼痛刺激才能有非固定模式的反应 3=仅有反射活动或自发反应，或完全没反应、软瘫、无反应
1b. 意识水平提问 （仅对最初回答评分，检查者不要提示）询问月份，年龄。回答必须正确，不能大致正常。失语和昏迷者不能理解问题记2分，患者因气管插管、气管创伤、严重构音障碍、语言障碍或其他任何原因不能说话者（非失语所致）记1分。	0=都正确 1=正确回答一个 2=两个都不正确或不能说
1c. 意识水平指令 要求睁眼、闭眼，非瘫痪手握拳、张手。若双手不能检查，用另一个指令（伸舌）。仅对最初的反应评分，有明确努力但未完成也给评分。若对指令无反应，用动作示意，然后记录评分。对创伤、截肢或其他生理缺陷者，应给予一个适宜的指令。	0=都正确 1=正确完成一个 2=都不正确
2. 凝视 只测试水平眼球运动。对自主或反射性（眼头）眼球运动记分。若眼球侧视能被自主或反射性活动纠正，记录1分。若为孤立性外周神经麻痹（Ⅲ、Ⅳ、Ⅵ），记1分。在失语患者中，凝视是可测试的。对眼球创伤、绷带包扎、盲人或有视觉或视野疾病的患者，由检查者选择一种反射性运动来测试。建立与眼球的联系，然后从一侧向另一侧运动，偶尔能发现凝视麻痹。	0=正常 1=部分凝视麻痹（单眼或双眼凝视异常，但无被动凝视或完全凝视麻痹） 2=被动凝视或完全凝视麻痹（不能被眼头动作克服）
3. 视野 用手指数或视威胁方法检测上、下象限视野。如果患者能看到侧面的手指，记录正常。如果单眼盲或眼球摘除，检查另一只眼。明确的非对称盲（包括象限盲），记1分。患者全盲（任何原因）记3分，同时刺激双眼。若人濒临死亡记1分，结果用于回答问题11。	0=无视野缺失 1=部分偏盲 2=完全偏盲 3=双侧偏盲（全盲，包括皮质盲）
4. 面瘫 言语指令或动作示意，要求患者示齿、扬眉和闭眼。对反应差或不能理解的患者，根据有害刺激时表情的对称情况评分。有面部创伤/绷带、经口气管插管、胶布或其他物理障碍影响面部检查时，应尽可能移至可评估的状态。	0=正常 1=最小（鼻唇沟变平、微笑时不对称） 2=部分（下面部完全或几乎完全瘫痪，中枢性瘫） 3=完全（单或双侧瘫痪，上下面部缺乏运动，周围性瘫）

续表

检查项目	评分标准
5. 上肢运动 上肢伸展：坐位90°，卧位45°。要求坚持10秒；对失语的患者用语言或动作鼓励，不用有害刺激。评定者可以抬起患者的上肢到要求的位置，鼓励患者坚持。仅评定患侧。（如为截肢或关节融合，则在系统中录入数据为9，解释：5a左上肢，5b右上肢）	0=上肢于要求位置坚持10秒，无下落 1=上肢能抬起，但不能维持10秒，下落时不撞击床或其他支持物 2=能对抗一些重力，但上肢不能达到或维持坐位90°或卧位45°，较快下落到床上 3=不能抗重力，上肢快速下落 4=无运动
6. 下肢运动 下肢卧位抬高30°，坚持5秒；对失语的患者用语言或动作鼓励，不用有害刺激。评定者可以抬起患者的下肢到要求的位置，鼓励患者坚持。仅评定患侧。（如为截肢或关节融合，则在系统中录入数据为9，解释：6a左上肢，6b右上肢）	0=于要求位置坚持5秒，不下落 1=在5秒末下落，不撞击床 2=5秒内较快下落到床上，但可抗重力 3=快速落下，不能抗重力 4=无运动
7. 共济失调 目的是发现双侧小脑病变的迹象。试验时双眼睁开，若有视觉缺损，应确保实验在无缺损视野内进行。双侧指鼻、跟膝胫试验，共济失调与无力明显不呈比例时记分。如患者不能理解或肢体瘫痪不记分。盲人用伸展的上肢摸鼻。（如有共济失调，则解释具体为左右上下肢的哪一肢体：1=是，2=否，如为截肢或关节融合，则在系统中录入数据9）	0=没有共济失调 1=一侧肢体有 2=两侧肢体均有 如有共济失调： 左上肢：1=是，2=否 右上肢：1=是，2=否 左下肢：1=是，2=否 右下肢：1=是，2=否
8. 感觉 用针检查。测试时，用针尖刺激和撤除刺激观察昏迷或失语患者的感觉和表情。只对与卒中有关的感觉缺失评分。偏身感觉丧失者需要精确检查，应测试身体多处部位：上肢（不包括手）、下肢、躯干、面部。严重或完全的感觉缺失，记2分。昏迷或失语者可记1或0分。脑干卒中双侧感觉缺失记2分。无反应及四肢瘫痪者记2分。昏迷患者（1a意识水平=3）记2分。	0=正常，没有感觉缺失 1=轻到中度，患侧针刺感不明显或为钝性或仅有触觉 2=严重到完全感觉缺失，面、上肢、下肢无触觉
9. 语言 命名、阅读测试。要求患者叫出物品名称、读所列的句子（附卡1）。从患者的反应以及一般神经系统检查中对指令的反应判断理解能力。若视觉缺损干扰测试，可让患者识别放在手上的物品，重复和发音。气管插管者手写回答。昏迷患者（1a意识水平=3），3分，给恍惚或不合作者选择一个记分，但3分仅给哑人或一点都不执行指令的人。	0=正常，无失语 1=轻到中度：流利程度和理解能力有一些缺损，但表达无明显受限。 2=严重失语，交流是通过患者破碎的语言表达，听者须推理、询问、猜测，能交换的信息范围有限，检查者感交流困难。 3=哑或完全失语，不能讲或不能理解

检查项目	评分标准
10. 构音障碍 不要告诉患者为什么做测试。读或重复附表上的单词（附卡2）。若患者有严重的失语，评估自发语言时发音的清晰度。 若患者气管插管或其他物理障碍不能讲话，则在系统中录入数据为9。同时注明原因。	0=正常 1=轻到中度，至少有一些发音不清，虽有困难，但能被理解 2=言语不清，不能被理解
11. 忽视症 若患者严重视觉缺失影响双侧视觉的同时检查，皮肤刺激正常，则记分为正常。若患者失语，但确实表现为关注双侧，记分正常。通过检验患者对左右侧同时发生的皮肤感觉和视觉刺激的识别能力来判断患者是否有忽视。把标准图显示给患者，要求他来描述。医生鼓励患者仔细看图，识别图中左右侧的特征。如果患者不能识别一侧图的部分内容，则定为异常。然后，医生请患者闭眼，分别测上或下肢针刺觉来检查双侧皮肤感觉。若患者有一侧感觉忽略则为异常。	0=没有忽视症 1=视、触、听、空间觉或个人的忽视；或对任何一种感觉的双侧同时刺激消失 2=严重的偏身忽视；超过一种形式的偏身忽视；不认识自己的手，只对一侧空间定位

附　卡1：请读出下列句子

知道

下楼梯

回家做饭

在学校复习

发表精彩演讲

附　卡2：请读出下列单词

妈妈　大地

飞机飞机

丝绸

按时开工

吃葡萄不吐葡萄皮

附　标准图1

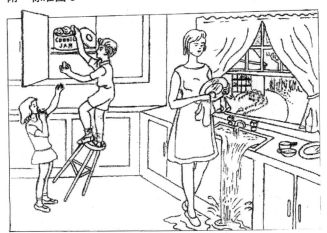

附　标准图2

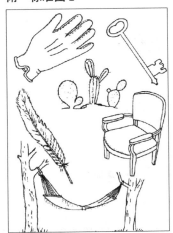

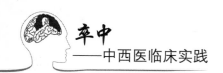

表 5-2-4　Fugl-Meyer 评定积分总表

	运动					平衡总积分	感觉总积分	被动关节活动度		Fugl-Meyer 总积分
	上肢	腕和手	上肢总积分	下肢总积分	总运动积分			运动总积分	疼痛总积分	
最大积分	36	30	66	34	100	14	24	44	44	226

表 5-2-5　简化 Fugl-Meyer 运动功能评定

功能检查	评分标准
上肢　坐位	
1. 上肢反射活动	
（1）肱二头肌腱反射	0分：不能引出反射活动
	2分：能够引出反射活动
（2）肱三头肌腱反射	0分：不能引出反射活动
	2分：能够引出反射活动
2. 屈肌共同运动	
（1）肩关节上提	0分：完全不能进行
	1分：部分完成
	2分：无停顿充分完成
（2）肩关节后缩	0分：完全不能进行
	1分：部分完成
	2分：无停顿充分完成
（3）肩关节外展（至少90°）	0分：完全不能进行
	1分：部分完成
	2分：无停顿充分完成
（4）肩关节外旋	0分：完全不能进行
	1分：部分完成
	2分：无停顿充分完成
（5）肘关节屈曲	0分：完全不能进行
	1分：部分完成
	2分：无停顿充分完成
（6）前臂旋后	0分：完全不能进行
	1分：部分完成
	2分：无停顿充分完成

续表

功能检查	评分标准
3. 伸肌共同运动	
（1）肩关节内收和（或）内旋	0分：完全不能进行
	1分：部分完成
	2分：无停顿充分完成
（2）肘关节伸展	0分：完全不能进行
	1分：部分完成
	2分：无停顿充分完成
（3）前臂旋前	0分：完全不能进行
	1分：部分完成
	2分：无停顿充分完成
4. 伴有共同运动的活动	
（1）手触腰椎	0分：没有明显活动
	1分：手仅越过髂前上棘
	2分：能顺利进行
（2）肩关节屈曲90°	0分：开始时手臂立即外展或肘关节屈曲
（肘关节位0°时）	1分：肩关节外展及肘关节屈曲发生在较晚时间
	2分：能顺利充分完成
（3）肩关节0°位时、肘关节90°前臂旋前、旋后	0分：肘关节不能保持90°或完全不能完成该动作
	1分：肩肘关节正确位时能在移动的范围内主动完成该活动
	2分：完全旋前、旋后，活动自如
5. 分离运动	
（1）肩关节外展90°、肘关节0°位，前臂旋前	0分：一开始肘关节就屈曲、前臂偏离方向不能旋前
	1分：可部分完成或者在活动时肘关节屈曲或前臂不能旋前
	2分：顺利完成
（2）肩关节屈曲90°～180°，肘于0°位、前臂中立位	0分：开始时肘关节屈曲或肩关节外展
	1分：在肩部屈曲时，肘关节屈曲、肩关节外展
	2分：顺利完成

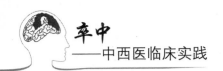

续表

功能检查	评分标准
（3）肩关节屈曲30°～90°，肘关节0°位时前臂旋前旋后	0分：前臂旋前旋后完全不能进行或肩肘位不正确
	1分：能在要求肢位时部分完成旋前旋后
	2分：顺利完成
	（该阶段者要得2分那么在第Ⅴ阶段必须得6分）
6. 反射亢进	
肱二头肌腱反射	0分：至少2～3个反射明显亢进
指屈肌反射	1分：一个反射明显亢进或至少2个反射活跃
肱三头肌腱反射	2分：反射活跃不超过一个并且无反射亢进
腕	
7. 腕稳定性	
（1）肘关节90°，肩关节0°伸腕	0分：患者不能伸腕关节达15°
	1分：可完成伸腕，但不能抗阻
	2分：有些轻微阻力仍可保持伸腕
（2）肘关节90°，肩关节0°时腕关节屈伸	0分：不能随意运动
	1分：患者不能在全关节范围内主动活动腕关节
	2分：能平滑地、不停顿地进行
（3）肘关节0°，肩关节30°伸腕	0分：患者不能伸腕关节达15°
	1分：可完成伸腕，但不能抗阻
	2分：有些轻微阻力仍可保持伸腕
（4）肘关节0°，肩关节30°腕关节屈伸	0分：不能随意运动
	1分：患者不能在全关节范围内主动活动腕关节
	2分：能平滑地、不停顿地进行
（5）腕环行运动	0分：不能进行
	1分：活动费力或不完全
	2分：正常完成
手	
8. 手指	
（1）集团屈曲	0分：不能屈曲
	1分：能屈曲但不充分
	2分：（与健侧比较）能完全主动屈曲

功能检查	评分标准
（2）集团伸展	0分：不能伸
	1分：能够主动伸展手指（能够松开拳）
	2分：能充分地主动伸展
（3）握力1：掌指关节伸展、指间关节屈曲，检测抗阻握力	0分：不能保持要求位置
	1分：握力微弱
	2分：能够抵抗相当大的阻力抓握
（4）握力2：所有关节0位时，拇指内收	0分：不能进行
	1分：能用拇、示指捏住一张纸，但不能抵抗拉力
	2分：可牢牢捏住纸
（5）握力3：患者拇、示指可挟住一支铅笔	0分：不能进行
	1分：能用拇、示指捏住一支铅笔，但不能抵抗拉力
	2分：可牢牢捏住铅笔
（6）握力4：患者能握住一个圆筒物体	0分：不能进行
	1分：能用手握住一个圆筒物体，但不能抵抗拉力
	2分：可牢牢握住圆筒物体
（7）握力5：握球形物体，如网球	0分：不能进行
	1分：能用手握住一个球形物体，但不能抵抗拉力
	2分：可牢牢握住球形物体
9. 协调性与速度：指鼻试验快速进行5次	
（1）震颤	0分：明显震颤
	1分：轻度震颤
	2分：无震颤
（2）辨距不良	0分：明显或不规则辨距不良
	1分：轻度或规则的辨距不良
	2分：无辨距障碍
（3）速度	0分：较健侧慢6秒
	1分：较健侧慢2～5秒
	2分：两侧差别<2秒

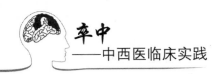

续表

功能检查	评分标准
下肢　仰卧位	
1. 有无反射活动	
（1）跟腱反射	0分：无反射活动
	2分：有反射活动
（2）膝腱反射	0分：无反射活动
	2分：有反射活动
2. 屈肌协同运动	
（1）髋关节屈曲	0分：不能进行
	1分：部分进行
	2分：充分进行
（2）膝关节屈曲	0分：不能进行
	1分：部分进行
	2分：充分进行
（3）踝关节背屈	0分：不能进行
	1分：部分进行
	2分：充分进行
3. 伸肌协同运动	
（1）髋关节伸展	0分：没有运动
	1分：微弱运动
	2分：几乎与对侧相同
（2）髋关节内收	0分：没有运动
	1分：微弱运动
	2分：几乎与对侧相同
（3）膝关节伸展	0分：没有运动
	1分：微弱运动
	2分：几乎与对侧相同
（4）踝关节跖屈	0分：没有运动
	1分：微弱运动
	2分：几乎与对侧相同
下肢　坐位	
4. 伴有协同运动的活动	
（1）膝关节屈曲	0分：无主动运动
	1分：膝关节能从微伸位屈曲，但屈曲＜90°
	2分：屈曲＞90°

续表

功能检查	评分标准
（2）踝关节背屈	0分：不能主动背屈
	1分：主动背屈不完全
	2分：正常背屈

下肢　站位

5. 脱离协同运动的活动

（1）膝关节屈曲	0分：在髋关节伸展位时不能屈膝
	1分：髋关节0° 膝关节能屈曲，但<90°，或进行时髋关节屈曲
	2分：能自如运动
（2）踝关节背屈	0分：不能主动活动
	1分：能部分背屈
	2分：能充分背屈

下肢　仰卧位

6. 反射亢进

查跟腱、膝和膝屈肌三种反射	0分：2～3个明显亢进
	1分：1个反射亢进或至少2个反射活跃
	2分：活跃的反射≤1个且无反射亢进

7. 协调能力和速度（跟-膝-胫试验，快速连续做5次）	
（1）震颤	0分：明显震颤
	1分：轻度震颤
	2分：无震颤
（2）辨距不良	0分：明显或不规则辨距不良
	1分：轻度或规则的辨距不良
	2分：无辨距障碍
（3）速度	0分：较健侧慢6秒
	1分：较健侧慢2～5秒
	2分：两侧差别<2秒

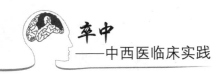

表 5-2-6　Fugl-Meyer 平衡功能评定

平衡测试	评分标准
1. 无支撑坐位	0分：不能保持坐位
	1分：能坐但不多于5分钟
	2分：能坚持坐位5分钟以上
2. 健侧"展翅"反应	0分：肩部无外展，肘关节无伸展
	1分：反应减弱
	2分：正常反应
3. 患侧"展翅"反应	0分：肩部无外展，肘关节无伸展
	1分：反应减弱
	2分：正常反应
4. 支撑站立	0分：不能站立
	1分：需要他人最大的支撑时可站立
	2分：一个人稍给支撑时能站立1分钟
5. 无支撑站立	0分：不能站立
	1分：不能站立1分钟或身体摇晃
	2分：能平衡站立1分钟以上
6. 健侧站立	0分：功能维持1～2秒
	1分：平衡站稳达4～9秒
	2分：平衡站立超过10秒
7. 患侧站立	0分：功能维持1～2秒
	1分：平衡站稳达4～9秒
	2分：平衡站立超过10秒

表 5-2-7　Fugl-Meyer 感觉功能评定

感觉测试		评分标准
轻触觉	1. 上臂	0分：麻木，无感觉
	2. 手掌	1分：感觉过敏或感觉减退
	3. 股部	2分：正常
	4. 足底	
本体感觉	5. 肩部	0分：无感觉
	6. 肘部	1分：4次回答中有3次是正确的，但与健侧比仍有相当的差别
	7. 腕部	2分：所有问答正确，两侧无差别

续表

感觉测试		评分标准
本体感觉	8. 拇指	
	9. 髋关节	
	10. 膝关节	
	11. 踝关节	
	12. 趾关节	

表 5-2-8 Fugl-Meyer 关节活动度及疼痛评定

部位	关节活动	运动分	疼痛分	评分标准
肩关节	屈曲			运动积分
	外展90°			0分：只有几度活动度
	外旋			1分：关节被动活动受限
	内旋			2分：正常关节被动活动度
肘关节	屈曲			
	伸展			疼痛积分
腕关节	屈曲			0分：在关节活动范围内或整个活动
	伸展			过程中疼痛
指关节	屈曲			1分：有些疼痛
	伸展			2分：无疼痛
前臂	旋前			
	旋后			
髋关节	屈曲			
	外展			
	外旋			
	内旋			
膝关节	屈曲			
	外展			
	外旋			
	内旋			
踝关节	背屈			
	伸展			
足	外翻			
	内翻			

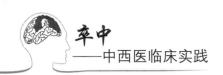
表 5-2-9　Barthel 指数（Barthel Index）

项目	评分标准	说明
大便	0=失禁 5=偶尔失禁 10=能控制	指1周内情况。偶尔指1周内1次。
小便	0=失禁 5=偶尔失禁 10=能控制	指24～48小时情况。偶尔指＜1次/天，插尿管的患者能独立完全管理尿管也给10分。
修饰	0=需帮助 5=独立洗脸、梳头、刷牙、剃须	指24～48小时情况。由看护者提供工具也给5分，如挤好牙膏、准备好水等。
用厕	0=依赖他人 5=需部分帮助 10=自理	5分指能做某些事。10分指患者能自己到厕所及离开。
吃饭	0=依赖他人 5=需部分帮助（如夹菜、盛饭） 10=全面自理	5分指他人夹好菜后患者自己吃。10分指能吃任何正常饮食（不仅是软饭），食物可由他人做或端来。
移动	0=完全依赖，不能坐 5=需大量帮助（2人），能坐 10=需少量帮助（1人）或指导 15=自理	0分指坐不稳，需2个人搀扶。5分指需1个强壮的人或熟练的人或2个人帮助，能站立。15分指能从床到椅子然后回来。
活动（步行）	0=不能动 5=在轮椅上独立活动 10=需一人帮助步行（体力或语言指导） 15=独立步行（可用辅助工具）	10分指需1个未经训练的人帮助，包括监督或看护。15分指在院内、屋内活动，可以借助辅助工具。如使用轮椅，必须能拐弯或自行出门而不需帮助。
穿衣	0=依赖 5=需部分帮助 10=自理（系开纽扣、拉链、穿鞋等）	5分指需他人帮助系扣、拉链等，但患者能独立披上外套。10分指能穿任何衣服。
上楼梯	0=不能 5=需帮助（体力或语言指导） 10=自理	10分指可独立借助辅助工具上楼。
洗澡	0=依赖 5=自理	5分指不用帮助能进出浴室，自己擦洗，淋浴不需帮助或监督，独立完成。

结果判定：

总分100分为完全自理，无需依赖；

总分65～95分为轻度依赖；

总分45～60分为中度依赖；

总分≤40分为重度依赖。

表 5-2-10　功能独立性评定（FIM）

项　目				得　分
运动功能	自理能力	1	进食	
		2	梳洗修饰	
		3	洗澡	
		4	穿脱上身衣物	
		5	穿脱下身衣物	
		6	上厕所	
	括约肌控制	7	膀胱控制（小便管理）	
		8	直肠控制（大便管理）	
	转移能力	9	床-椅-轮椅转移	
		10	厕所转移	
		11	浴室转移	
	行走能力	12	步行/轮椅	
		13	上下楼梯	
	运动功能评分			
认知功能	交流能力	14	理解	
		15	表达	
	社会认知	16	社会交往	
		17	解决问题	
		18	记忆	
	认知功能评分			
FIM总分				

说明：

1. 功能独立性评定标准

（1）独立：活动中不需他人帮助。

1）完全独立（7分）——构成活动的所有作业均能规范、完全地完成，不需修改和辅助设备或用品，并在合理的时间内完成。

2）有条件的独立（6分）——具有下列一项或几项：活动中需要辅助设备；活动需要比正常长的时间；或有安全方面的考虑。

（2）依赖：为了进行活动，患者需要另一个人予以监护或身体的接触性帮助，或者不进行活动。

1）有条件的依赖：患者付出50%或更多的努力，其所需的辅助水平如下：①监护和准备（5分）——患者所需的帮助只限于备用、提示或劝告，帮助者和患者之间没有身体的接触或帮助者仅需要帮助准备必需用品；或帮助带上矫形器。②少量身体接触的帮助（4分）——患者所需的帮助只限于轻轻接触，自己能付出75%或以上的努力。③中度身体接触的帮助（3分）——患者需要中度的帮助，自己能付出50%～75%的努力。

2）完全依赖：患者需要一半以上的帮助或完全依赖他人，否则活动就不能进行。①大量身体接触的帮助（2分）——患者付出的努力<50%，但>25%。②完全依赖（1分）——患者付出的努力<25%。

2. 分数说明

FIM采用7分制，每一项最高7分，最低1分，总分最高为126分（运动功能评分91分，认知功能评分35分），最低

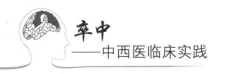
为18分。126分=完全独立；108～125分=基本独立；90～107分=有条件的独立或极轻度依赖；72～89分=轻度依赖；54～71分=中度依赖；36～53分=重度依赖；19～35分=极重度依赖；18分=完全依赖。

3.功能独立性评定细则

（1）进食：将食物准备好并放到餐桌后，患者使用合适的餐具将食物送入口中并进行咀嚼、吞咽（不包括食物准备，例如清洗和准备食物、烹调、备餐、切割食物等。由于使用勺子比筷子简单，因此患者不一定要使用筷子，关键在于尽可能独立完成进食活动）。

7分：可以独立完成进食过程。操作时间合理、安全。在食物已准备好的前提下，患者能在正常的时间内按习惯使用刀、叉、勺等餐具取食物送入口中，用杯子喝饮料，并进行咀嚼、吞咽，活动能安全完成。

6分：患者在进食过程中，需要使用经过改进的餐具或进餐辅助工具，或使用假肢，或进食时间较长，或进餐过程不安全（如呛噎等）。用胃管的患者可以自己独立由胃管进食，并进行胃管护理。

5分：患者在进食时需要他人监护、提示或诱导，或他人帮助切割食物、涂抹、开瓶盖/盒盖、倒水、加汤/饮料，或他人帮助安装支具或矫形器等。

4分：患者能主动完成进食过程的75%以上，仅偶尔需要他人帮助，如将餐具放到患者手中等。

3分：患者能主动完成进食过程的50%～74%，经常需要他人帮助。

2分：患者可主动完成进食过程的25%～49%，可以主动配合他人喂食。

1分：患者仅能主动完成进食过程的25%以下，主要由他人喂食，或鼻饲、肠道外营养。

分解评分：1～4分的评定也可采用分解方式，例如将进食过程分解为夹取食物、送入口中、咀嚼、吞咽4项，每项1分。全部可以实现为5分，1项不能独立完成为4分，2项为3分，3项为2分，4项为1分。以下项目也可以参照类似方式分解。

（2）梳洗修饰：包括刷牙、洗手、洗脸、梳理头发、剃须（男性）或化妆（女性），以及开关水龙头、调节水温、涂布牙膏、开瓶盖等。

7分：患者能在正常的时间内安全地独立完成上述活动。

6分：患者在活动过程中需要使用改造过的梳洗修饰器具或假肢，或活动时间较长，或活动不安全。

5分：患者在活动过程中需要他人监护、提示或诱导，或帮助安装矫形器，或帮助准备梳洗修饰用品。

4分：患者能主动完成梳洗过程的75%以上，仅偶尔需要他人帮助，如将梳洗修饰用品放到患者手中或帮助完成一项梳洗活动。

3分：患者能主动完成梳洗过程的50%～74%，经常需要他人帮助或帮助完成一项以上的梳洗活动。

2分：患者可主动完成梳洗过程的25%～49%，可以主动配合他人完成梳洗活动。

1分：患者仅能主动完成梳洗过程的25%以下，基本由他人完成梳洗活动，不能主动配合。

分解评分：可分解为刷牙、梳头、洗手/脸、剃须或化妆4项，每项1分。

（3）洗澡：包括洗澡的全过程（洗、冲、擦干），洗澡范围为颈部以下，不包括背部，洗澡方式可为盆浴、淋浴或擦浴。如果患者不能行动，但自己可以在床上独立进行擦浴，仍然可以得7分。

7分：患者能在正常的时间内安全地独立完成洗澡的全过程。

6分：患者在活动过程中需要使用辅助工具（如长柄刷等）或假肢、支具、矫形器等，或完成活动时间较长，或活动不安全。

5分：患者在活动过程中需要他人监护、提示或诱导，或帮助安装矫形器，或帮助准备洗澡用品、帮助放水、调节水温等。

4分：患者能主动完成洗澡过程的75%以上，仅偶尔需要他人帮助，如将毛巾放到患者手中，或帮助洗1～2个部位等。

3分：患者能主动完成洗澡过程的50%～74%，经常需要他人帮助或由他人帮助洗2个部位以上。

2分：患者可主动完成洗澡过程的25%～49%，可以主动配合他人完成洗澡活动。

1分：患者仅能主动完成洗澡过程的25%以下，基本由他人完成洗澡活动，不能主动配合。

分解评分：可分解为洗两上肢、两下肢、胸部、臀部和会阴部4项，每项1分。

（4）穿脱上身衣物：包括穿脱腰部以上的衣物和穿脱上肢假肢、矫形器。

7分：患者能在正常的时间内安全地独立从衣柜、抽屉中拿取衣物，完成穿脱内衣、套头衫、前开衫，解结纽扣、开关拉链和穿脱上肢假肢、矫形器。

6分：患者在活动过程中需要使用辅助工具（如纽扣器等）或假肢、矫形器等，或完成活动时间较长，或活动不安全。

5分：患者在活动过程中需要他人监护、提示或诱导，或帮助准备上身/上肢假肢、矫形器，或帮助拿取衣物、准备穿脱衣物品。

4分：患者能主动完成活动过程的75%以上，仅偶尔需要他人帮助，如帮助扣纽扣、拉拉链等。

3分：患者能主动完成活动过程的50%～74%，经常需要他人帮助。

2分：患者可主动完成活动过程的25%～49%，可以主动配合他人完成穿脱衣活动。

1分：患者仅能主动完成活动过程的25%以下，基本由他人完成穿脱衣活动，不能主动配合。

分解评分：可分解为套入上肢、套入头部或胸部、处理纽扣/拉链、处理内衣4项，每项1分。也可参考穿衣的数量和难度评估。

（5）穿脱下身衣物：包括穿脱腰部以下的衣物和穿脱下肢假肢、矫形器。

7分：患者能在正常的时间内安全地独立从衣柜、抽屉中拿取衣物，完成穿脱内裤、外裤、裙子、腰带、鞋袜，解结纽扣、开关拉链和穿脱下肢假肢、矫形器。

6分：患者在活动过程中需要使用辅助工具（如取物器等）或假肢、矫形器等，或完成活动时间较长，或活动不安全。

5分：患者在活动过程中需要他人监护、提示或诱导，或帮助准备下身/下肢假肢、矫形器，或帮助拿取衣物、准备穿脱衣物品。

4分：患者能主动完成活动过程的75%以上，仅偶尔需要他人帮助，如帮助扣纽扣、拉拉链等。

3分：患者能主动完成活动过程的50%～74%，经常需要他人帮助。

2分：患者可主动完成活动过程的25%～49%，可以主动配合他人完成穿脱衣活动。

1分：患者仅能主动完成活动过程的25%以下，基本由他人完成穿脱衣活动，不能主动配合。

分解评分：可分解为套入下肢、套入腰部、处理纽扣/拉链、处理鞋袜4项，每项1分。也可参考穿衣的数量和难度评估。

（6）上厕所：包括阴部卫生处理和如厕前后的衣裤整理。如果大便和小便所需帮助的水平不同，则记录最低分。导尿管处理不属于此项范围。

7分：患者能在正常的时间内用厕，大小便后可独立完成阴部清洁、更换卫生巾（需要时）、穿脱整理衣裤，活动安全。

6分：患者在活动过程中需要使用辅助器具或假肢、矫形器等，或完成活动时间较长，或活动不安全。

5分：患者在活动过程中需要他人监护、提示或诱导，或帮助准备辅助器具（如开卫生巾包装盒等）或如厕物品。

4分：患者能主动完成活动过程的75%以上，仅偶尔需要他人帮助，如帮助保持身体稳定或平衡等。

3分：患者能主动完成活动过程的50%～74%，经常需要他人帮助。

2分：患者可主动完成活动过程的25%～49%，可以主动配合他人完成活动。

1分：患者仅能主动完成活动过程的25%以下，基本由他人完成活动，不能主动配合。

分解评分：可分解为脱裤、取卫生纸或卫生巾、擦拭会阴部、穿裤4项，每项1分，参考完成的时间。

（7）膀胱控制（小便管理）：包括患者能否自主控制排尿，是否需要他人帮助，是否需要借助导尿管或药物帮助排尿及需要他人帮助的程度。评分应考虑需要帮助的程度和尿失禁频率两个方面的内容，尿失禁频率指单位时间发生尿失禁的次数。患者需要帮助的水平和尿失禁的程度一般非常接近，尿失禁频率越高，需要的帮助就越多。但当评分不一致时选择最低得分。

7分：患者能完全自主控制排尿，无尿失禁，无需借助器械和药物。

6分：患者无尿失禁，但需要一些辅助器具（如尿壶、便盆、导尿管、尿垫、尿布、集尿器）或使用药物帮助控制排尿。如果使用辅助器具，患者可独立组装、使用、处理器具（如消毒并插入导尿管；采用膀胱造瘘者必须能够独立处理造瘘口和排尿过程；能独立倒收、装、脱、清洁尿袋）。

5分：患者在小便管理方面需要他人监护、提示或诱导，或由他人准备、清洁排尿器具，或偶尔发生尿失禁，频率少于每月1次。

4分：患者能完成小便管理过程的75%以上，仅偶尔需要他人帮助（如最低限度接触性帮助以维持导尿管、集尿器或膀胱造瘘口等外部装置），或尿失禁频率少于每周1次。

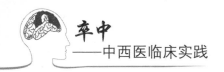
3分：患者能完成小便管理过程的50%～74%，需要中等程度帮助（如接触性帮助以维持外部装置），或尿失禁频率少于每日1次。

2分：患者可完成小便管理过程的25%～49%，或尿失禁频率大于每日1次，但有方法可减少尿失禁。无论是否有导尿管或膀胱造瘘口装置，仍必须戴尿布或其他尿垫类物品。

1分：患者仅能完成小便管理过程的25%以下，或尿失禁频率大于每日1次，任何方法都不能减少尿失禁。无论是否有导尿管或膀胱造瘘口装置，仍必须戴尿布或其他尿垫类物品。

（8）直肠控制（大便管理）：包括患者能否自主控制排便，是否需要他人帮助，是否需要借助器具或药物帮助排便及需要他人帮助的程度。评分应考虑需要帮助的程度和大便失禁频率两个方面的内容，大便失禁频率指单位时间发生大便失禁的次数。患者需要帮助的水平和大便失禁的程度一般非常接近，大便失禁频率越高，需要的帮助就越多。但当评分不一致时选择最低得分。

7分：患者能独立控制排便，无大便失禁，无需借助器械和药物帮助排便。

6分：患者需要便盆、手指刺激，或通便剂、润滑剂、灌肠或其他药物帮助排便。直肠造瘘者可自己处理排便和造瘘口，无需他人帮助。

5分：患者在大便管理方面需要他人监护、提示或诱导，或由他人准备、清洁排便器具，或偶尔发生大便失禁，频率少于每月1次。

4分：患者能完成大便管理过程的75%以上，仅偶尔需要他人帮助（如最低限度接触性帮助以保证排便满意，可使用排便药物或外用器具），或大便失禁频率少于每周1次。

3分：患者能完成大便管理过程的50%～74%，需要中等程度帮助（如接触性帮助以保证排便满意，可使用排便药物或外用器具），或大便失禁频率少于每日1次。

2分：患者可完成大便管理过程的25%～49%，或大便失禁频率大于每日1次，但有方法可减少大便失禁。直肠造瘘者仍然必须使用尿布或其他尿垫类物品。

1分：患者仅能完成大便管理过程的25%以下，或大便失禁频率大于每日1次，任何方法都不能减少大便失禁。直肠造瘘者仍然必须使用尿布或其他尿垫类物品。

（9）床-椅-轮椅转移：包括行走为主的转移和使用轮椅的转移。

7分：行走为主者能独立完成从椅子上坐下、站起和床椅转移的全过程。使用轮椅者能独立完成床椅转移、锁住车闸、抬起脚踏板、打开扶手等。活动能在正常时间内安全地完成。能使用适合的辅助工具或辅助设备，如扶手、滑板、矫形器、拐杖等，并返回原位。

6分：患者在转移过程中需要使用辅助器具（如滑板、提升器、手柄、特殊的椅子、矫形器或拐杖等），或完成活动时间较长，或活动不安全。

5分：患者在转移过程中需要他人监护、提示或诱导，或由他人帮助准备转移所需工具，或帮助锁住车闸、抬起脚踏板、打开扶手等。

4分：患者能主动完成转移活动过程的75%以上，仅偶尔需要他人帮助，如帮助保持身体稳定或平衡等。

3分：患者能主动完成活动过程的50%～74%，经常需要他人帮助。

2分：患者可主动完成活动过程的25%～49%，可以主动配合他人完成转移活动。

1分：患者仅能主动完成活动过程的25%以下，基本由他人完成搬运。

（10）厕所转移：包括行走为主的转移和使用轮椅的转移。

7分：行走为主者能独立进出厕所、坐下至坐便器和从坐便器站起。使用轮椅者能独立进出厕所、锁住车闸、抬起脚踏板、打开扶手、完成轮椅与坐便器之间的转移。活动不需借助辅助工具，能在正常时间内安全地完成。

6分：患者在活动过程中需要使用辅助工具（如滑板、提升器、手柄、特殊的椅子、矫形器或拐杖等），或完成活动时间较长，或活动不安全。

5分：患者在活动过程中需要他人监护、提示或诱导，或由他人帮助准备辅助工具，或帮助锁住车闸、抬起脚踏板、打开扶手等。

4分：患者能主动完成转移活动过程的75%以上，仅偶尔需要他人帮助，如帮助保持身体稳定或平衡等。

3分：患者能主动完成活动过程的50%～74%，经常需要他人帮助。

2分：患者可主动完成活动过程的25%～49%，可以主动配合他人完成转移活动。

1分：患者仅能主动完成活动过程的25%以下，基本由他人完成搬运。

（11）浴室转移：包括行走为主的转移和使用轮椅的转移。

7分：行走为主者能独立进出浴室或淋浴室。使用轮椅者能独立进入浴室、锁住车闸、抬起脚踏板、打开扶手、完成轮椅与浴盆或淋浴室之间的转移。活动不需借助辅助工具，能在正常时间内安全地完成。

6分：患者在活动过程中需要使用辅助工具（如滑板、提升器、手柄、特殊的椅子、矫形器或拐杖等），或完成活动时间较长，或活动不安全。

5分：患者在活动过程中需要他人监护、提示或诱导，或由他人帮助准备辅助工具，或帮助锁住车闸、抬起脚踏板、打开扶手等。

4分：患者能主动完成转移活动过程的75%以上，仅偶尔需要他人帮助，如帮助保持身体稳定或平衡等。

3分：患者能主动完成活动过程的50%～74%，经常需要他人帮助。

2分：患者可主动完成活动过程的25%～49%，可以主动配合他人完成转移活动。

1分：患者仅能主动完成活动过程的25%以下，基本由他人完成搬运。

（12）步行/轮椅：首先应确定患者是步行还是借助轮椅，如既可步行又可使用轮椅，对其主要活动方式进行评分，使用轮椅者最高评分为6分。如治疗后患者活动方式由轮椅变为步行，则应按治疗后活动方式重新评定治疗前得分。

7分：步行者能独立行走50m，不用任何辅助器具，时间合理，活动安全。

6分：步行者在行进50m过程中需要使用辅助工具（如拐杖、下肢假肢或支具、矫形鞋、助行器等）。使用轮椅者能独立操控轮椅（手动或电动）前进50m，能拐弯然，接近椅子、床或坐便器，爬30°的坡度，能在地毯上驱车及越过门槛；或完成活动时间较长，或活动不安全。

5分：有两种评估标准：①患者在步行或使用轮椅行进50m过程中需要监护、提示或诱导；②家庭步行：患者能独立步行17～49m，不需要辅助器具，或独立使用轮椅（手动或电动）行进17～49m，不需要提示，但时间较长，或活动不安全。

4分：患者在行进50m过程中主动用力达75%或以上，仅偶尔需要他人帮助，如步行者给予接触性防护或帮助保持稳定，使用轮椅者帮助转弯或越过门槛等。

3分：患者在行进50m过程中主动用力达50%～74%，经常需要他人帮助。

2分：患者在活动过程中主动用力达25%～49%，行进距离小于50m但大于17m，需要较多接触性帮助。

1分：患者在活动过程中主动用力仅能达25%以下，行进距离小于17m，至少需要2人帮助。

（13）上下楼梯：患者必须能走路才能考虑上下楼梯，包括能否独立上下一层楼（12～14级台阶）及使用辅助器具情况（如拐杖等）和需要帮助的程度。

7分：患者能独立上下12～14级台阶，无需帮助和使用辅助器具，时间合理，活动安全。

6分：患者在上下12～14级台阶过程中需要使用辅助工具（如扶手、拐杖等），或完成活动时间较长，或活动不安全。

5分：有两种评估标准：①患者在上下12～14级台阶过程中需要监护、提示或诱导；②家庭步行：患者可独立上下4～6级台阶（用或不用辅助器具），或上下7～11级台阶，无需监护、提示或诱导，但活动时间较长，或不安全。

4分：患者在上下12～14级台阶过程中主动用力达75%或以上，仅偶尔需要他人帮助，如需要他人帮助保持稳定。

3分：患者在上下12～14级台阶过程中主动用力达50%～74%，经常需要他人帮助。

2分：患者上下楼梯不到7～12级，需要1人帮助。

1分：患者在活动过程中只能上下少于4～6级台阶，至少需要2人帮助。

（14）理解：包括听觉理解（口语）或视觉理解（文字、身体语言、姿势等）。评估患者最常用的交流方式（听或视）。如果两种交流方式同等，则将两种结合评估。

7分：患者能理解复杂和抽象的概念（如时事、家庭财务等），无需帮助和辅助器具。理解口头和书面语言。

6分：患者在理解复杂和抽象的概念方面有轻度的困难，需要较长时间或需要辅助器具（如眼镜、助听器等）。

5分：患者在理解基本日常生活需要信息（如与饮食、睡眠、排泄、卫生等生理需要有关的对话、指示、提问或陈述）方面极少需要帮助（需帮助的时间少于10%），如减慢说话速度、重复、强调、暂停、姿势提示等。

4分：患者在75%～90%的情况下能理解基本日常生活需要信息，偶尔需要他人帮助。

3分：患者在50%～74%的情况下能理解基本日常生活需要信息。

2分：患者在25%～49%的情况下能理解基本日常生活需要信息，只能理解简单、常用的口语表达（如喂、你好）

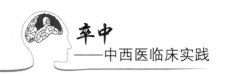

或姿势（如再见、谢谢）。

1分：患者在小于25%的情况下能理解基本日常生活需要信息，或不能理解简单、常用的口语表达（如喂、你好）或姿势（如再见、谢谢），或尽管给予提示仍然不能恰当反应。

（15）表达：包括口语或非口语（包括符号、文字、手势）表达。评估最常用的表达方式（口语/非口语），如果两种都用，则将两种结合评估。

7分：患者能清晰、流利表达复杂和抽象的概念（如时事、家庭财务等），无需帮助和辅助器具。

6分：患者在表达复杂和抽象的概念方面需要较长的时间或需要辅助器具（如扩音设备），或有轻度困难（如轻度构音障碍、轻度找词困难）。

5分：患者能表达基本日常生活需要信息（如与饮食、睡眠、排泄、卫生等生理需要有关的表达），极少需要帮助（需帮助的时间少于10%）。

4分：患者在75%～90%的情况下能表达基本日常生活需要信息，偶尔需要他人帮助。

3分：患者在50%～74%的情况下能表达基本日常生活需要信息。

2分：患者在25%～49%的情况下能表达基本日常生活需要信息。

1分：患者在小于25%的情况下能表达基本日常生活需要信息，或尽管给予提示仍然不能恰当表达。

（16）社会交往：包括在治疗、社交场合适应的能力和与他人（如医务人员、家庭成员、病友、朋友）相处的能力，能否处理个人需求和他人需求，能否接受批评和认识自己的言行对他人的影响，情绪是否稳定（包括有无乱发脾气、喧叫、言语粗鲁、哭笑无常、身体攻击、沉默寡言、昼夜颠倒等现象）。

7分：患者在治疗、社交场合能独立与人交往，无需帮助和药物控制。

6分：患者在治疗、社交场合与他人交往需要较长的时间，或只有在组织好或改良过的环境中才能与人恰当交往，或需要用药物。

5分：患者在社会交往中极少需要帮助，或只有在不熟悉或紧急的情况下才需要帮助（监督、提示或诱导），需要帮助的时间少于10%。

4分：患者在75%～90%的时间能恰当参与社会交往。

3分：患者在50%～74%的时间能恰当参与社会交往。

2分：患者在25%～49%的时间能恰当参与社会交往。

1分：患者在小于25%的时间能恰当参与社会交往。

（17）解决问题：包括复杂的问题（如财务、人际关系等）和日常生活问题。

7分：患者能合理、及时解决财务、人际关系等复杂问题，无需帮助。

6分：患者在解决上述复杂问题时需要较多的时间，或在不熟悉的环境中有轻度困难。

5分：患者基本能解决日常生活常规问题，极少需要帮助，或只有在紧急的情况下才需要帮助，需要帮助的时间少于10%。

4分：患者在75%～90%的时间能解决日常生活常规问题。

3分：患者在50%～74%的时间能解决日常生活常规问题。

2分：患者在25%～49%的时间能解决日常生活常规问题。

1分：患者在小于25%的时间能解决日常生活常规问题，或完全不能有效解决问题。

（18）记忆：是指在医院或社会环境下对日常生活的记忆能力，包括能否认识常见的人、记住日常活动、执行他人的指令等。

7分：患者能够认识常见的人，记住日常活动，执行他人的指令，无需帮助和重复。

6分：患者在不需要重复的前提下对上述问题的记忆有轻度的困难，或需要自我或环境的提示。

5分：患者在认识和记忆方面极少需要帮助，或只有在紧急的情况下才需要帮助（提示、重复），需要帮助的时间少于10%。

4分：患者在75%～90%的时间能认识和记忆。

3分：患者在50%～74%的时间能认识和记忆。

2分：患者在25%～49%的时间能认识和记忆。

1分：患者在小于25%的时间能认识和记忆，或完全不能进行有效的认识和记忆。

表 5-2-11　改良 Rankin 量表（mRS）

分级	定义及描述
0	完全没有症状
1	尽管有症状，但未见明显残疾；能完成所有经常从事的职责和活动
2	轻度残疾，不能完成所有以前能从事的活动，但能处理个人事务而不需要帮助
3	中度残疾，需要一些协助，但行走不需要协助
4	重度残疾，离开他人协助不能行走，以及不能照顾自己的身体需要
5	严重残疾，卧床不起、大小便失禁、须持续护理和照顾

说明：改良Rankin量表用来衡量卒中后患者的神经功能恢复的状况。下面对正式定义给予了进一步指导，以期减少不同观察者间可能产生的误差，但对面谈的框架没有要求。请注意仅考虑自卒中以后发生的症状。假如患者无须外界帮助，可在某些辅助装置的帮助下行走，则被视为能够独立行走。如果两个级别对患者似乎同样适用，并且进一步提问亦不太可能做出绝对正确的选择，则应选择较为严重的一级。

0：尽管可能会有轻微症状，但患者自卒中后，没有觉察到任何新发生的功能受限和症状。

1：患者有由卒中引起的某些症状，无论是身体上还是认知上的（比如影响到讲话、读书、写字；或身体运动；或感觉；或视觉；或吞咽；或情感），但可继续从事所有卒中以前从事的工作、社会和休闲活动。用于区分级别1和2（见下）的关键问题可以是，"是否有些事你过去经常做，但直到卒中以后你不能再做了？"。频率超过每月一次的活动被认为是经常性活动。

2：某些卒中以前可以完成的活动（如开车、跳舞、读书或工作），卒中后患者不再能够从事，但仍能每日照顾自己而无须他人协助。患者能够不需要别人的帮助穿衣、行走、吃饭、去卫生间、准备简单的食物、购物、本地出行等。患者生活无需监督。设想这一级别的患者可在无人照顾的情况下单独居家一周或更长时间。

3：在这一级别，患者可以独立行走（可借助辅助行走的器械），能够独立穿衣、去卫生间、吃饭等，但是更复杂的任务需要在别人协助下完成。例如，需要他人代替完成购物、做饭或打扫卫生的工作，一周不止一次看望患者以确保完成上述活动。需要协助的不仅仅是照顾身体，更多的是给予建议，比如：在这一级别的患者将需要监督或鼓励来处理财务。

4：患者需要其他人帮助打理日常生活，无论是行走、穿衣、去卫生间或吃饭。患者需要每天照看至少一次、通常是两次或更多次，或必须和看护者住得很近。为区分级别4和5（见下），考虑患者是否能够在一天当中，常规单独生活适当的时间。

5：虽然不需受过培训的护士，但需要有人整个白天和夜间数次照看。

表 5-2-12　牛津残障量表（Oxford Handicap Scale，OHS）

分级	描述
0	无症状
1	症状很轻，不影响生活方式（无明显残障，能做各种日常活动）
2	轻度残障，症状限制了生活方式的某些方面，但不影响患者的理解能力（不能进行全部以前能从事的活动，但能处理个人事务而不需帮助）
3	中度残障，症状明显限制了生活方式，完整的独立生活受限（需要一些帮助，但走路不需帮助）
4	重度残障，虽不需要持续看护，但症状明显阻碍了独立生活（没有帮助不能行走，没有帮助不能照顾自己）
5	严重残障，完全依赖，需要日夜连续的看护（卧床，需持续护理和关注）

（郭晋斌）

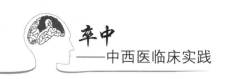

第三节　卒中的神经影像诊断

确定患者罹患卒中而非卒中样病变在很大程度上依赖于颅脑影像学检查。卒中只是临床诊断，结合影像学才能确定卒中的具体性质。在发病24小时内但尚未完成影像学检查的患者应使用"急性脑血管综合征"来对应脑梗死、TIA或脑出血的潜在诊断。CT或MRI能够确定缺血或出血及其区域。颅脑CT扫描通常可以帮助排除诸如颅脑肿瘤、硬膜下血肿等卒中样病变，并能区分缺血与出血。在梗死发病的最初12小时内单独使用非增强颅脑CT扫描不可能做出基于组织学的中枢神经系统梗死的诊断，CT检查目的是为了除外脑出血，并了解有无不利于溶栓治疗的征象。Hajnal等于1992年描述了MRI的液体衰减反转恢复序列（FLAIR），在T2WI中抑制脑脊液的高信号，使邻近脑室的长T2高信号显示得更清楚，实际上是长T1的快速反转恢复序列（FIR）。FLAIR的优势在于能够更敏感地检测蛛网膜下腔和脑实质内的病灶，尤其是邻近脑组织-脑脊液交界区的病灶。

一、脑梗死

灌注（perfusion）是血流通过毛细血管网，将携带的氧和营养物质输送给组织细胞的重要功能。Axel等对CT测量脑血流的基本原理进行了阐述并应用于观察局灶性脑缺血。多层螺旋CT（MSCT）具有扫描时间短、时间和空间分辨率高等优点，促进了CT灌注成像的研究。Miles等于1991年结合快速CT扫描和计算机图像处理系统获得了评价血流灌注情况的彩色图像，提出了CT灌注成像（CT perfusion imaging，CTP）概念并进行了相关研究。CTP采用静脉注射碘对比剂后进行同层动态扫描，以获得脑组织碘对比浓度的变化，来反映脑组织灌注量的变化。常用参数为脑血容量（cerebral blood volume，CBV）、脑血流量（cerebral blood flow，CBF）、平均通过时间（mean transit time，MTT）、达峰时间（time to peak，TTP）。CBV为选定区域的脑血液容积总量，单位为ml/100g。CBF为单位时间内流经特定脑区域的血液容量，代表组织的毛细血管流量，单位为ml/（100g·min），正常值一般大于（50～60）ml/（100g·min）。MTT为血液经不同路径通过特定脑区域的平均时间，主要是通过毛细血管的时间，可认为是血液自动脉端流至静脉端的循环时间，以秒（s）为单位。TTP是对比剂首次通过脑组织观察区域，从开始出现强化至强化达到峰值的时间，以秒（s）为单位。其中，TTP最敏感，其延长主要是由血流速度减慢造成的，MTT对区分正常脑组织和缺血脑组织非常敏感，但对缺血损害的程度及发生梗死危险性的评价不如CBV和CBF。CBF对发现脑缺血具有高度特异性。CBV是反映可恢复脑组织代偿机制的指标，有助于确定治疗时间窗。无灌注或灌注不足的区域可见MTT延长、CBV减少、CBF明显减少；有效侧支循环建立的区域可见MTT延长、CBV增加或正常；血流再灌注区域可见MTT缩短或正常、CBV增加、CBF轻度增加或正常；过度灌注区域可见CBV、CBF显著增加。

磁共振灌注成像（perfusion weighted imaging，PWI）是通过高压注射器将顺磁性非弥散性对比剂（多为Gd-DTPA）快速注入周围静脉（肘正中静脉18～20G留置针，注射流率为5ml/s，4～5秒注射完毕，再以同样速度注射等量生理盐水），采用时间分辨力足够高的快速MR成像序列进行连续多时相扫描，检测含有对比剂的血液首次流经受检组织的信号强度随时间的变化来反映组织的血流动力学信息的磁共振成像方法。常用参数为相对脑血容量（relative cerebral blood volume，rCBV）、相对脑血流量（relative cerebral blood flow，rCBF）、相对对比剂平均通过时间（relative mean transit time，rMTT）、达峰时间（TTP）。意义类似CTP。在脑梗死早期，区分可恢复的和不可逆的脑组织有重要临床意义。

弥散是指组织内水分子随机的热运动（布朗运动）。磁共振弥散加权成像（diffusion weighted imaging，DWI）技术是目前在活体上测量水分子弥散运动与成像的唯一方法。脑组织的各向异性弥散可通过施加3个方向互相垂直的弥散敏感梯度场的弥散加权像显示，可同时产生DWI和ADC图。DWI主要依赖于水分子的运动，表观弥散系数（ADC）用于描述DWI中不同方向的分子弥散运动的速度和范围。DWI的信号存在T2WI对比和水分子的弥散信息，ADC图主要反映水分子弥散的幅度，两者黑白度往往相反。目前临床上最常用的DWI脉冲序列是基于回波平面成像（EPI）的单次激发SE-EPI序列。其优势在于成像速度快，但缺点是容易产生磁敏感伪影（高信号），尤其是在额窦和颞骨区域。螺旋桨技术（Propeller技术）是K空间放射状填充技术与快速自旋回波序列（FSE）结合的产物。Propeller DWI可以明显减轻磁敏感伪影，但成像速度较慢。脑梗死30分钟后即可在因梗死区水分子Brown运动减弱致弥散受限，DWI显示为高信号（T2效应及弥散受限效应），随着缺血的发展，细胞坏死发生，细胞外水分子增多，DWI逐渐转变为等信号，直到低信号。相应的ADC值降低，在ADC图上呈低信号，至8～32小时达最低，持续3～5天。ADC值恢复至基线要1～4周，这也反映了脑梗死的演变过程（细胞毒性水肿-血管源性水肿-细胞膜破裂-细胞外水分增加）。DWI可显示短暂性或永久性缺血事件后数分钟至数天出现的脑组织改变，急性梗死的经典描述为DWI上的高信号病变，但DWI（包括ADC图）应与对应的T2WI或FLAIR图像对照观察，以确定或排除卒中事件。

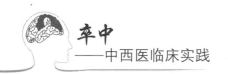

联合应用PWI和DWI可以粗略评估脑梗死后的缺血半暗带状况。临床上最常见的情况是DWI所显示异常区域明显小于PWI所显示异常区域，弥散异常代表了核心不可逆梗死的组织，其周围灌注异常但没有弥散异常的区域（不匹配区域）代表低灌注但还没有发生进一步的生物能量障碍的区域——半暗带。在梗死后数天，DWI与PWI所显示异常区域的大小往往相仿。如DWI正常而PWI显示灌注不足则提示为一过性缺血而没有梗死。少见的情况是DWI异常而PWI未显示灌注不足，可能是血管再通或代偿机制使灌注正常或过度。

1. **超急性期**　发病后6小时以内的脑梗死称为超急性期脑梗死。脑组织对缺血缺氧性损害非常敏感。脑血流中断30秒即可发生脑代谢改变，1分钟后神经元功能活动停止，超过5分钟即可造成脑组织梗死。不同神经元对缺血损害耐受程度不同，轻度缺血时仅有某些神经元坏死，完全持久缺血将导致缺血区各种神经元、胶质细胞及内皮细胞全部坏死。超早期病变脑组织变化不明显，可见部分血管内皮细胞、神经细胞及星形胶质细胞肿胀，线粒体肿胀空化。

CT平扫可以阴性，也可以出现三种提示脑梗死的征象：（1）脑动脉高密度征：表现为一段脑动脉的密度高于同一支动脉的另一段或其他动脉的密度，这是由于动脉内血栓形成；（2）局部脑肿胀征：表现为局限区域脑沟消失、基底池不对称、同侧脑室轻度受压，中线结构移位常不明显；（3）脑实质密度降低征：由于血脑屏障破坏引起梗死区含水量增加所致，表现为局限性脑实质的密度降低，灰白质边界模糊，常不易发现。MRI对于超急性期脑梗死比CT更敏感。脑缺血区由于有血管源性水肿，T1WI表现为低信号区，T2WI、DWI、FLAIR表现为高信号区。有时还可显示脑动脉流空现象消失。

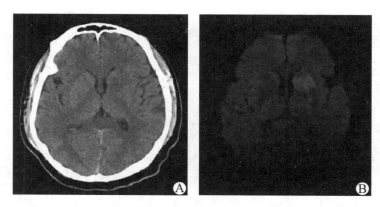

图5-3-1　左侧基底节梗死5小时，图A为CT示灰白质界限模糊，图B为DWI示相应区域高信号

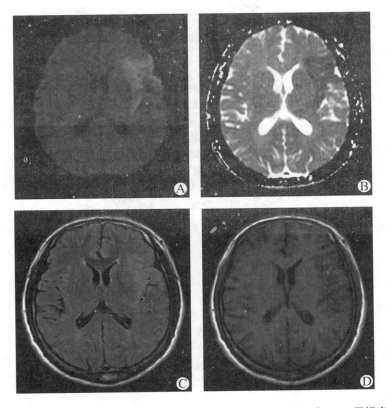

图 5-3-2　脑梗死 6 小时，图 **A** 为 DWI 示左侧外侧裂周围高信号，图 **B** 为 ADC 示相应区域低信号，
图 **C** 为 FLAIR 示相应区域高信号，图 **D** 为 T1WI 示相应区域低信号

2. 急性期　发病后6～72小时为急性期脑梗死。病理上表现为急性期和坏死期表现，缺血区脑组织苍白伴轻度肿胀，神经元、胶质细胞及内皮细胞呈明显缺血改变；随即大量神经元缺失，胶质细胞坏死，中性粒细胞、淋巴细胞及巨噬细胞浸润，脑组织明显水肿。

CT平扫与超急性期类似，但局部脑肿胀征更明显，可有脑中线的移位；脑实质密度降低也更明显，范围逐渐扩大，此时诊断较容易。缺血性梗死可继发出血转化。多数为脑实质内出血，表现为原低密度区内出现沿脑回分布的条状或小片状高密度影。少数可发生脑室内出血或蛛网膜下腔出血。随着时间的推移，高密度影逐渐变为等密度以至低密度。CT增强扫描可在低密度区见到脑回样增强，这是血脑屏障被破坏的表现。

MRI表现与超急性期类似，在T1WI低信号区更明显，T2WI高信号区更明显，脑肿胀征也更明显。MRI比CT更易发现出血性脑梗死的出血灶。

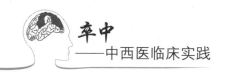

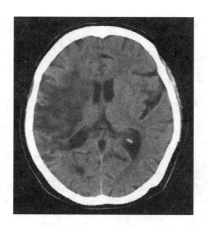

图 5-3-3　右侧额颞叶基底节梗死 2 天，CT 示低密度影中有部分片状高密度影，提示出血转化

3. 亚急性期　发病后72小时至10天为亚急性期脑梗死。病理上为软化期表现，病变脑组织液化变软。

CT表现为梗死区的密度进一步降低，边界更加清楚。根据梗死区的大小和部位，可在一定程度上推断梗死的病因或累及的血管。脑梗死后出血转化的发生率以亚急性期最高。脑实质增强在此期的出现率也最高。

MRI上几乎所有亚急性期脑梗死都表现为T1WI低信号和T2WI高信号，形态与CT所见相同。脑实质增强和梗死后出血转化MRI显示更明显。

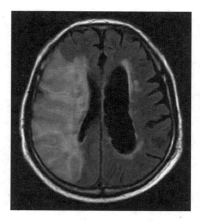

图 5-3-4　右侧额颞顶枕叶大面积梗死 5 天，FLAIR 示少量出血

4. 慢性期　发病11天至1个月为早期慢性期脑梗死，1个月以后为晚期慢性期脑梗死。病理上表现为恢复期，脑水肿消失，坏死的脑组织逐步液化和被清除，病灶区大者成为中风囊，周围是胶质细胞增生所形成的胶质瘢痕；小者只有胶质瘢痕，以后可逐渐缩小、消失。邻近的脑室、脑沟和脑池扩大，皮质萎缩。

CT平扫梗死区表现为境界清楚的低密度区，范围缩小，代表脑软化区或囊变区，周围水肿消失，脑皮质萎缩，邻近的脑室、脑沟和脑池扩大，严重的甚至脑中线向患侧移位。梗死后出血转化在此时已吸收。

MRI梗死区在T1WI和T2WI上分别表现为境界清楚的低信号和高信号区，其他表现与CT类似。出血转化在MRI上可显示为不同期龄的特殊表现。90%以上的患者在起病后3周仍可见脑实质增强，少数增强可持续达3个月，个别甚至可达4～6个月。

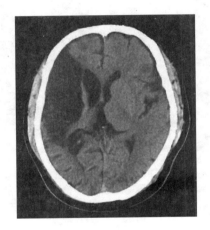

图 5-3-5　中风囊，CT 示右侧大的软化灶

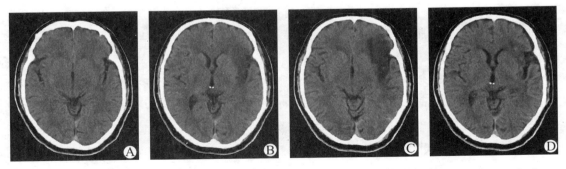

图 5-3-6　1 例左侧岛叶梗死的 CT 演变，图 A 为梗死 2 小时 CT 示略低密度影，图 B 为梗死 24 小时 CT 示低密度影，图 C 为梗死 6 天 CT 表现，图 D 为梗死 21 天 CT 表现

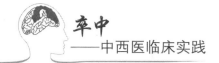
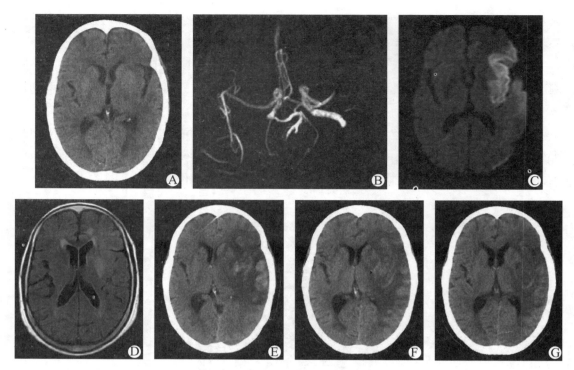

图 5-3-7　1 例脑梗死后出血转化的演变过程，图 A 为左侧大面积脑梗死 3 小时 CT 示灰白质界限模糊，图 B 为梗死 1 天时 MRA 示左侧大脑中动脉闭塞，图 C 为梗死 1 天时的 DWI 表现，图 D 为梗死 1 天时的 FLAIR 表现，图 E、图 F、图 G 分别为梗死 8 天、12 天、20 天时的 CT 图像

　　5. 腔隙性脑梗死　是大脑半球或脑干深部的小穿通动脉管腔闭塞，缺血、坏死和液化的脑组织由吞噬细胞移走形成空腔。主要累及脑的深部白质、基底节、丘脑、脑桥等部位。

　　CT平扫可见圆形、卵圆形或小条状低密度区，边界不清（新病灶）或清晰（老病灶），直径在5～15mm，无占位效应。MRI对腔隙性脑梗死的显示较CT更敏感，尤其是对脑干和小脑的病变的显示不受伪影的影响。在T1WI和T2WI上分别为斑点状、圆形、椭圆形或裂隙状的低信号和高信号区，直径＜15mm。要注意与血管周围间隙扩大、多发性硬化、局灶性脱髓鞘、脑膜炎血管周围间隙浸润、小囊肿、内囊后部高信号等鉴别。

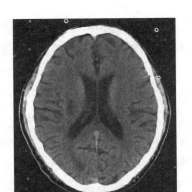

图 5-3-8　CT 示右侧放射冠腔隙性脑梗死

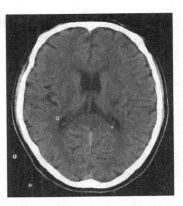

图 5-3-9　CT 示左侧基底节腔隙性脑梗死

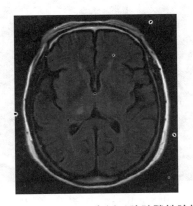

图 5-3-10　FLAIR 示右侧丘脑腔隙性脑梗死

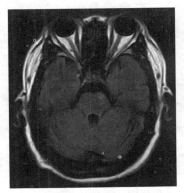

图 5-3-11　FLAIR 示左侧脑桥腔隙性脑梗死

二、脑出血

1. CT　CT诊断脑出血的敏感性和特异性较高，是首选的诊断方法，可准确、清楚地显示脑出血的部位、出血量、占位效应、是否破入脑室或蛛网膜下腔及周围脑组织受损的情况。脑出血CT扫描示血肿灶为高密度影，边界清楚，CT值为75～80HU；在血肿被吸收后显示为低密度影。临床可根据早期CT影像估算出血量。出血量=0.5×最大面积长轴（cm）×最大面积短轴（cm）×层面数×层厚（cm）。

（1）急性期（发病3天之内）：新鲜血肿为均匀一致的高密度影，边界清除，CT值为50～80HU；血肿周围因水肿可有低密度环影，血肿较大时可有占位效应，同侧脑室受压变形，脑中线移位，甚至发生脑疝。血肿可破入脑室，进入一侧或两侧侧脑室，或者全部脑室系统，脑室内可见高密度血肿影，形成脑室铸形；也可进入蛛网膜下腔，见脑池、脑沟内有条状或片状高密度影。

（2）亚急性期（发病3天至4周）：血肿密度逐渐下降，从血肿周边开始吸收，慢慢向中心发展，可呈等密度，中心可呈高密度。血肿周围的水肿逐渐加剧，在出血后1个月内持续存在，但水肿随着血肿的吸收逐渐减退。

（3）慢性期（发病15天或4周以上）：血肿密度继续下降，呈等密度或低密度，范围缩小，血肿周围水肿逐渐消退，增强后血肿壁可呈环状强化。发病2个月后小的血肿可完全吸收，几乎不留痕迹；大的血肿可逐渐变为低密度脑软化灶或囊性变，体积缩小，患侧脑室扩大，脑沟增深，此时与脑梗死后遗表现很难区别。

总之，血肿越大者，从高密度向低密度的演化时间及水肿的消退时间越长。有时，CT平扫也可显示血肿周围结缔组织增生引起的环形高密度改变。

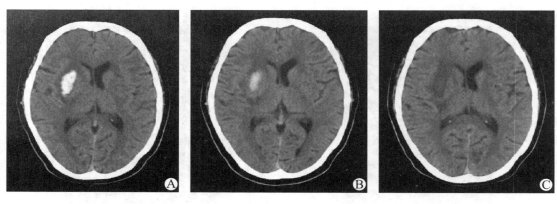

图 5-3-12　1例右侧基底节出血 6ml 的 CT 演变过程，图 A 为出血 4 小时的 CT 表现，图 B 为出血 9 天时的 CT 表现，图 C 为出血 19 天时的 CT 表现

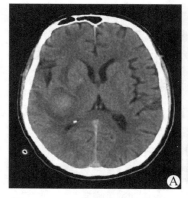
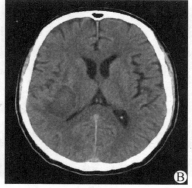
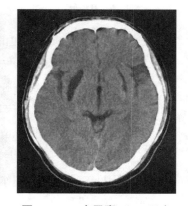

图 5-3-13　1例右侧基底节出血 18ml 的慢性期 CT 表现，图 A 为发病 30 天，图 B 为发病 40 天，血肿密度逐渐降低，周围有环形略高密度影

图 5-3-14　中风囊，CT 示左侧线样软化灶右侧囊样软化灶

2. MRI 出血早期不是首选检查，血肿晚期有特异性表现。出血后随着时间的延长，完整红细胞内的含氧血红蛋白（HbO_2）逐渐转变为去氧血红蛋白（DHb）及正铁血红蛋白（MHb），红细胞破碎后，正铁血红蛋白析出呈游离状态，最终成为含铁血黄素。上述演变过程从血肿周围向中心发展，因此出血后的不同时期血肿的MRI表现也各异。对急性期脑出血的诊断CT优于MRI，但MRI检查能更准确地显示血肿演变过程，对某些脑出血患者的病因探讨会有所帮助，如能较好地鉴别瘤卒中，发现动静脉畸形（AVM）及动脉瘤等。脑出血MRI上分为五期：急性早期、急性期、亚急性期、慢性早期、慢性期。血肿在MRI上可分为四层：核心层、核外层、边缘层、周围脑组织反应带。

（1）急性早期（4～6小时）：此时血肿内的红细胞内主要含氧合血红蛋白，是非顺磁性物质，无质子弛豫增强作用，也无T2弛豫增强作用，在T1WI和T2WI上为等信号，因而不敏感。但在低磁场机上，血肿在T1WI上可能为高信号，是因为低磁场机对蛋白质的作用较敏感所致。此期后期，血肿内为去氧血红蛋白，使T2缩短，可抵消蛋白溶液延长T2，因而在T2WI上可呈等信号、高信号或不均信号灶。

（2）急性期（发病3天之内）：由于血肿内（特别是核心层）形成了较多的去氧血红蛋白，是顺磁性物质，造成T2时间缩短，T1时间无变化，因而血肿在T1WI上为等信号，在T2WI上核心层和核外层为低信号。血肿周围由于出现较明显的血管源性水肿，表现在T1WI上为低信号，T2WI上为高信号。

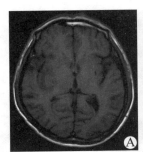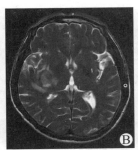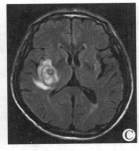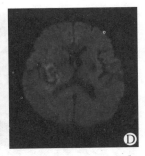

图 5-3-15　1 例右侧基底节出血 8ml 约 2 小时的 MRI 表现，图 A 为 T1WI，图 B 为 T2WI，图 C 为 FLAIR，图 D 为 DWI

（3）亚急性期（3～14天）：此期血红蛋白进一步氧化成为正铁血红蛋白，早期仍在红细胞内，由血肿核外层逐渐向核心层转移；晚期血肿溶血，红细胞破坏，正铁血红蛋白沉积在细胞外液中。因此，本期较早阶段，血肿核心层仍为去氧血红蛋白，表现在T1WI上核心层为等信号，核外层为高信号，周围水肿为低信号，而T2WI上血肿仍为低信号，但周围水肿为高信号。本期较晚阶段，由于红细胞破裂，正铁血红蛋白在细胞外液中，血

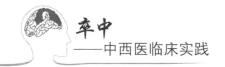
肿核心层和核外层信号一致，在T1WI和T2WI上均可表现为高信号，此时血肿周围的水肿减轻，少量含铁血黄素沉积在血肿壁上，在T2WI上形成条形的低信号。

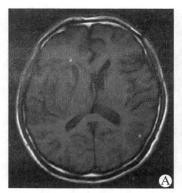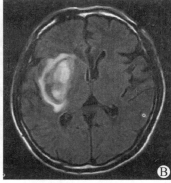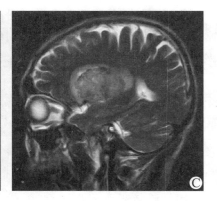

图 5-3-16　1 例右侧基底节出血 28 小时的 MRI 表现，图 A 为 T1WI，图 B 为 FLAIR，图 C 为矢状位 T2WI

（4）慢性早期（2～4周）：血肿内的去氧血红蛋白已全部氧化为正铁血红蛋白，红细胞全部溶解，含铁血黄素沉积，血肿周围水肿已消失。此时出血灶在T1WI和T2WI上均为高信号，已没有核心层和核外层的区别，可见含铁血黄素沉积形成的条形或环形低信号影。

（5）慢性期（4周以上）：血肿区形成脑软化或囊变，范围缩小，有大量的含铁血黄素沉积。开始时在T1WI和T2WI上均为高信号，当完全囊变时，在T1WI上为低信号，T2WI上为高信号。当含铁血黄素沉积较多时，病灶在T1WI和T2WI上均为低信号。

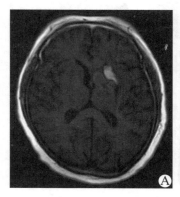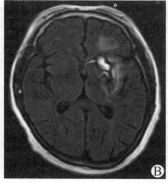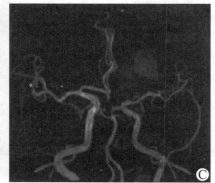

图 5-3-17　1 例左侧基底节出血 60 天的 MRI 表现，图 A 为 T1，图 B 为 FLAIR，图 C 为 MRA 显示残留血肿与脑动脉的关系

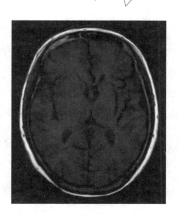

图 5-3-18 中风囊的 MRI 表现，T1WI 示左侧线样软化灶

磁敏感加权成像（susceptibility weighted imaging，SWI）是一个三维采集、完全流动补偿的高分辨力的薄层重建的梯度回波序列，其图像可充分显示组织之间内在的磁敏感特性差异，如显示静脉血、出血（红细胞不同时期的降解成分）、铁离子等的沉积等。在血红蛋白的四种状态中，以去氧血红蛋白、含铁血黄素表现的磁敏感性较强。SWI 对去氧血红蛋白的顺磁性成分敏感，故在小静脉的显示上有独到优势。SWI 可很好地显示脑梗死伴发的出血及梗死区域小静脉的情况。

三、蛛网膜下腔出血

1. 急性期确定诊断 CT 是疑似蛛网膜下腔出血者的首选影像检查。24小时内敏感度可达90%～98%，表现为脑池、脑裂或脑室内积血。3天和1周后敏感度分别下降到95%和50%。造成CT漏诊的原因包括：随时间推移CT敏感性下降；出血量少或红细胞压积＜30%；技术因素及医师阅片经验。

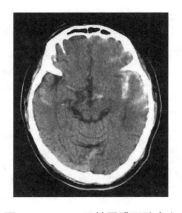

图 5-3-19 CT 示蛛网膜下腔出血

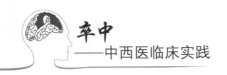
急性期MRI检出蛛网膜下腔出血的敏感度与CT相同，但由于成像时间较长，难以急诊应用。FLAIR抑制脑脊液信号，便于检出血液，表现为低信号脑脊液中出血点状、线状异常高信号。亚急性期由于去氧血红蛋白形成，其顺磁性特性使T2*梯度回波序列容易检出出血，但其显示的出血量大于实际量。

2. 检出动脉瘤　确定动脉瘤有DSA、MRA、CTA三种方法。MRA无需对比剂即可进行颅内血管成像，尤其适于肾功能受损患者，但耗时较长，不适于危重患者。MRA检出颅内动脉瘤的敏感度为69%～99%，特异度为100%。对于直径<3mm的小动脉瘤敏感度较低，为38%。CTA成像速度快，创伤小，通过三维脑血管影像可以评价脑和颅底的血管结构，便于制定手术计划。CTA检出颅内动脉瘤的敏感度为77%～97%，特异度为87%～100%。对于直径<3mm的小动脉瘤敏感度为40%～91%。DSA是检查动脉瘤的金标准，优势时检查的同时可以同时进行动脉瘤栓塞，但费用较高，有创性神经系统并发症发生率为1.0%～2.5%。

3. 并发症的评价　CT、MRI均可直观地显示梗阻性脑积水，表现为脑室扩大，常伴脑脊液经室管膜外渗。经颅多普勒超声常用于判断脑血管痉挛，大脑中动脉流速大于200cm/s或发病3～7天内流速日增加25～50cm/s考虑脑血管痉挛，而判断大脑前动脉和大脑后动脉痉挛的敏感度很低，为13%～48%。MRI的DWI可判断缺血损伤造成的组织水肿。由于脑血管痉挛累及双侧，故PWI对其评价的特异性、敏感性均不高。

（郭晋斌）

第六章

脑血管系统及脑血管影像学

认识卒中应当从脑血管开始，尤其是从脑动脉系统开始。如前所述，脑梗死是血栓形成、栓塞、低灌注等机制造成的脑动脉闭塞而导致的脑组织缺血缺氧性损伤。脑动脉的供应模式是有一定规律性的，但是由于脑底Willis动脉环及其他颅内外动脉侧支、颅内动脉之间侧支代偿的存在，使得临床对脑梗死部位的定位诊断变得比较复杂。张葆樽等曾列举了一个例子，61岁男性患者，因左半身麻木就诊，脑血管造影发现其右侧颈内动脉及基底动脉上端完全闭塞，但右颞浅动脉通过右眼动脉继续向右侧脑底动脉环供血，并且通过后交通动脉供应基底动脉闭塞远端，而患者并无基底动脉闭塞的临床症状。尽管如此，临床上大多数脑梗死仍可通过梗死区域做出脑动脉系统主干动脉病变的大致推断。当然，准确的血管病变需要脑血管影像学来进行评估。进行脑血管影像学评估的主要目的是了解卒中患者的脑血管基本状况，判断发病机制，估计卒中预后，帮助治疗决策，尤其是筛选和决策是否需要进一步接受手术或血管内治疗。文中所引数字减影血管造影（DSA）图像来自于作者在宣武医院所接受的继续教育资料。

第一节　脑动脉系统的血供来源与代偿

一、脑动脉系统的血供来源——从主动脉弓开始

主动脉从心脏发出后形成主动脉弓（aorta arch）。头臂干（无名动脉，innominate artery）、左颈总动脉（left common carotid artery，LCCA）、左锁骨下动脉（left subclavian artery，LSCA）从右向左依次从主动脉弓上发出（图6-1-1，图6-1-2）。头臂干在其向上延伸3～4cm后再分出右颈总动脉（right common carotid artery，RCCA，发出右颈内动脉、右颈外动脉）和右锁骨下动脉（发出甲状颈干、右椎动脉）。左颈总动脉发出

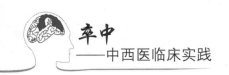

左颈内动脉（left internal carotid artery，LICA）和左颈外动脉（left external carotid artery，LECA），左椎动脉（left vertebral artery，LVA）从左锁骨下动脉发出。

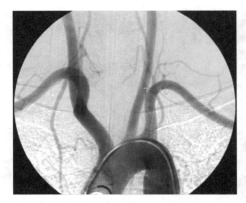

图 6-1-1　DSA 主动脉弓造影

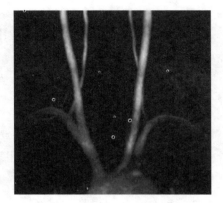

图 6-1-2　MRA 主动脉弓成像

人群中主动脉弓的三个分支有变异者约占1/3。常见的变异是左颈总动脉由头臂干发出（牛型主动脉弓，图6-1-3A）。椎动脉也可起自主动脉弓（图6-1-3B）、颈总动脉、颈内动脉、颈外动脉或锁骨下动脉的分支，左侧起源异常较右侧多见。迷走右锁骨下动脉指右锁骨下动脉不是发自头臂干，而直接开口于左锁骨下动脉以远的主动脉弓或降主动脉上端，自左后向右上斜行至右上臂（图6-1-3C）。此外，还可见到左颈总动脉与头臂干共干（图6-1-3D）及一侧颈内动脉缺如。

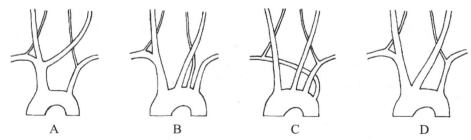

图 6-1-3　常见的主动脉弓上血管变异，图 A 为牛型主动脉弓，图 B 为椎动脉起自主动脉弓，
图 C 为迷走右锁骨下动脉，图 D 为左颈总动脉与头臂干共干

颈总动脉在第四颈椎水平，约相当于甲状软骨上缘处，也可高（达C1）或低（达T2），分成颈内动脉和颈外动脉。颈外动脉自颈总动脉分出后，位于颈内动脉的前内侧，在颈动脉三角内上升至下颌下区，进入腮腺，分为上颌动脉和颞浅动脉两终支。两侧颈外动脉之间有丰富的吻合，阻断一侧不会导致缺血性坏死。走行中依次分出甲状腺上动脉、

舌动脉、面动脉、枕动脉、耳动脉、咽升动脉、颞浅动脉、上颌动脉、脑膜中动脉（甲舌面枕耳，咽颞上颌脑膜中）。面动脉在下颌角下方可触及，面部外伤性出血时可压迫面动脉止血；颞浅动脉于腮腺上端穿出，经外耳前方上行至颞区分为颞支和顶支，可在颧弓上方耳前部的皮下触及其搏动；脑膜中动脉是上颌动脉的分支，穿过颅底的蝶骨棘孔入硬脑膜，外伤时易受损引起硬膜外血肿。

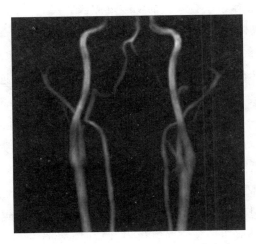

图 6-1-4　MRA 显示颈部主要动脉

颈内动脉入颅后依次分出眼动脉（ophthalmic artery，OA）、脉络膜前动脉（anterior choroidal artery，ACoA）、大脑中动脉（middle cerebral artery，MCA）、大脑前动脉（anterior cerebral artery，ACA）。椎动脉入颅后在脑桥下缘与对侧椎动脉合成基底动脉（basilar artery，BA），之后在脑桥中脑交界区分为左右大脑后动脉（posterior cerebral artery，PCA）。脑动脉的主干及其主要分支均位于脑的腹侧面（脑底面），然后再回绕到脑的背侧面。临床习惯上把脑动脉分为两个系统：即椎-基底动脉系、颈内动脉系。颈内动脉及其分支又称前循环；椎-基底动脉及其分支又称后循环。

颅外动脉管壁由内膜、中膜、外膜三层结构构成。内膜由单层内皮细胞构成，内皮细胞下为基膜。内弹力膜较厚，在内膜与中膜之间。中膜由平滑肌、弹力纤维和细胞外基质构成，是动脉壁内最厚的一层结构。外弹力膜在中膜与外膜之间。外膜由疏松结缔组织和脂肪细胞构成，并含有神经和滋养血管。颅内的脑动脉为肌型动脉，血管周围没有支撑组织。脑动脉有发达的内弹力膜，但中膜和外膜较薄，仅含少量弹力纤维，没有外弹力膜。由于颅底发育快于动脉，故颈内动脉和椎动脉均有虹吸部，虹吸部的存在意义是缓冲动脉的搏动，减少动脉搏动对脑组织的冲击，为脑提供一个相对稳定的环境。这些构造特点使脑动脉几乎无动脉搏动。

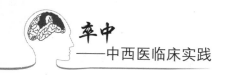
二、脑动脉系统的一级侧支循环代偿——Willis环

脑侧支循环是指当供血动脉严重狭窄或闭塞时，血流可通过其他血管（侧支或新形成的血管吻合）到达缺血区，使缺血组织得到不同程度的灌注代偿。根据开放层次，脑侧支循环可分为3级。一级侧支循环代偿即Willis环。Willis于1964年首先描述的大脑动脉环位于脑底面蝶鞍上方的脚间池内，处于脑脊液中，围绕在视交叉、灰结节、乳头体和脚间窝四周，由单一的前交通动脉、左右大脑前动脉近侧段、左右颈内动脉、左右后交通动脉及左右大脑后动脉近侧段组成（图6-1-5）。Willis环是个侧支循环装置，正常时左右两侧的血流不相混合。Willis环经前交通动脉（anteriorcommunicating artery，ACoA）连接双侧的前循环；经后交通动脉（posterior communicating artery，PCoA）连接前后循环。Willis环是颅内最重要的循环代偿装置，但人群中Willis环完整者仅有50%左右。前交通动脉变异度最大，形式多样，一般有一支发育良好可发挥侧支循环作用。有时，前交通动脉发育不良，无法发挥侧支循环作用。后交通动脉是动脉瘤的好发部位，是三脑室底-下丘脑的主要供血动脉，其变异包括一侧后交通动脉缺如、双侧后交通动脉缺如、一侧后交通动脉纤细等。

在正常情况下，前交通动脉和后交通动脉不开放，一旦某侧颈内动脉严重狭窄（＞70%）或闭塞，血流量明显减少导致灌注压下降时，ACoA和（或）PCoA开放，向病变侧提供代偿血流，从而减轻或避免狭窄血管供血区缺血或发生梗死。该代偿途径在缺血早期发挥重要作用并作为主要的代偿途径，成为初级侧支代偿。

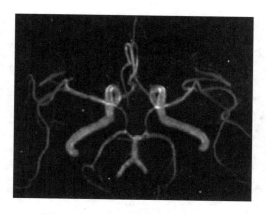

图 6-1-5　MRA 显示 Willis 动脉环

三、脑动脉系统的二级、三级侧支循环代偿

不同脑动脉主干在走行过程中发出侧支相互吻合，称为侧支吻合。脑的动脉可分为皮质支与中央支（又称回旋支与旁中央支）。皮质支与皮质支之间吻合丰富，中央支与中央支之间吻合较少，皮质支与中央支之间吻合甚少。一般情况下侧支比较细小，当脑动脉主

干闭塞时，侧支增粗，血流可经增粗的侧支吻合达到闭塞以远的血管，使缺血的脑组织得到一定程度的代偿性恢复。脑动脉闭塞后如果有良好的侧支循环代偿，则临床可能无症状；如果侧支代偿迅速开启和建立，则症状可能较轻，或者迅速恢复；如果侧支循环差，则产生持续性的脑损害。

大脑半球和小脑表面的软膜内存在丰富的侧支吻合。各个大动脉分支之间存在着丰富的吻合，但每个大动脉本身各分支之间却吻合甚少。尽管相邻的大脑动脉穿支动脉之间存在毛细血管吻合，由于穿支动脉管径一般不超过150μm，难以形成有效的侧支循环，故从功能角度来看，穿支动脉是终动脉。大脑前、中、后动脉供应区之间的交界区域称为分水岭区，前后循环在皮质和深部的分水岭分别位于顶、枕、颞交界处和丘脑，在低灌注情况下可能发生分水岭脑梗死。在小脑表面，同侧小脑下前动脉、小脑下后动脉、小脑上动脉之间存在广泛吻合，两侧相对应的小脑动脉之间也存在丰富吻合。小脑上动脉和大脑后动脉之间不存在明显吻合。颈内动脉和颈外动脉分支间的吻合区主要在眼、耳、鼻。颈内动脉的眼动脉与颈外动脉的面动脉、颞浅动脉等均有多种分支动脉吻合。

二级侧支循环代偿主要包括眼动脉和一级软脑膜侧支。当Willis环的代偿不能满足供血需求时，二级代偿通路开始发挥作用。眼动脉是重要的二级侧支代偿通路，负责沟通颈内动脉与颈外动脉。如果颈内动脉在眼动脉发出之前出现慢性严重狭窄或闭塞，颈外动脉血流就会经眼动脉逆流以供应颈内动脉。此外，大脑血管皮质支的末梢会在软脑膜内形成广泛的血管网，构成二级侧支代偿的另一通路——软脑膜吻合支。三级侧支循环代偿即新生血管，是指通过血管发生和动脉生成产生的新生血管供血。当次级代偿仍不能满足供血需求时，新生血管就成为最终的侧支代偿途径，有助于血流恢复和预后改善。典型例子是脑底异常血管网症的发生。

（郭晋斌　王艳萍　申智荣）

第二节　脑动脉系统的影像学评价

目前对脑动脉系统的影像学评价方法包括超声、CTA、MRA、DSA等。

一、血管超声

血管超声包括颈部血管彩色超声、经颅多普勒超声（transcranial Doppler，TCD）。颈部血管彩色超声具有血管影像和血流动力学分析功能，可探测颅外颈部动脉（颈动脉颅外

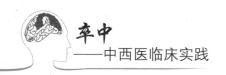

段、椎动脉颅外段、锁骨下动脉)的管径、管壁、血流速度和频谱,可判断血管狭窄和闭塞,初步识别动脉粥样硬化斑块成分;TCD不能观察血管管腔和管壁的形态,但可通过探测颅内外动脉血流速度和频谱评估动脉狭窄、闭塞及侧支循环情况。

超声波是频率高于可听声频率范围(20 000Hz)的电磁波。声波入射到两个声阻不同的介质界面上,如界面线度远远大于波长,则声波的一部分返回到同一介质中称为反射(reflection),另一部分进入下一介质中称为透过。声波遇到线度大大小于波长的粒子,粒子吸收能量后再向各个方向辐射,称为散射(scatter)。Pierre和Jacques Curie于1880年发现的压电效应是超声探头的基础。但1917年发现逆压电效应后才开始了超声探测技术的应用。Bom于1973年提出的多阵元探头电控扫查实现了B超实时显像。B超采用亮度调制显示(brightness modulation display)声束线性或扇形扫查组织切面的声像图。组织不同的声衰减特性和组织之间的声阻差别是超声切面图分析的基础,将组织界面回波和组织后散射回波以灰阶形式显示,即可以得到组织和血管的二维结构。血流信息则需通过检测回声的多普勒信号来获得。1842年奥地利的Christian Andreas Doppler描述了多普勒效应。振动源和接收体有相对运动时,接收体所接收到的回声频率不同于振动源所发射的频率,其差别为频移,与相对运动的速度有关。当两者做距离减小的相对运动时,接收到的回声频率高于发射频率;当两者做距离增大的相对运动时,接收到的回声频率低于发射频率。血液中含大量红细胞,不同的运动方向和速度使后散射回声复杂化,故需要把形成复杂振动的各个简谐振动的频率和振幅分离出来,列成频谱进行分析。应用1965年库里提出的快速傅里叶转换(FFT)技术对多普勒模拟信号进行模数转换,可获得反映取样血流的彩色频谱。连续波多普勒(continuous wave Doppler,CW)和脉冲波多普勒(pulsed wave Doppler,PW)超声是利用多普勒原理检测血流动力学改变,主要观察血流速度和血流方向。连续波多普勒探头内有2个超声换能器,一个连续发射超声,另一个连续接收回声;脉冲波多普勒采用同一个超声换能器交替式发射和接收超声。多普勒成像(Doppler imaging)是通过多普勒技术获取组织活血流的运动速度在组织平面上分布并以灰阶或彩阶方式形成的运动速度分布图。既可显示结构学信息,又可显示运动学信息的超声诊断系统称为双功系统。加上血流的彩色编码,使血流方向和流速显示得更清楚。一般将朝向探头的血流示为红色,背离探头的血流示为蓝色。

检测时采用灰阶显像方式先以横切面再以纵切面,右侧自无名动脉分叉处、左侧从主动脉弓起始处开始,连续观察颈总动脉(近、中、远段)、颈内外动脉分叉处、颈内动脉(近、中、远段)、颈外动脉主干及分支。观察颈总动脉、颈动脉球部、颈内动脉近段血管壁的结构,包括内膜、中膜、外膜,测量内-中膜厚度(IMT)。颈部血管彩色超声二维图像上正常的血管壁显示三层结构:内层为较光亮平滑、界限清晰的高回声层,结构上包括了血管内膜及其之下的软组织;中层为信号较低的肌层组织,有血管的平滑肌组成;

外层信号较明亮，由血管结缔组织组成，与血管周围组织分界不清。纵切面分别在颈内、外动脉水平上下方1～1.5cm范围内测量颈总动脉远段（分叉下方）、颈总动脉球部（分叉部）、颈内动脉近段（分叉上方）直径、动脉IMT；观察有无动脉硬化斑块。采用彩色多普勒血流显像（CDFI）观察上述动脉的血流充盈状态。采用脉冲多普勒超声测量颈总动脉（近段、远段）、颈总动脉球部、颈内动脉（近段、远段）、颈外动脉的峰值、舒张末期血流速度并计算颈内动脉与颈总动脉（或狭窄远端颈内动脉）流速比值，分析血流频谱特征并鉴别颈内外动脉。

检测椎动脉时应包括颈段（V1段）、椎间段（V2段）、枕段（V3段），观察椎动脉的灰阶图像，测量V1段（特别是开口处）、V2段（C2～C6）血管直径。以CDFI或能量多普勒显像观察椎动脉从V1～V3全程血流充盈状态及走形。以脉冲多普勒超声检测V1、V2、V3血流频谱及测量V1、V2的峰值及舒张末期流速。检测锁骨下动脉时以灰阶显像从无名动脉上行或从颈总动脉下行观察左、右侧锁骨下动脉血管结构，测量相关血管内径。以CDFI观察锁骨下动脉血流充盈情况。以脉冲多普勒超声检测锁骨下动脉的血流频谱，测量收缩期峰值及舒张末期血流速度，血管狭窄时要注意鉴别狭窄的位置与椎动脉开口水平的关系。

常分别用纵切面和横切面观察。颈总动脉内膜中层厚度（IMT）≥1.0mm，分叉处≥1.2mm为增厚，≥1.5mm为斑块形成。呈低回声或等回声者为软斑；呈强回声伴后方声影者为硬斑。急性血栓回声很低，需借助彩色血流显像证实。动脉轻度狭窄可无明显湍流，峰值流速（PSV）无明显加快，中度至重度狭窄表现为狭窄处血流变细，频谱填充，PSV与舒张末期流速（EDV）加快，狭窄远端PSV降低，近端血流阻力增大，完全闭塞时无血流信号，无频谱。颈内动脉狭窄超声诊断标准见表6-2-1，颈总动脉可采用形态学指标判断狭窄程度，椎动脉狭窄表现为节段性血流变细、流速增快。椎动脉发育不全表现为

表 6-2-1　颈内动脉狭窄超声诊断标准（2003 年旧金山会议）

狭窄程度	主要参数		次要参数	
	PSV_{ICA}（cm/s）	直径减少	PSV_{ICA}/PSV_{CCA}	EDV_{ICA}（cm/s）
正常	<125	无斑块	<2.0	<40
<50%	<125	<50%	<2.0	<40
50%～69%	125～230	≥50%	2.0～4.0	40～100
≥70%至接近闭塞	>230	≥50%	>4.0	>100
接近闭塞	升高、降低或探测不到频谱	彩色/能量多普勒显示管腔极窄	不定	不定
完全闭塞	探测不到频谱	灰阶/彩色/能量多普勒均无残留管腔	无	无

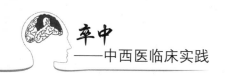

管腔普遍细小、频谱形态正常。

1982年挪威的Rune Aaslid率先将TCD应用于临床，其无创、可靠、便携及低成本的特点使其很快广泛应用于临床（表6-2-2）。最初，TCD被用来监测蛛网膜下腔出血后脑动脉痉挛，之后很快拓展到脑动脉狭窄及侧支循环评价、颅内压增高与脑循环停止的评估、脑血流自动调节功能评估、脑血流微栓子监测等领域。我国于1988年引进TCD技术。TCD也具有PW、CW两种探头发射器，常用的探头有2MHz、4MHz、8MHz。2MHz探头只有PW探头发射器，常用于颅内血管检测；4MHz和8MHz探头含有PW、CW两种，常用于颈部及其他浅表血管的检测。探头需选择颅骨相对薄弱，超声易于穿透的部位作为声窗。常用颞窗（分前、中、后三个声窗，检测大脑中动脉MCA、大脑前动脉ACA、大脑后动脉PCA）、眼窗（探头置于闭合的眼睑上，必须降低探头发射功率至5%～10%，检测眼动脉OA、颈内动脉虹吸部CS）、枕窗（探头置于枕骨粗隆下方，发际上1crn左右，检测椎动脉VA、基底动脉BA）。

正常的TCD频谱包络线表示血流速度的变化，形状近似直角三角形，在心脏收缩期血流速度最高，频谱上表现为最高峰称为收缩峰1（SP1），在收缩期后由于动脉的振动还会产生一个小的收缩峰2（SP2）在开始进入舒张期还会产生一个小的舒张峰（DP）。频谱下部有极低声强或无回波信号的频窗。检测参数包括血管深度、血流方向和速度（收缩期峰值血流速度Vs、舒张期峰值血流速度Vd、平均血流速度Vm）、搏动指数（PI）和阻力

表 6-2-2　TCD 压颈试验检测血流的意义

动　脉	血流变化	结　果　分　析
同侧MCA	流速降低	MCA由同侧ICA供血，ICA供血降低引起MCA流速降低
	流速不变	CCA没有压好；同侧ICA闭塞，MCA由对侧ICA通过前交通动脉代偿供血
对侧MCA	流速不变	正常同侧ICA供血
	流速降低	对侧ICA闭塞，同侧ICA通过前交通动脉向对侧MCA供血
同侧ACA	血流反向	前交通动脉开放，同侧ICA闭塞，对侧血流通过前交通动脉代偿供血
	流速降低	前交通动脉未开放，同侧ICA阻断引起同侧ACA流速降低
对侧ACA	流速增高	前交通动脉开放，对侧ICA同时供应双侧ACA
	流速不变	前交通动脉未开放，无血流代偿
同侧PCA	流速增高	后交通动脉开放，BA向同侧ICA代偿供血
	流速不变	后交通动脉未开放，无血流代偿
对侧PCA	流速降低	PCA变异，由同侧ICA供血
	流速不变	压颈试验对对侧PCA血流基本无直接影响

指数（RI）。常需通过颈总动脉（CCA）压迫试验来协助判断血管代偿、变异、狭窄。

血流流过脑动脉的狭窄处时，血流速度增加并出现涡流，表现为峰值升高、频窗填充伴有杂音。代偿性血流增快时峰值升高但频谱形态正常。峰值升高伴搏动指数降低表明存在动静脉畸形，动脉与静脉直接连通使血流速度在收缩期与舒张期非常接近。动脉严重狭窄或闭塞后远端动脉的血流速度降低，频谱表现为峰尖消失变平缓、搏动指数降低的"波浪状"；近端动脉的血流速度降低，频谱表现为峰值降低尤其是舒张期（甚至无血流）、阻力指数增高。如频谱表现为收缩期血流方向反向，舒张期形态正常，说明存在双向血流，见于盗血。收缩期血流方向正向，舒张期反向则是脑死亡时的"震荡波"。

TCD对颅内动脉的狭窄与闭塞的诊断尤为重要。须检测双侧大脑半球动脉、椎-基底动脉及颅外段颈动脉的流速，比较流速的对称性；检测动脉血流频谱，观察峰形、频谱内部分布状态；监听血流音频异常；观察血流信号的连续性。

颅内动脉狭窄时血流速度的典型特点是节段性血流速度异常。狭窄段流速升高，狭窄近端流速正常或相对减慢，狭窄远端流速减慢（狭窄＞50%）。颅内动脉狭窄（狭窄＞50%，＞40岁年龄组）血流速度诊断参考值参见表6-2-3。根据血流速度，结合狭窄后血流速度、频谱和音频的改变进行狭窄程度的分析判断。随狭窄程度的增加，频谱基线上下出现湍流及弧形或索条状对称分布的血管杂音所特有的高强度血流信号形成的特征性频谱，音频出现低调或高调粗糙杂音以及乐音性或机械样血管杂音形成的音频特征。

表 6-2-3　40 岁以上患者颅内血管狭窄＞50% 的流速诊断参考值（cm/s）

动脉	临界值		诊断值	
	Vs	Vm	Vs	Vm
MCA	140～160	80～100	160	100
ACA	100～120	60～80	120	80
PCA	80～100	50～70	100	70
CS	100～120	60～80	120	80
VA、BA	80～100	50～70	100	70

颅内动脉闭塞主要是对MCA、VA的检测。

（1）MCA闭塞可以分为急性闭塞与慢性闭塞。MCA主干急性闭塞表现为沿MCA主干至远端M2段分支均无血流信号，同侧ACA、PCA、TICA血流速度正常；MCA主干慢性闭塞表现为主干至远端分支水平检测范围内可以检测到低流速，低搏动指数的血流频谱，随检测深度变化血流信号不连续，病变同侧ACA和（或）PCA血流速度代偿性增快。必须除外声窗透声不良或不透声原因，并经双侧颞窗检测结果一致才可证实MCA的闭塞。

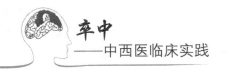
（2）VA闭塞表现为一侧VA血流频谱测不到，一侧VA血流速度代偿性明显升高，BA流速与健侧VA流速一致。应反复检测，注意检测角度不宜向对侧倾斜。

二、CTA

多层螺旋CT（multi-slice，MSCT）于1998年开发应用。多层螺旋CT血管造影（CT angiography，CTA）是伴随螺旋CT的应用而发展起来的微创性血管成像技术。检查前6小时患者禁食水，行碘过敏试验，确定扫描范围，扫描层厚和螺距。使用水溶性的非离子型对比剂，采用压力注射器经肘前静脉或前臂静脉团注给药，注射流速3～5ml/s，总量80～120ml。CTA将螺旋CT扫描与计算机图像重建两种技术结合起来显示血管结构，原始横断面图像是诊断的基础，结合图像重建来综合分析血管状况。图像重建的方法有5种：多平面重建（multiple planar reconstruction，MPR）、最大密度投影（maximum intensity projection，MIP）、表面阴影遮盖显示（shaded surface display，SSD）、容积显示技术（volume rendering technique，VRT）、CT仿真内镜（CT virtual endoscopy，CTVE）。其中VRT技术运用了横断面图像的全部数据，空间定位和解剖结构显示准确，能很好显示重叠血管和钙化，并不受金属夹影响，优于其他重建技术。但横断面图像、MIP、MPR图像在血管狭窄、斑块的显示、血管内支架置入术后评价等方面可提供许多有用信息。

三、MRA

流动血液引起的信号改变可以提供血管形态学的相关信息和流动的定量数据，这是磁共振血管成像（MR angiography，MRA）的基础。MRA显示的血管中血流动力学的生理特征，不能反映真正的解剖学管腔。时间飞越（TOF）法和相位对比血管成像（PC）法是MRA应用广泛的两种基本方法。TOF法主要基于血流的流入增强效应，PCA法则是利用流动质子的相位效应产生影像对比。目前的技术因图像空间分辨率还不够，无法显示豆纹动脉和丘脑穿支动脉等小血管。在血管严重狭窄区域，MRA在管腔狭窄局部显示血流相关的信号丢失，在评价严重狭窄时必须考虑，严重狭窄的血液流空会出现类似闭塞的表现，存在夸大狭窄程度的倾向。但总体上，MRA比CTA、DSA更安全，突出的优点是不需要注射对比剂，无创无辐射，可以满足大部分颅内血管检查需要。为弥补不足，可采用对比增强MRA（CE-MRA）。利用细胞外液非特异性离子型对比剂使血液的T1值明显缩短，用超快速且权重很重的T1WI序列来记录T1弛豫差别。能够比较真实地反映血管狭窄，但不能提供血流信息。

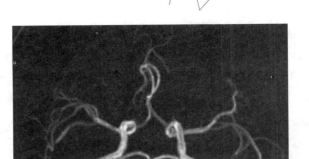

图 6-2-1　MRA 显示颅内主要动脉（3D-TOF 法）

四、DSA

　　CTA、MRA能显示脑血管的主干及较大分支，对脑血管疾病起到筛选和初步诊断作用。但是空间分辨率较低，存在过度判断动脉狭窄的缺陷。数字减影全脑血管造影（digital subtract angiography，DSA）能够直观地测定血管狭窄程度和范围，观察侧支循环情况，判断病变供应动脉的来源、数量、引流静脉的去向等，是目前诊断脑血管病变的"金标准"。近年来，三维DSA（3D-DSA）的开发和临床应用，使脑血管病尤其是动脉瘤的诊断准确率明显提高，而且三维技术通过对动脉瘤本身形态及其与周围血管多角度的成像，为临床治疗提供了更为丰富的信息。

　　在伦琴于1895年11月8日发现了X线之后的几周，Haschek和Lindenthal就在尸体上进行了手的动脉血管造影实验研究。Santos于1928年完成了首例经皮直接穿刺主动脉造影。Ziedes于1934年报道了胶片减影法。瑞典的Seldinger于1953年采用套管针、导丝和导管经皮股动脉插管造影的技术方法简化了操作过程并提高了安全性，使血管造影成为介入放射学的基本操作技术。Oedman、Morino、Tillander等于1956年倡导选择性插管技术，使血管造影逐步成熟。20世纪70年代以后电视技术的发展促使了电子减影方法的出现。DSA于1980年由美国威斯康辛（Wisconsin）大学的Mistretta小组和亚利桑那（Arizona）大学的Nadelman小组首先研制成功，11月在芝加哥召开的北美放射学会上公布。DSA采用碘化铯荧光体探测器接收穿过人体的X线使之成为光学图像，经影像增强器增强、高分辨率摄像机扫描、模/数（A/D）转换储存，将对比剂注入后所摄的血管充盈像与对比剂注入前所摄蒙片（mask）经减影处理、数/模（D/A）转换形成血管影像。

　　Seldinger技术是穿刺插管技术。皮肤麻醉及消毒后，用刀片尖挑开穿刺点皮肤约2mm小口，选择合适的含针芯穿刺针，左手摸准被穿刺动脉并用示指和中指（或环指）将其固

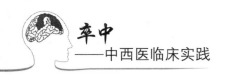

定；右手持针保持针尖斜面向上与皮肤成30°～40°角，经穿刺点快速进针；当针刺中动脉并松开右手时，可见穿刺针跳动方向与动脉纵轴一致。此时拔出针芯，可见血液从针尾喷出，立即插入导丝并退出穿刺针，通过导丝引入扩张鞘管或导管，直至将导管引入目标血管。

造影前应与患者充分沟通，进行病情评估，详细了解患者病情及凝血功能、肝肾功能等与操作相关的检查结果，术前备皮、排空二便、禁饮食。操作前需核实数字减影血管造影机及监护设备工作状态，操作及治疗所需物品与药品。

患者仰卧在造影床上，固定头部并放置直径10mm钢球作为测量标记，固定四肢。会阴部消毒，上至肚脐、下至双股中部，铺无菌单。多以下至股动脉为穿刺点，在腹股沟韧带下2cm，股动脉搏动最明显处，用1%利多卡因5～10ml做局部浸润麻醉，不合作者或危重患者神经安定麻醉或气管插管全身麻醉。需肝素化时给予肝素1mg/kg，稀释后静脉注射。用三角刀片将穿刺点皮肤切开2mm。术者左手中、示指摸准股动脉穿刺点，右手持穿刺针逆血流方向与皮肤成45°角，采用Seldinger技术穿刺插入导管鞘，从导管鞘侧壁三通开关连接管回抽见动脉血，确定无误后，将动脉加压输液管连接在导管鞘侧壁三通连接管，慢慢滴入生理盐水，并用无菌胶布固定导管鞘。导管内插入导丝，在电视监视下将造影导管送入股动脉→髂外动脉→髂总动脉→腹主动脉→胸主动脉→主动脉弓，注入少量对比剂确认后开始造影。先做主动脉弓造影。然后采用"定向旋转"手法，分别将导管插入左右颈内动脉、颈外动脉、椎动脉进行选择性全脑血管造影，在特殊情况下还需要做两侧甲状颈干和肋颈干的超选择性血管造影。右椎动脉插管较左侧困难。造影常规体位颈内动脉、颈外动脉为头颅正侧位，必要时加左右斜位。正位时双岩骨对称位于眼眶内下2/3，侧位时双外耳孔重合。15°～30°斜位可显示动脉根部；左前60°～65°斜位可显示主动脉弓、颈动脉及椎动脉；左右70°斜位可使颈内动脉与颈外动脉起始部分离；30°斜位可显示颈内动脉虹吸部。椎动脉为标准侧位和汤氏位。脑血管造影一般压力为150PSI（磅/平方英寸）。对比剂注射剂量大约颈总动脉为8ml/s，总量12ml；颈内动脉6ml/s，总量9ml；颈外动脉3ml/s，总量5ml；椎动脉5ml/s，总量7ml。整个过程需监测足背、胫后动脉搏动，肢体颜色及有无疼痛，穿刺点有无出血。造影完成后，左手示、中、环三指摸准穿刺点上下，在右手拔出导管鞘的同时，左手紧紧压迫股动脉穿刺点，持续15～20分钟，松开压迫见穿刺点无出血后，用无菌纱布覆盖并加压包扎，外加沙袋压迫局部，持续6～8小时。术后卧床24小时，穿刺侧下肢制动；术后6小时后可进食。

介入放射学操作并发症包括穿刺部位血肿、脑血管痉挛、假性动脉瘤和动静脉瘘（AVF）、导管或导丝在血管内折断、动脉粥样硬化斑块脱落、血管内膜损伤致血栓形成、空气栓塞、血管破裂致颅内出血等。

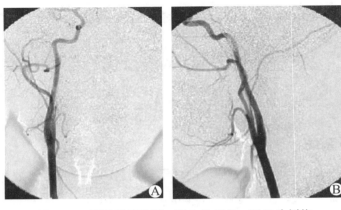

图 6-2-2 颈总动脉造影，图 A 为正位，图 B 为侧位

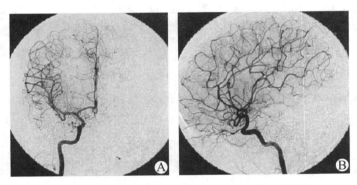

图 6-2-3 颈内动脉造影，图 A 为正位，图 B 为侧位

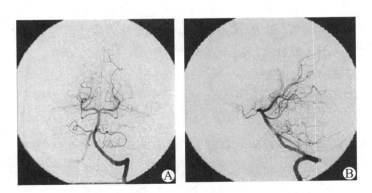

图 6-2-4 椎动脉造影，图 A 为正位，图 B 为侧位

（郭晋斌 王艳萍 申智荣）

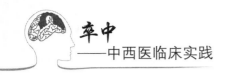

第三节　脑静脉系统及影像学评价

一、脑静脉系统

脑的静脉与身体其他部位的静脉不同，不与同名的动脉伴行，数目和位置也不太恒定，管腔较大，缺乏弹性，但为保障血液回流，在颅内形成了丰富的静脉网。脑静脉有深浅两组，汇集的血液最终汇入静脉窦。

大脑浅静脉组源自皮质小静脉，互相连结形成软脑膜静脉网，再汇集成略大的静脉支，在软脑膜内走行一小段，穿入蛛网膜下腔后汇集成大脑上静脉（汇入上矢状窦）、大脑浅中静脉（又称Sylvius浅静脉，汇入海绵窦）、大脑下静脉（汇入横窦）等较大的静脉。三者之间有支间吻合和干间吻合，上、中静脉间有前上大吻合静脉（Trolard静脉），上、下静脉间有后下大吻合静脉（Labbe静脉）。

大脑深静脉组源自大脑深部，汇集基底节、深部髓质及脑室旁的血液，由深部逐渐流向中央。源自丘脑、纹状体、胼胝体、侧脑室、额叶深部等处的血液汇入大脑内静脉，源自眶回、嗅回、胼胝体膝部、岛叶、颞叶深部、中脑等处的血液汇入基底静脉（Rosenthal静脉），两者最后在胼胝体压部前下方汇入大脑大静脉（Galen静脉），注入直窦。

脑静脉窦是硬脑膜内外层分离形成的静脉通道，除接受脑静脉血液回流外，还经导静脉和板障静脉与颅外静脉相连系，并通过蛛网膜颗粒吸收脑脊液。脑静脉窦包括上矢状窦、下矢状窦、直窦、横窦、窦汇、乙状窦、海绵窦、岩上窦、岩下窦等。下矢状窦与大脑大静脉汇合为直窦，直窦与上矢状窦、左右横窦于枕内隆凸汇合为窦汇，左右横窦向外延续为左右乙状窦，至颈静脉孔处终于颈内静脉上球。

综上，颅内静脉回流可总结如下。

大脑上静脉　→　上矢状窦　　　大脑下静脉

　　　　　　　　　↓　　　　↓

下矢状窦　→　直窦　→　窦汇　→　横窦　→　乙状窦　→　颈内静脉

　　　　　　↑　　　　　　　　　　　　　　　↑

　　　　大脑大静脉　　　　　大脑浅中静脉　→　海绵窦

　　　　　↑

大脑内静脉、基底静脉

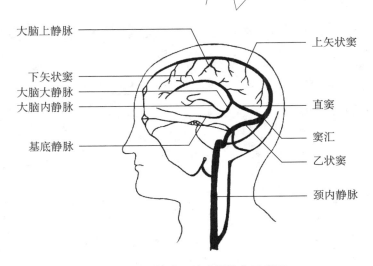

图 6-3-1　脑静脉系统（侧位）示意图

二、脑静脉系统的影像学评价

目前多采用磁共振静脉造影（magnetic resonance venography，MRV）、DSA来进行评价。由于相位对比法（PC）的优势在于对小血管和慢血流的显示，故MRV可采用PC法。详细内容参见本书第十章。

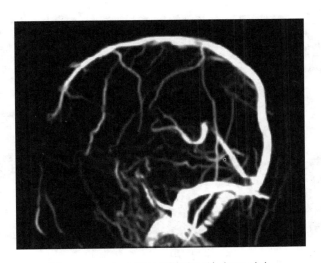

图 6-3-2　MRV 显示脑静脉系统（PC 法）

（郭晋斌　王艳萍　申智荣）

第七章

缺血性卒中

缺血性卒中是指由局灶性脑、脊髓或视网膜梗死所致的突发性神经功能障碍。中枢神经系统梗死是指缺血导致的脑、脊髓或视网膜细胞死亡，它基于以下证据：按明确的血管供血区分布的脑、脊髓或视网膜局灶性缺血性损害的病理学、影像学或其他客观证据；或根据持续时间超过24小时或直至死亡时存在的症状支持的脑、脊髓或视网膜局灶性缺血性损害的临床证据，并排除其他病因。本章主要论述缺血性脑卒中 [ischemic stroke，与脑梗死（cerebral infarction）同义]，视网膜梗死见眼动脉部分，脊髓梗死在最后论述。

细胞病理学创始者德国的鲁道夫·魏尔啸（Rudolf Virchow，1821—1902）描述了原位血栓形成和随后的栓塞，提出了血栓形成的三要素：血管内的血流停滞；血管壁的损伤；血液中促凝和抗凝因子失去平衡。法国的查尔斯·富瓦（Foix，1882—1927）及其同事应用神经病理方法研究并描述了大脑中动脉、大脑前动脉、大脑后动脉和椎-基底动脉供血区脑梗死综合征。20世纪70年代以来，缺血性脑卒中一直是卒中领域关注的热点。从基础到临床，从药物到手术，从脑组织到脑血管，从治疗到预防，从个案观察到注册研究……这些工作促进了我们对缺血性脑卒中处理基本理念的更新与发展。

第一节　颈内动脉系统及其闭塞性病变

颈内动脉及其分支共同构成颈内动脉系统，又称前循环。颈内动脉系统供应脑的大部分幕上结构，包括额叶、顶叶、部分枕叶和颞叶、基底核、内囊、间脑前半部、眼球及附属结构。

一、颈内动脉（ICA）

对动脉分段的目的是便于对动脉的状况进行描述。颈内动脉以颅底的颈动脉管外口为界，分为颅外段（C1段，颈段）和颅内段。颅外段全长没有任何分支，位置深在，不易触摸到，起始部呈梭形膨大，存在颈动脉窦（压力感受器神经冲动经舌咽神经的分支窦神经传至延髓的心血管调节中枢）。颈内动脉从颈总动脉分出后，先在颈外动脉后外侧，再行至其内侧。颈内静脉在颈内动脉外侧。

颈内动脉颅内段分为六段。

（1）岩骨段（C2段）行于颞骨岩部的颈动脉管内。

（2）破裂孔段（C3段）起于颈内动脉管颅内口终端，止于岩舌韧带。在破裂孔上方，被三叉神经节覆盖。

（3）海绵窦段（C4段）行于海绵窦内，内侧紧贴蝶骨侧壁，其外侧与穿过海绵窦的脑神经——动眼神经、滑车神经、三叉神经第一支及第二支、展神经相邻。永存三叉动脉（PTA）是原始颈内动脉-基底动脉吻合中最常见的一种异常。PTA起自颈内动脉的C4段近后膝处，可在蝶鞍旁或蝶鞍内走行。蝶鞍旁的PTA围绕鞍背向外后弯曲伴随三叉神经走行；蝶鞍内的PTA直接后行穿过鞍背在中线与基底动脉吻合。

（4）床突段（C5段）最短，是前膝上面的一小块楔形硬膜间结构，始于反折的海绵窦硬膜形成的近侧硬膜环，止于颈内动脉进入蛛网膜下腔处的由小脑幕分裂形成的远侧硬膜环。

（5）眼段（C6段）是床突上颈内动脉最近侧的硬膜内段，分出眼动脉和垂体上动脉。垂体上动脉向垂体前叶、垂体柄、视神经、视交叉供血。

（6）交通段（C7段）指颈内动脉参加Willis环的一段，起于后交通动脉起点，止于大脑前动脉与大脑中动脉分叉处。颈内动脉主要分支（后交通动脉、脉络膜前动脉、大脑前动脉、大脑中动脉）均从此段发出。海绵窦段、床突段、眼段常合称为虹吸部。

颈内动脉狭窄和闭塞以其起始处最常见，其次是虹吸部。由于存在广泛的侧支循环，故颈内动脉闭塞后的梗死区域往往不是其完全或完整的供血区域，而大多是其分支动脉的供血区域。颈内动脉闭塞后是否产生症状或所产生症状的轻重程度主要取决于脑动脉的代偿机制和能力。大约2/3颈内动脉闭塞患者无任何症状，但症状性颈内动脉闭塞的临床表现复杂多样。提示颈内动脉闭塞的征象有：

（1）交叉性视神经-偏瘫征。闭塞侧眼动脉受累出现一过性或持久性视力障碍，大脑中动脉受累出现闭塞对侧偏瘫。一过性者为单眼短暂性视网膜缺血发作，表现为视物暗淡、发黑、昏暗，持续数秒钟至数分钟，不遗留永久性失明；持久性者因眼动脉血栓形成可产生永久性的失明，或伴眼球深部疼痛。

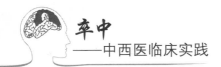

（2）交叉性Horner征-偏瘫征。闭塞侧因颈内动脉外壁上的交感神经节后纤维受损出现Horner征。

（3）发作性晕厥-偏瘫征。闭塞侧大脑半球广泛缺血。

（4）痴呆-偏瘫征。闭塞侧额-顶-颞区缺血。

（5）颈内动脉系统的短暂性缺血发作反复发作。其中，通常在站立或活动时出现闭塞对侧上肢振动或抖动，有时累及下肢，在坐下或躺下时消失的肢体抖动性短暂性缺血发作是典型的但不常见的发作。

（6）反复头痛不适。随着颈内动脉狭窄程度的不断加重，侧支循环逐渐建立，引起动脉扩张和头痛。

（7）完全的颈内动脉供血区梗死，甚至累及对侧大脑前动脉供血区。患者常突然偏瘫、昏迷，严重者因脑疝死亡。颈内动脉闭塞后一般很少表现出单独的大脑前动脉供应区受累症状。

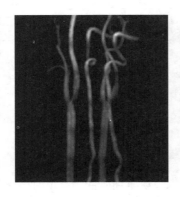 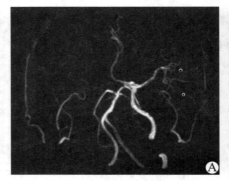

图 7-1-1　MRA 示右侧颈内动脉起始处狭窄

图 7-1-2　图 A 为 1 例右侧颈内动脉闭塞的 MRA 表现，图 B 为 CT 示其右侧大脑皮质萎缩

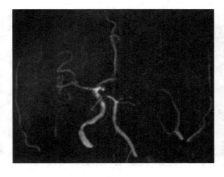 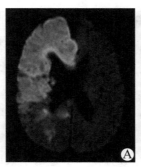 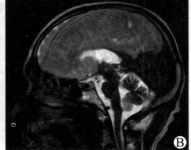

图 7-1-3　1 例左侧颈内动脉闭塞的 MRA 表现

图 7-1-4　1 例右侧颈内动脉闭塞所致大面积梗死的 MRI 表现，图 A 为 DWI，图 B 为矢状位 T2WI

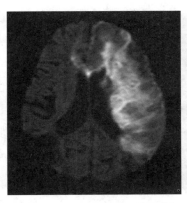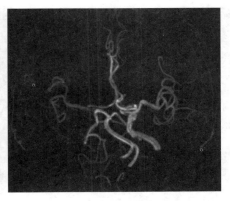

图 7-1-5　1 例左侧颈内动脉闭塞
所致的包括右侧大脑前动脉供血
区在内的大面积梗死

图 7-1-6　MRA 示右侧颈内动脉闭塞前
交通动脉开放

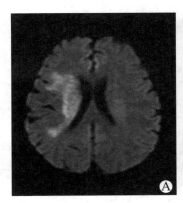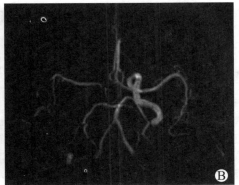

图 7-1-7　1 例右侧颈内动脉闭塞导致的右侧放射冠梗死，图 A 为 DWI，图 B 为
MRA 示该患者后交通动脉开放

二、颈内动脉分支

1. 眼动脉（OA）与视网膜梗死　眼动脉是颈内动脉第一个较大的分支，通常起始于颈内动脉床突段穿过硬脑膜移行于眼段处，从此发出后便向前行，与视神经一起经视神经管入眶。分为眼支、眶支和眶外支。眼支有视网膜中央动脉、睫状体动脉。眶支的泪腺动脉向泪腺、结膜供血，其分支脑膜返动脉向后穿过眶上裂与脑膜中动脉分支吻合。眶外分支与颈外动脉的筛动脉、面动脉分支有广泛吻合，是重要的侧支血管。

视网膜中央动脉是眼动脉的重要分支，与视神经同行，至视神经乳头处穿出，分为四支，即视网膜鼻侧上、下动脉和颞侧上、下动脉。视网膜中央动脉的硬化程度可以大致反映脑动脉系统尤其是颈内动脉系统的硬化程度，但两者之间并不绝对一致。视网膜动脉硬

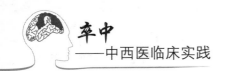

化的分级标准见表7-1-1。临床常见高血压视网膜病变和糖尿病视网膜病变，现将高血压视网膜病变分级及糖尿病视网膜病变分期的标准列出（表7-1-2和表7-1-3）。

眼动脉的分支与颈外动脉的分支相互吻合，与脑膜中动脉之间也有丰富吻合。颈内动脉膝段近心端闭塞时，眼动脉内的血流方向可发生逆转，来自于颈外动脉的血流可通过眼动脉向颈内动脉膝段远端代偿性供血，从而避免脑梗死的发生。眼动脉闭塞时，除非血栓扩展至视网膜中央动脉，否则不引起视力障碍。视网膜中央动脉闭塞造成视网膜梗死，表现为急性的无痛性视力丧失，通常伴有眼底镜观察到的视网膜缺血性白斑，视盘可出现明显的"樱桃红斑"。不典型病例可采用荧光素造影来证实。

表 7-1-1　视网膜动脉硬化的分级

分级	视网膜病变表现
I	小动脉轻度变细，反光带增宽，轻度或无动静脉交叉压迫改变
II	较明显小动脉变窄和反光带增宽，较明显动静脉交叉压迫改变
III	小动脉呈铜丝状，明显动静脉交叉压迫改变
IV	小动脉呈银丝状，严重动静脉交叉压迫改变

表 7-1-2　高血压视网膜病变分级

分级	视网膜病变表现
I	视网膜小动脉轻度普遍变细，小动脉管径均匀，无局部缩窄
II	明显小动脉狭窄及局部管径不规则，动静脉交叉处有压迫现象
III	弥漫小动脉狭窄、交叉压迫现象及管径不规则，合并视网膜出血、渗出和棉絮状斑等改变
IV	III级改变的同时，合并右视乳头水肿和视网膜水肿

表 7-1-3　糖尿病视网膜病变分期（1984）

单纯型	I期	有微动脉瘤或并有小出血点	+较少，易数	++较多，不易数
	II期	有黄白色硬性渗出或并有出血斑	+较少，易数	++较多，不易数
	III期	有白色软性渗出或并有出血斑	+较少，易数	++较多，不易数
增殖型	IV期	眼底有新生血管或并有玻璃体出血		
	V期	眼底有新生血管和纤维增殖		
	VI期	眼底有新生血管和纤维增殖，并发视网膜脱离		

2. 后交通动脉（PCoA） 后交通动脉是组成Willis环的重要动脉之一，是连结颈内动脉系统和椎-基底动脉系统的桥梁，是Willis环各动脉中变异最多的动脉。后交通动脉血流方向取决于前后循环中的压力，但前后循环的血流在正常情况下多不相混。由于血流动力学关系，后交通动脉与颈内动脉相接处好发动脉瘤，可向下压迫动眼神经引起动眼神经麻痹，或伴外展神经麻痹。正常血管造影侧位相上，漏斗状扩张的后交通动脉起始部宽度应<2mm。

后交通动脉发出数条细小中央支包括丘脑结节动脉，供应下丘脑、丘脑腹侧核、视束前1/3、内囊后肢、丘脑底核（Luys体）。

3. 脉络膜前动脉（AChA） 脉络膜前动脉从颈内动脉发出后分为脑池段（行于环池）和脑室内段。脑池段起始后，先在视束下向后内侧走行至颞叶钩部，向外绕过大脑脚至外侧膝状体旁，通过脉络裂进入侧脑室颞角；脑室内段起于侧脑室颞角，沿侧脑室内的脉络丛向后至丘脑枕，弯行向上经侧脑室三角部进入侧脑室体部，在室间孔附近与脉络膜后动脉吻合。脉络膜前动脉供血范围不一，包括视束、内囊后膝、大脑脚、脉络丛、颞叶内侧等。由于其细小且行程长，缺乏侧支循环，易发生闭塞。闭塞后常表现为对侧轻偏瘫（大脑脚中1/3受累）、对侧偏身感觉障碍（内囊下2/5丘脑皮质束受累）、偏盲（内囊下2/5视放射纤维受累）。这些表现可以是一过性的，也可以是持续性的。双侧脉络膜前动脉闭塞可出现较严重的构音障碍、认知功能下降、假性延髓麻痹样缄默，影像学表现为靠近颞角的大脑皮质和外侧膝状体梗死。

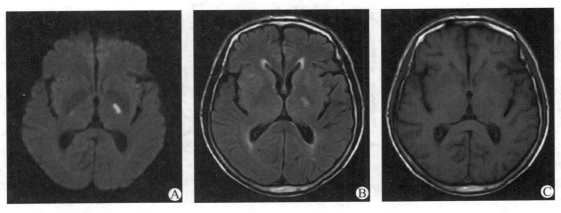

图7-1-8 1例内囊后肢梗死的 MRI 表现，图 A 为 DWI，图 B 为 FLAIR，图 C 为 T1WI

4. 大脑前动脉（ACA） 在视交叉外侧，正对嗅三角处，大脑前动脉呈直角或近乎直角方向由颈内动脉发出。在脑底部水平位向中线走行，越视交叉上方入纵裂至前交通动

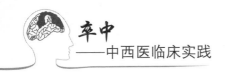
脉处，称水平段（A1段、交通前段）。左右大脑前动脉中间以横支相连，称前交通动脉。两侧大脑前动脉远侧段在近中线处平行折入大脑纵裂，以后在大脑镰下方沿胼胝体沟由前向后至压部，与大脑后动脉的末梢吻合，从而形成颈内动脉系统和椎-基底动脉系统的另一条吻合途径。自前交通动脉垂直延伸至胼胝体膝部为垂直段（A2段、交通后段），A3段指远侧大脑前动脉及皮质分支。A1段与A2段合称近侧段，A3及以远称远侧段。

大脑前动脉变异包括一侧大脑前动脉交通前段缺如，由对侧大脑前动脉的交通前段供应两侧大脑前动脉的交通后段血流。同侧颈内动脉增加向后交通动脉分流而使之增粗。椎-基底动脉的血流可通过对侧后交通动脉向颈内动脉系统代偿性流动，造成双侧后交通动脉增粗。大脑前动脉交通后段正常情况下应为双干型。约10%的两侧大脑前动脉于前交通动脉处汇合，形成单干型，至远端再分开。而汇合后也可分为3支或3支以上的分支血管，形成多干型。

大脑前动脉分为皮质支（眶额胼楔）和中央支两组分支。皮质支供应整个额叶前端，额叶、顶叶内侧面和上外侧凸面狭长区域及胼胝体；中央支供应部分额叶眶面皮质、外囊、尾状核和豆状核前部、苍白球外侧部、内囊前肢、内囊膝部和后肢前部。

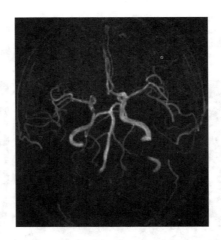

图 7-1-9　MRA 示右侧大脑前动脉 A1 段缺如

大脑前动脉水平段闭塞可不出现任何症状，垂直段可通过前交通动脉获得对侧大脑前动脉水平段供血。大脑前动脉中央支包括内侧豆纹动脉、Heubner返动脉（RAH）等。①内侧豆纹动脉是一组从水平段发出的穿支动脉，向后上经前穿质供应大脑前基底部，向下方供应视交叉及视神经。②Heubner返动脉由Heubner（1872）首先描述，从大脑前动脉水平段或垂直段近端发出，折回大脑前动脉起点附近的前穿质入脑，是大脑前动脉最大最长的分支，供应外囊、豆状核前外侧部、尾状核前部及内囊前肢。闭塞出现对侧中枢性面舌瘫（内囊膝部）、上肢轻瘫（内囊后肢前部）、额叶性共济失调（额桥束），左侧闭塞出现智能障碍。由于该区域尚有其他动脉供应，故表现较轻。大脑前动脉主干和Heubner返动脉同时闭塞，通常症状明显，表现为对侧上运动神经元性偏瘫、面瘫、舌瘫（下肢重、上肢及头面轻）、对侧下肢感觉障碍、轻度膀胱和直肠括约肌障碍（主要是排尿困难）、精神症状（情感淡漠、反应迟钝或欣快等）及额性共济失调（额桥束受累）。由于连接语言感受中枢的左侧大脑半球中央后回与控制左侧肢体活动的右侧大脑半球之间的联系通路受损，出现左上肢失用，即患者左手不能按指令完成动作而右手能正常完成。左侧大脑前动脉闭塞可出现经皮质运动性或感觉性失语。单干型大脑前动脉闭塞使双侧旁中央小叶受累出现严重的尿潴留及强握、摸索、吸吮等原始反射。

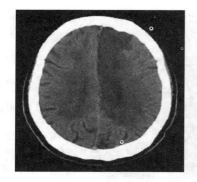

图 7-1-10 CT 示左侧大脑前动脉供血区梗死

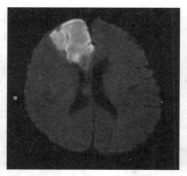

图 7-1-11 DWI 示右侧大脑前脉供血区额顶叶梗死

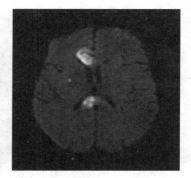

图 7-1-12 DWI 示右侧大脑前动脉供血区胼胝体梗死

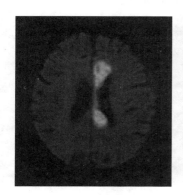

图 7-1-13 DWI 示左侧大脑前动脉供血区额枕叶胼胝体扣带回梗死

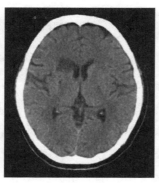

图 7-1-14 CT 示右侧大脑前动脉中央支供血区尾状核头部梗死

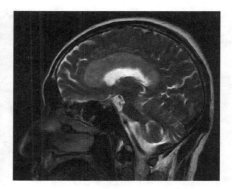

图 7-1-15 矢状位 T2WI 示左侧大脑前动脉供血区胼胝体扣带回梗死

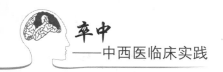

大脑前动脉皮质支按照供血结构命名，包括眶额动脉、额极动脉、胼周动脉、胼缘动脉、楔前动脉等。①近侧段发出的皮质支：眶额动脉从上行段发出，供应直回、嗅叶及眶回内侧。额极动脉从膝段发出，供应额叶前部、额极内外侧面。由于侧支循环丰富，闭塞后多无表现，也可出现对侧肢体短暂性共济失调、强握反射及精神症状。②远侧段发出的皮质支：胼周动脉是大脑前动脉主干的远侧延续，在胼胝体沟走行，是胼胝体上缘和扣带回下缘的标志，供应胼胝体和楔前叶。主干闭塞出现对侧下肢瘫痪（旁中央小叶及中央前回上1/4）、感觉障碍（旁中央小叶及中央后回上1/4）、二便轻度障碍（旁中央小叶），不伴失语。胼胝体动脉从胼周动脉发出，向后与大脑后动脉的胼胝体支吻合。胼缘动脉供应扣带回、额上回、旁中央小叶、额中回上缘、中央前后回上1/4。胼缘动脉的分支有额内前动脉、额内中动脉、额内后动脉、旁中央动脉，其中旁中央动脉供应部分扣带回、旁中央小叶、中央前后回上1/4。旁中央动脉闭塞后出现对侧下肢瘫痪、感觉障碍，可有膀胱功能障碍。楔前动脉供应扣带回上部的一部分、楔前叶前2/3、顶上小叶及顶下小叶上缘。

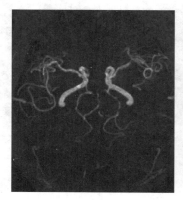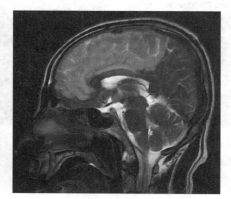

图 7-1-16　MRA 示双侧大脑前　　　图 7-1-17　矢状位 T2WI 示右侧大脑前
　　　　　　动脉闭塞　　　　　　　　　　　　　　动脉供血区额顶叶梗死

5. 大脑中动脉（MCA）　大脑中动脉在视交叉外侧、嗅三角和前穿质的下方，由颈内动脉直接延续而成。大脑中动脉起始部闭塞表现为对侧偏瘫（特点是上下肢瘫痪具有同等程度，中央前回及经内囊的锥体束受累）、对侧偏身感觉障碍（中央后回受累），有时有对侧同向偏盲（视辐射受累）；发生于优势半球者伴失语（额下回后部、颞上回后部受累）、失读（角回受累）、失写（额中回后部受累）、失用（缘上回受累）、失认，非优势半球者可有偏瘫侧忽视症。严重者可因大面积梗死继发水肿引起脑疝。

大脑中动脉走行分为四段。水平段、脑岛段（M1、M2段）为大脑中动脉的近侧段，

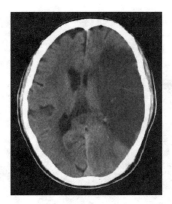

图 7-1-18 　 CT 示左侧大脑中动脉供血区大面积梗死

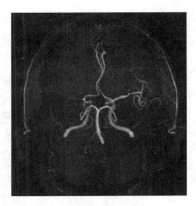

图 7-1-19 　 MRA 示右侧大脑中动脉闭塞

岛盖段、皮质支（M3、M4段）为大脑中动脉的远侧段。M3段在外侧裂中，M4段为皮质支，分支模式变异较大。

（1）水平段（M1段）行于脑底面前穿质下方，水平位向外至外侧裂。大多在距起始点10～12mm处开始分支，以双干型多见。上干供应外侧裂以上的大脑半球外侧额叶和顶叶上部，下干供应外侧裂下方的大脑皮质颞叶外侧面和顶下小叶。上干闭塞表现为面部、手及上肢重于下肢的偏瘫、偏身深浅感觉缺失、凝视麻痹，发生于优势半球者伴失语，非优势半球者伴偏瘫侧忽视症。下干闭塞表现为偏盲或上象限盲、行为亢奋、谵妄，发生于优势半球者伴Wernicke失语、命名性失语、偏执易怒，一般无运动感觉障碍。颞前动脉通常起自水平段分叉前，直接向前下绕过颞叶尖端而不进入外侧裂。大脑中动脉中央支豆纹动脉由水平段发出，经前穿质进入基底核区，分为内外两组：内侧豆纹动脉是指从大脑中动脉起10mm以内发出的较小中央支，有2～3支；外侧豆纹动脉是指从大脑中动脉起10～20mm处发出的较大中央支，有4～6支。供应壳核、尾状核、内囊上3/5（内囊前肢、内囊膝的背外侧、内囊后肢的背侧）。中央支闭塞表现为对侧上下肢同等程度的偏瘫（内囊上3/5相当于锥体束通过处由豆纹动脉供应；内囊下2/5相当于浅深感觉传导束和视辐射通过处由脉络膜前动脉供应），多数无感觉障碍、偏盲，发生于优势半球者伴失语。大脑中动脉发出中央支之后主干闭塞使闭塞侧大脑半球的外侧面发生广泛缺血，表现为对侧偏瘫（头面、上肢完全瘫痪，下肢轻度瘫痪）、偏身感觉障碍（头面、上肢感觉障碍重，下肢感觉障碍轻），偶有偏盲。发生于优势半球者伴混合性失语、失读、失写、失用。

（2）在靠近岛叶前下角，分叉后的大脑中动脉主干转向上形成一柔和的"膝部"，脑岛段（M2段）起于"膝部"，终于环状沟顶端的大的主支动脉。

（3）由于额、颞、顶叶岛盖覆盖，使岛盖段（M3段）开始先埋于外侧裂顶部，然

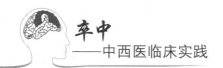
后转向外侧离开外侧裂并开始在大脑半球表面走行。岛盖段襻顶形成血管造影可见的侧裂三角。

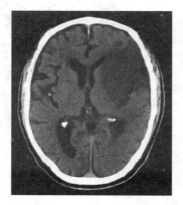

图 7-1- 20　CT 示左侧大脑中
动脉上干供血区梗死

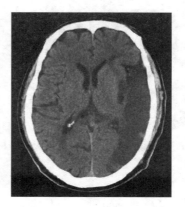

图 7-1-21　CT 示左侧大脑中
动脉下干供血区梗死

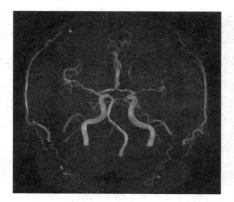

图 7-1-22　MRA 示左侧大脑中动脉狭窄

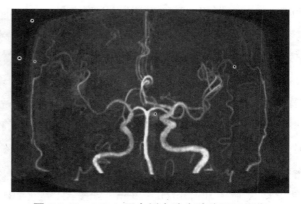

图 7-1-23　MRA 示右侧大脑中动脉下干闭塞

皮质支（眶额中央顶角颞）为M4段，包括眶额动脉、中央前沟动脉、中央沟动脉、中央后沟动脉、顶后动脉、角回动脉、颞后动脉。皮质支可分为三组，前支包括眶额动脉，中央支又称额顶升支，包括中央前沟动脉、中央沟动脉、中央后沟动脉，后支包括顶后动脉、角回动脉、颞后动脉。这些皮质支闭塞会产生节段性梗死，多数是栓塞引起的。

（1）眶额动脉分布于三角部、盖部及额中回后部，主要供应额叶眶部外侧半及额下回，闭塞产生运动性失语。

（2）中央前沟动脉（前中央动脉）供应额中回后部、额下回后部、中央前回下3/4皮质，闭塞产生对侧中枢性面舌瘫、上肢轻瘫。

（3）中央沟动脉（中央动脉）供应中央沟两侧下3/4皮质，闭塞出现以头面和上肢为主的偏瘫和偏身感觉障碍。

（4）中央后沟动脉（后中央动脉、顶前动脉）供应中央后回下3/4及顶间沟前部上下缘皮质，闭塞出现以头面上肢为主的对侧偏身感觉障碍。

（5）顶后动脉供应缘上回及顶上小叶下缘皮质，闭塞在优势半球出现失用症。

（6）角回动脉供应角回及顶上小叶后部上缘皮质，闭塞出现失读、命名性失语、Gerstmann综合征（失写、失算、手指失认、不能辨别左右）。

（7）颞后动脉供应颞上回、颞中回、颞下回的后部，闭塞出现Wernicke失语。顶后动脉、角回动脉、颞后动脉还供应皮质深面的视辐射，闭塞后均可出现对侧同向偏盲。

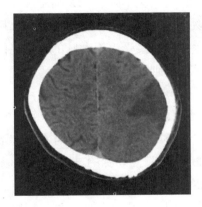

图 7-1-24　CT 示左侧大脑中动脉皮层支供血区梗死

（郭晋斌）

第二节　椎 - 基底动脉系统及其闭塞性病变

椎动脉及其分支与基底动脉及其分支共同构成椎-基底动脉系统，又称后循环。椎-基底动脉系统供应脑干、小脑、颞叶下面及枕叶内侧面皮质。

一、椎动脉（VA）

椎动脉起始于锁骨下动脉第一段的上后部，向上穿行于第六颈椎到第一颈椎横突孔，由寰椎横突孔穿出，向后绕寰椎侧块，穿过寰枕后膜及硬脑膜，经枕骨大孔入颅，在脑桥下缘与对侧椎动脉合成基底动脉。椎动脉全程分四段：自起始到第六颈椎横突孔前为骨外段（V1段）；第六至第一颈椎横突孔内为椎间孔段（V2段）；出第一颈椎横突孔弯向后

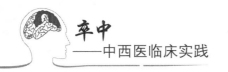

方，绕寰椎后弓的上方至寰枕后膜为脊椎外段（V3段）；穿寰枕后膜经枕骨大孔入颅向中线至脑桥延髓沟附近与对侧椎动脉合并为基底动脉处为硬膜内段（V4段、颅内段）。椎动脉闭塞因血栓形成者少见。一侧椎动脉闭塞可通过对侧椎动脉代偿，无明显症状。约10%患者一侧椎动脉细小，当另一侧主要起供血作用的椎动脉发生闭塞时，症状严重。

二、椎动脉分支

椎动脉分支可分为颈部分支和颅内分支。颈部分支主要发自椎动脉椎间孔段，脊髓支供应脊髓，肌支供应颈后部肌肉等组织。颅内分支主要有脑膜支、脊髓后动脉（posterior spinal artery）、脊髓前动脉（anterior spinal artery）、小脑后下动脉（posterior inferior cerebellar artery，PICA）。脑膜支供应小脑幕、大脑镰及邻近的硬脑膜，与颈外动脉的枕动脉和咽升动脉的脑膜支有吻合。脊髓后动脉从椎动脉发出后绕向颈髓外侧，沿后外侧沟垂直下行至脊髓下部马尾，途中不断接受后根动脉的补充，由于其供应范围小，侧支吻合好，闭塞后很少有临床表现。如有则通常以深感觉障碍为主，损伤平面以下腱反射消失及患侧肢体感觉性共济失调。

1. 脊髓前动脉　脊髓前动脉由椎动脉末端发出，左右各一，发出后在延髓前面斜向下内，约至延髓橄榄体下端水平，两侧脊髓前动脉合在一起形成脊髓前正中动脉，沿脊髓前面前正中裂下行，途中不断接受前根动脉的补充。其延髓支闭塞引起延髓前部综合征（Jackson综合征、延髓腹侧综合征、橄榄体前部综合征），表现为病灶对侧上运动神经元性偏瘫、对侧半身感觉障碍、同侧周围性舌肌瘫痪（周围性舌下神经麻痹）。更常见的是与延髓外侧综合征同时发生，形成一侧延髓梗死或Babinski-Nageotte综合征：同侧咽喉肌瘫痪（迷走神经疑核受累）、同侧舌肌瘫痪（舌下神经受累）、同侧舌后1/3味觉丧失（舌咽神经受累）、同侧面部痛温觉丧失（三叉神经脊髓束受累）、同侧共济失调（绳状体受累）、同侧Horner征（网状结构内交感神经纤维受累）、对侧偏瘫（锥体束受累）及痛温觉丧失（脊髓丘脑束受累），深感觉正常。

2. 小脑后下动脉（PICA）　小脑后下动脉为椎动脉颅内分支中最大的一支。供应延髓背外侧区（延髓支）、小脑半球后下面及下蚓部（小脑支）、第四脑室和脉络丛（脉络膜支）。小脑后下动脉闭塞后，由于小脑支和脉络膜支与附近血管有丰富吻合，影响较小，故主要表现为延髓支供血区损害，出现延髓背外侧综合征（Wallenberg综合征）：眩晕、眼球震颤（前庭外侧核受累）；共济失调（绳状体、脊髓小脑束受累）；呃逆、呕吐（延髓网状结构受累）；交叉性感觉异常（三叉神经脊髓束及核受累产生同侧面部痛温觉障碍；三叉丘系受累表现为对侧面部感觉障碍）；吞咽困难、声音嘶哑（迷走神经疑核受累）；同侧Horner征（网状结构内交感神经纤维受损）。

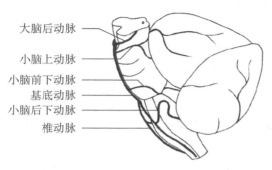

大脑后动脉
小脑上动脉
小脑前下动脉
基底动脉
小脑后下动脉
椎动脉

图 7-2-1 小脑侧面供血示意图

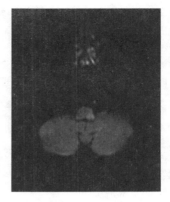

图 7-2-2 DWI 示左侧延髓背外侧梗死

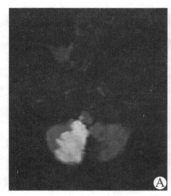

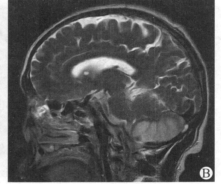

图 7-2-3 MRI 示右侧小脑后下动脉供血区梗死，图 A 为 DWI，图 B
为矢状位 T2WI

三、基底动脉（BA）

基底动脉全长约3cm，由左右椎动脉于脑桥延髓沟汇合而成，位于脑桥之前、斜坡之后，行于桥前池脑桥基底沟中左右展神经之间，至脑桥大脑脚沟中点分为左右大脑后动脉，位于左右动眼神经根之间。供应部分延髓（穿动脉供应其中央部）及脑桥（主要是基底部，被盖部尚有小脑上动脉分支供血）、中脑、小脑除半球后下面及下蚓部外其余各部、颞叶下面、枕叶内面、部分间脑。由于基底动脉粗于椎动脉，故不易出现栓塞，但易发生血栓形成。主干闭塞前往往有短暂性缺血发作，闭塞出现眩晕、恶心、呕吐、眼球震颤、复视、构音障碍、吞咽困难、共济失调，病情进展迅速，而出现昏迷、四肢瘫、去脑强直、死亡。基底动脉尖端分出两对动脉——大脑后动脉和小脑上动脉（superior cerebellar artery，SCA），供血区域包括脑桥、中脑、丘脑、小脑上部、颞叶内侧、枕

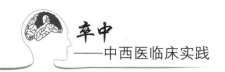
叶。1980年Caplan提出以基底动脉顶端为中心的2cm直径范围内包括双侧大脑后动脉、小脑上动脉发生闭塞主要表现为中脑、丘脑受损，也可表现出枕叶、颞叶、小脑受损的基底动脉尖综合征（top of the basilar syndrome，TOBS）。临床表现为眼球运动障碍（凝视麻痹）、瞳孔异常（中脑顶盖前区受损致瞳孔缩小、固定中央或散大）、觉醒和行为障碍（意识障碍，淡漠懒散）、可伴记忆力丧失（颞叶内侧海马或丘脑受损）、对侧偏盲或皮质盲（枕叶受损），少数出现大脑脚幻觉（常于黄昏出现，以形象生动具体的视幻觉为主，脑干头端网状结构受损）或脑桥幻觉（抽象虚幻的视幻觉，大脑脚后部及上部脑桥被盖部内侧纵束受损）。

四、基底动脉分支

1. 脑桥支（脑桥穿动脉）　脑桥支分为三组：旁中央动脉、短旋动脉、长旋动脉。

（1）旁中央动脉分布于脑桥基底沟两侧，供应脑桥腹侧面中线旁结构。闭塞出现脑桥基底内侧综合征（Foville综合征、脑桥中部基底综合征）：病灶侧周围性（核性）面神经麻痹、两眼向病灶侧的同向凝视麻痹、对侧偏瘫，头稍向健侧扭转。有时可累及内侧丘系、三叉丘系、脊髓丘脑束而出现偏身感觉障碍。如两侧发生阻塞则出现闭锁综合征（locked-in syndrome），意识清醒，语言理解正常，能以眼球上下运动示意，但不能讲话，双侧面瘫，四肢瘫痪，眼球水平运动障碍，呈失传出状态。

（2）短旋动脉由脑桥腹外侧区穿入，供应外侧楔形区域。闭塞出现脑桥基底外侧综合征（Millard-Gubler综合征、脑桥腹外侧综合征、脑桥腹下部综合征）：病灶侧外展神经麻痹、周围性（核性）面神经麻痹、对侧偏瘫及中枢性舌下神经麻痹。有时可累及内侧丘系、三叉丘系、脊髓丘脑束而出现偏身感觉障碍；累及桥臂出现小脑症状；累及通过脑桥的交感纤维出现Horner征。

（3）长旋动脉分布于脑桥被盖区。闭塞出现脑桥被盖综合征（Raymond-Cestan综合征）：病灶侧小脑性共济失调（结合臂受损）、对侧半身感觉障碍（脊髓丘脑侧束受损）。依病变水平可有同侧面部感觉障碍（三叉神经脊髓束受损）或同侧外展神经麻痹及凝视麻痹。累及脑桥上部网状激活系统出现意识障碍。

综上，随着脑桥受累由旁中央区向外侧扩展，出现的症状往往具有特征性，从偏瘫，偏瘫伴凝视麻痹，带有展神经、面神经麻痹的交叉瘫，直到脑桥被盖综合征出现的昏迷和小脑体征。

2. 内听动脉　内听动脉（迷路动脉）大多发自小脑前下动脉，也可发自基底动脉或小脑上动脉，在展神经根前方越过，行向脑桥延髓沟外端，与面神经、前庭蜗神经伴行，进入内耳道供应内耳，分为蜗支、前庭支、前庭蜗支。因其供应区侧支循环较差，闭塞表现为前庭缺血（平衡障碍、眩晕、恶心、呕吐）、耳蜗缺血（蝉鸣样高调耳鸣、神经性耳

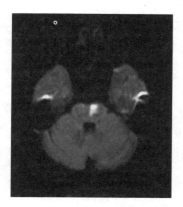

图 7-2-4　DWI 示左侧脑桥旁中央梗死

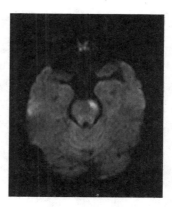

图 7-2-5　DWI 示左侧脑桥基底外侧梗死

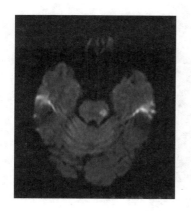

图 7-2-6　DWI 示左侧脑桥被盖梗死

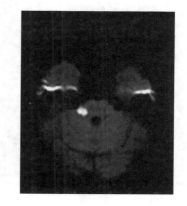

图 7-2-7　DWI 示右侧脑桥结合臂梗死

聋），其血供障碍可作为椎-基底动脉系疾病的早期信号。

3. 小脑前下动脉（AICA）　小脑前下动脉（anterior cerebeller artery，AICA）从基底动脉下段发出行向外下，是三支小脑动脉中最小的一支，一般在桥小脑池于展神经、面神经和前庭蜗神经的腹侧通过，至内耳门附近形成一小的襻，襻上常发出内听动脉。然后分成两支，内侧支行向下，越小脑二腹叶至下蚓外侧的半球，并与小脑后下动脉的分支吻合；外侧支围绕绒球小结叶形成一个襻（造影时的标志），而后靠近小脑水平裂行向外，外侧支的小分支越过上半月叶、下半月叶分别和小脑上动脉及小脑后下动脉的分支吻合。

闭塞时梗死多发生在脑桥上部（由于与小脑上动脉和小脑后下动脉有广泛吻合而少见小脑梗死）。出现眩晕、眼球震颤、同侧肢体小脑性共济失调（前庭神经核、绳状体受累）、同侧周围性面神经麻痹（面神经核及其根受累）、同侧耳聋（蜗神经核受累）、同侧面部痛温觉障碍（三叉神经脊束及核受累）、同侧Horner征（网状结构交感神经下行纤维损害）、对侧肢体及躯干痛温觉障碍（脊髓丘脑束受累）。

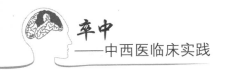

4. 小脑上动脉（SCA） 小脑上动脉是三支小脑动脉中最固定的一支，在约相当于脑桥上缘水平自基底动脉近终点处发出，在滑车神经下方及三叉神经上方绕过大脑脚向后行，走行中距大脑后动脉很近（约5mm）。动眼神经根从上述两动脉之间穿出，动眼神经位于大脑后动脉腹侧、小脑上动脉背侧。小脑上动脉不仅供应小脑（蚓支、半球支），还发出分支供应脑桥头端被盖、中脑尾端。故小脑上动脉闭塞可发生小脑、脑桥、中脑三组表现：①脑桥可出现脑桥被盖综合征；②中脑可出现中脑被盖综合征（同侧小脑性肢体共济失调、协调不良和肌张力降低、震颤、舞蹈样动作）；③小脑可出现同侧肢体共济失调、小脑性语言、眼球震颤、眩晕等。蚓支供应小脑上蚓部，并与小脑后下动脉下蚓支吻合。但单纯小脑上动脉闭塞在临床上较少见。

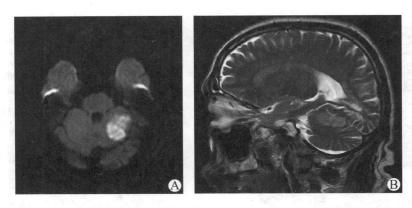

图 7-2-8　MRI 示左侧小脑上动脉供血区梗死，图 A 为 DWI，图 B 为矢状位 T2WI

对小脑而言，小脑上动脉供应小脑的上表面及上蚓部，小脑后下动脉供应小脑的后下面及下蚓部，小脑前下动脉供血区最小，供应小脑的前面（岩面）。三者在小脑半球及蚓部相吻合。蚓部及小脑半球中央部为分水岭区。

5. 大脑后动脉（PCA） 从胚胎发育角度，大脑后动脉起源于颈内动脉的后交通动脉；成体后的大脑后动脉形态上与后交通动脉不同，其血液来源于基底动脉，故大脑后动脉被认为是基底动脉终支。大脑后动脉分为四段。大脑后动脉从基底动脉发出后，在脚间池内行向外侧，由基底动脉末端至与后交通动脉汇合处称大脑后动脉交通前段（P1段）；后交通动脉汇合处以远环绕大脑脚至在环池内侧弓形向上中脑后方，称大脑后动脉环池段（P2段），两者合称近侧段。交通前段分出后丘脑穿动脉，环池段分出丘脑膝状体动脉、大脑脚穿动脉、颞前动脉、颞后动脉。四叠体段、终支（P3、P4段）合称远侧段。两侧四叠体段（P3段）自四叠体水平逐渐相互接近延伸至距状沟，大脑后动脉常在到达距状裂之前分出终支（P4段），沿颞叶钩回内侧和胼胝体压部之间在小脑幕上方向后走行，分成内侧的枕内动脉和外侧的枕外动脉二主支，终于颞叶和枕叶内侧面。枕内动脉分支包括顶枕动脉、距状沟动脉。枕外动脉分支包括颞下前动脉、颞下中动脉、颞下后动脉。

大脑后动脉分支分为中央支（二丘四叠，脉络膜后，中脑支）和皮质支（颞下前中

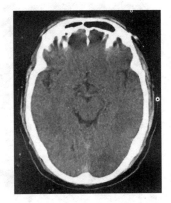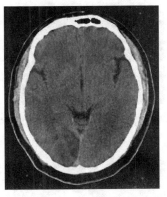

图 7-2-9　CT 平扫时左侧大脑后动脉显影　　图 7-2-10　CT 示右侧枕叶梗死

后，顶枕距状沟）。皮质支有颞下前动脉、颞下中动脉、颞下后动脉、顶枕动脉、距状沟动脉，供应海马回、梭状回、颞下回、舌回、楔回、顶上小叶后部等。皮质支闭塞枕叶受累可出现视野缺损，对侧同向偏盲伴黄斑回避，偶为象限盲；颞叶下内侧海马受累可出现记忆缺失（近记忆损害、远记忆尚好），优势半球侧受累表现为暂时性记忆缺失，双侧受累表现为持续的记忆缺失。可伴视幻觉、视物变形和视觉失认等，优势半球受累有失读、命名性失语，非优势半球受累有体象障碍。

中央支主要供应丘脑、下丘脑、底丘脑、膝状体及大部分中脑。①后内侧中央支从大脑后动脉起始处发出，闭塞可出现Claud综合征（中脑背侧综合征），表现为同侧动眼神经麻痹、对侧小脑性共济失调，其中头侧群中的丘脑穿动脉供应丘脑前部和内侧部，闭塞可出现红核丘脑综合征（小脑性共济失调、意向性震颤、短暂舞蹈样手足徐动、感觉障碍）；②后外侧中央支（丘脑膝状体动脉）从大脑后动脉较外侧发出，供应膝状体、丘脑枕及外侧部，闭塞可出现丘脑综合征（轻度短暂的对侧肢体瘫痪、对侧肢体感觉障碍、剧烈的自发性疼痛、对侧肢体轻度共济失调）；③中脑支分为三组，旁正中动脉、短旋动脉、长旋动脉。这些中央支闭塞产生不同的临床综合征。旁正中动脉是一丛动脉，供应脚间窝的窝底部、中缝区，闭塞可出现Weber综合征（大脑脚综合征），表现为病灶侧动眼神经麻痹、对侧肢体偏瘫；短旋动脉供应大脑脚的中间和外侧、黑质、被盖外侧及中脑上部，闭塞可出现Benedikt综合征，表现为同侧动眼神经麻痹、对侧投掷样不自主运动；四叠体动脉是长旋动脉的其中一条，供应大脑脚、四叠体、松果体，闭塞可出现Parinaud综合征（中脑顶盖综合征），表现为双眼不能上视、不能会聚，瞳孔对光反射消失、瞳孔散大。

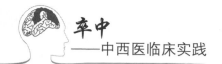

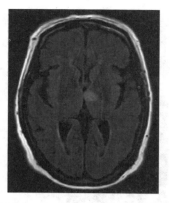

图 7-2-11　FLAIR 示左侧丘脑前部梗死

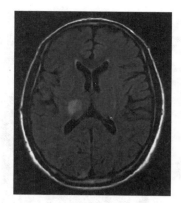

图 7-2-12　FLAIR 示右侧丘脑后外侧梗死

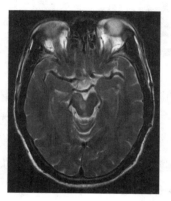

图 7-2-13　T2WI 示右侧中脑梗死

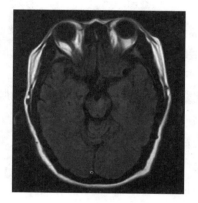

图 7-2-14　FLAIR 示左侧中脑梗死

　　大脑后动脉闭塞临床症状变异很大，动脉的闭塞位置和Willis环的构成在很大程度上决定了脑梗死的范围和严重程度。大脑后动脉与大脑前动脉的分水岭在楔前回的后部及顶上小叶后部，与大脑中动脉的分水岭在颞下回上缘及枕叶月状沟或枕外侧沟附近的皮质。大脑后动脉皮质支与大脑前、中动脉存在广泛侧支吻合，故其闭塞有时不至于引起供血区的大片梗死，尤其是大脑脚和脑底部不易受损。

　　一侧大脑后动脉主干闭塞可引起同侧视觉区、胼胝体压部梗死，视觉区受累出现双眼病灶对侧同向性偏盲，黄斑回避，可伴视幻觉、视觉失认，优势半球侧胼胝体压部受累出现失读症（不伴失写），可出现偏身感觉障碍、偏瘫、丘脑综合征等。双侧主干闭塞可导致双眼完全性皮质盲，光反射存在。患者有时否认失明而仍述说想象中的场景，行动上看似没有失明，称Antonio综合征。

（郭晋斌）

第三节 分水岭脑梗死

分水岭脑梗死（cerebral watershed infarction，CWI）是一类发生于脑内较大动脉供血区之间的脑组织（分水岭区；边缘带，bord zone）梗死。1933年Pentschew在9例尸检病例中发现了位于额中回、前后中央回上部、顶叶上部、顶枕交界区的脑皮质发生颗粒状脑萎缩，估计是因慢性反复缺血引起。Lindenberg、Spats和Meyer分别于1939年和1948年先后对这些区域脑梗死进行描述并称之为边缘带梗死。神经影像学检查技术的发展使分水岭脑梗死能够得到临床诊断。

边缘带低灌注和（或）栓子清除障碍是分水岭脑梗死发生的主要机制。动脉狭窄、低血压与有效循环血量不足均可使边缘带供血不足；多发的小栓子随血循环进入脑血管内最终停留在末梢小动脉内，引起边缘带缺血坏死。临床表现因受累区域和机制不同而异。动脉急性闭塞而侧支代偿迅速建立或动脉缓慢闭塞而侧支代偿逐渐建立，则可无症状；缺血过程短暂则表现为TIA；侧支代偿不足，时间较长的缺血表现为梗死；反复长期的供血不足可导致分水岭区的局限性颗粒状脑萎缩，可影响认知功能。根据脑血循环特点将分水岭脑梗死分为皮质型和皮质下型，临床上主要依靠影像学来诊断。治疗应注意纠正低血压，保持有效循环血量，积极干预脑动脉狭窄，处理小栓子来源等。

一、皮质型

1. *皮质前型* 位于额中回附近，属于大脑前动脉与大脑中动脉皮质支之间的分水岭区，典型病灶呈三角形或扇形，尖端朝向侧脑室前角，底朝向凸面。多表现为上肢重于下肢的偏瘫或仅有上肢单瘫，多无感觉障碍、面舌瘫。可伴经皮质运动性失语或运动性失语。双侧梗死可致认知功能下降。

2. *皮质后型* 位于顶枕交界区，属于大脑中动脉和大脑后动脉皮质支之间的分水岭区，典型病灶呈三角形或扇形，尖端朝向侧脑室三角部。常表现为偏盲或象限盲。病灶位置偏高于顶枕交界区出现下1/4象限盲；病灶位置偏低于颞枕交界区出现上1/4象限盲；病灶位置偏后于枕叶出现偏盲。可伴记忆障碍、命名性失语、感觉性失语、经皮质感觉性失语、运动性失语、经皮质运动性失语、Gerstmann综合征、情感障碍等。

3. *皮质上型* 位于额中回、中央前后回上部、顶上小叶、枕叶上部，属于大脑前动脉、大脑中动脉、大脑后动脉皮质支之间的分水岭区，病灶呈前后走行的长带状或线状或多个斑片状梗死。多表现为以上肢为主的不完全性偏瘫、感觉障碍。

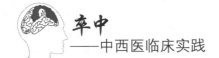

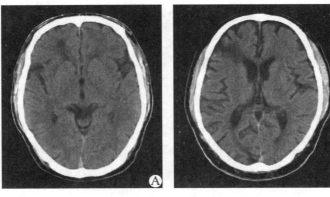

图 7-3-1　图 A、B 均为 CT 所示右侧皮质前型分水岭脑梗死

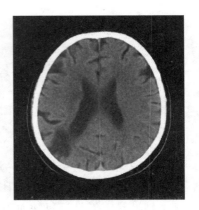

图 7-3-2　CT 示右侧皮质后型分
水岭脑梗死

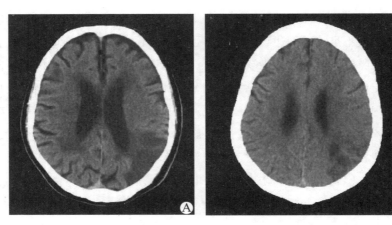

图 7-3-3　图 A、B 均为 CT 所示左侧皮质后型分水岭脑梗死

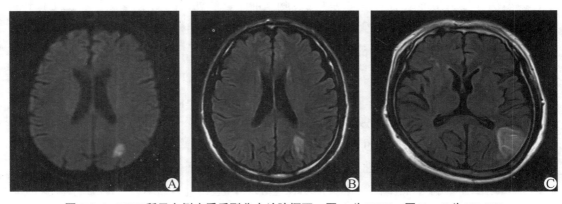

图 7-3-4　MRI 所示左侧皮质后型分水岭脑梗死，图 A 为 DWI，图 B、C 为 FLAIR

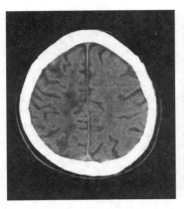

图 7-3-5 CT 示右侧皮质上型分水岭脑梗死

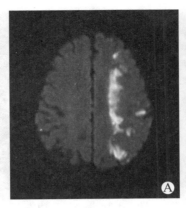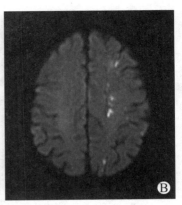

图 7-3-6 MRI 所示左侧皮质上型分水岭脑梗死，图 A、B 均为 DWI

二、皮质下型

1. 皮质下前型 位于侧脑室前角外侧，属于大脑前动脉皮质支、Heubner动脉、大脑中动脉皮质支、豆纹动脉、脉络膜前动脉之间的分水岭区，病灶呈条索状由前向后外走行，穿过尾状核头、内囊前肢、壳核前端。表现为一过性构音障碍、轻偏瘫、共济失调、偏侧舞蹈症、多动，可无症状。

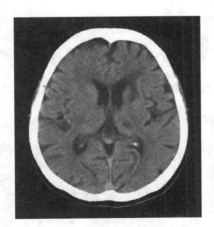

图 7-3-7 CT 示左侧皮质下前型分水岭脑梗死

2. 皮质下上型 位于侧脑室体旁，属于脉络膜动脉与大脑中动脉之间的分水岭区，病灶沿尾状核体外侧呈条索状前后走行或多个斑片状梗死。多表现为偏瘫、感觉障碍、构音障碍，双侧梗死可出现假性延髓麻痹、四肢瘫。

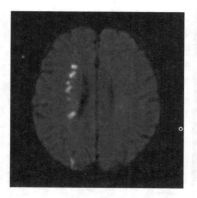
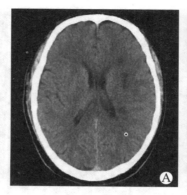
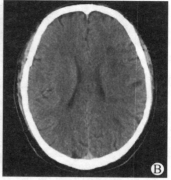

图 7-3-8　MRI 示右侧皮质下上
　　　型分水岭脑梗死

图 7-3-9　图 A、B 均为 CT 所示左侧皮质下上型分水岭脑梗死

3. 皮质下外侧型　位于壳核外侧或与外囊之间，属于豆纹动脉与岛叶动脉之间的分水岭区，病灶呈线状。表现为一过性轻偏瘫或无症状。

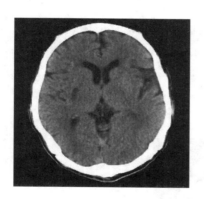
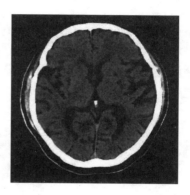

图 7-3-10　CT 示左侧皮质下外侧型分水岭脑梗死　　图 7-3-11　CT 示双侧皮质下外侧型分水岭脑梗死

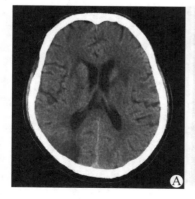
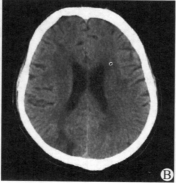
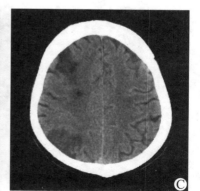

图 7-3-12　图 A、B、C 为同一患者的多个分水岭区梗死

（郭晋斌）

第四节 脑小血管病和穿支动脉疾病

腔隙（lacune）作为病理名词在19世纪30年代末原指脑内的小空腔，在20世纪初被定义为单一的深穿支动脉闭塞导致的局限性坏死；作为影像学名词指直径在3～15mm的小坏死病灶，多数为梗死病灶演变而来。腔隙主要分布在豆状核、丘脑、额叶脑白质、脑桥、基底节、内囊、尾状核。腔隙综合征（lacunar syndrome）是症状学概念，指与皮质下或脑干新的腔隙性病变引起的特定临床表现，可由腔隙性脑梗死（lacunar infarct，LI）、小量脑出血、小的脱髓鞘病灶、原因不明的小软化灶等引起。Fisher等于1965年通过临床病理研究总结造成腔隙性脑梗死的血管病理特征和病因学，提出"腔隙性梗死综合征"。但是对于腔隙性脑梗死来说，单纯根据腔隙综合征无法准确判断闭塞的动脉。近些年提出的脑小血管病（cerebral small vessel disease，CSVD）、穿支动脉疾病（penetrating artery disease，PAD）强调了颅内小动脉的病变。这些小动脉病变的远期结局往往是血管性痴呆。脑小血管病所致认知功能障碍进展缓慢，认知功能损害主要表现为注意力和执行功能减退，包括信息处理速度减慢，语言流利程度下降，有效而持续的注意力减退，延迟自由回忆能力下降等。其行为症状表现为淡漠、抑郁、情绪不稳，由于执行功能障碍导致日常生活处理能力下降。

一、穿支动脉疾病

脑动脉存在三种类型的血管模式。从主干动脉发出后，旁中央动脉在中线一侧近旁穿入脑实质，供应邻近中线脑组织；短旋动脉行程较短，穿入脑内供应旁中央动脉供血区外侧的灰质和白质；长旋动脉经长距离供应较浅表的脑组织。大脑半球的各动脉的皮质支属于长旋动脉，穿支动脉分别属于旁中央动脉和短旋动脉。脑穿支动脉多以直角从脑内主干动脉分出供应大脑半球深部白质、灰质核团、脑干，解剖上属于终末动脉，侧支循环差，易发生梗死和出血性病变。Fisher等发现存在大于15mm的巨腔隙，脂质透明样变性的穿支动脉除引起腔隙性脑梗死外，还有形成微血管瘤引起脑出血。穿支动脉包括Heubner返动脉、豆纹动脉、脉络膜前动脉、脑桥旁正中动脉、丘脑膝状体动脉、丘脑穿通动脉等。这些动脉是大脑前动脉、大脑中动脉、大脑后动脉的中央支，其闭塞性疾病与大动脉有许多不同之处。Foix、Fisher等指出了穿支动脉的动脉粥样硬化性病变。Caplan于1989年提出了穿支动脉粥样硬化疾病（intracranial branch atheromatous disease）。高山等发表的中国缺血性卒中亚型（chinese ischemic stroke subclassification，CISS）提出了穿支动脉疾病。

目前认为穿支动脉疾病的发生机制为：①穿支动脉本身的高血压性血管病变（腔隙性脑梗死）；②大动脉狭窄或闭塞使穿支动脉发生低灌注损害；③栓子使穿支动脉闭塞；④穿支动脉开口处发生动脉粥样硬化导致狭窄或闭塞。穿支动脉疾病是由于穿支动脉粥样硬化或小动脉脂质透明变性所导致的急性闭塞引起其所供应的脑组织梗死。而穿支动脉可能同时存在穿支动脉口粥样硬化病变和终末动脉脂质透明变性，但目前的影像学检查不能检测穿支动脉壁的情况，在临床上难以区分这两者。

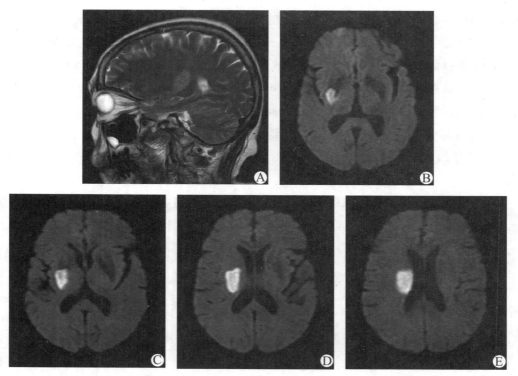

图 7-4-1　1 例基底节放射冠梗死 2 天的 MRI 表现，病灶形象地反映了豆纹动脉走行，图 A 为矢状位 T2WI，图 B ～ E 为 DWI

前循环的穿支动脉疾病中，大脑中动脉中央支、大脑前动脉中央支、脉络膜前动脉闭塞已在前述。后循环的穿支动脉疾病中，脑桥梗死最常见的部位是一侧脑桥基底部，几乎总是旁正中动脉（PMP）的供血区。与之相关的临床表现是纯运动性轻偏瘫、共济失调性轻偏瘫、构音障碍-手笨拙综合征。导致共济失调性轻偏瘫的病灶通常比导致纯运动性轻偏瘫的病灶小，更靠近前端背外侧；构音障碍-手笨拙综合征通常是由更接近脑桥基底背侧部的小腔隙性脑梗死所致。丘脑梗死也非常常见。丘脑结节动脉发自后交通动脉中间1/3处，供应丘脑前内侧核团和前外侧核团。如该动脉缺失则血液供应由脚间窝动脉完成。一侧丘脑结节动脉闭塞导致丘脑前外侧梗死，表现为意志缺乏、运动迟缓、语言减少、谈话停顿、面部不对称，右侧丘脑病灶伴视觉忽视，左侧丘脑病灶伴失语。双侧闭塞则出现记忆减退，行为异常更严重且持久。脚间窝动脉发自大脑后动脉，供应后联合附近大部分丘脑中央后部。一侧闭塞引起垂直凝视麻痹和记忆减退。外侧丘脑包含躯体感觉核团（腹后外侧核和腹后内侧核）、腹外侧核及腹前核。供应躯体感觉核团的丘脑膝状体动脉分支闭塞是导致大部分纯感觉性卒中的原因。主观感觉异常重，可伴共济失调或轻偏瘫。脉络膜后内外侧动脉供应大部分丘脑枕和部分外侧膝状体；脉络膜后内侧动脉供应缰核、中央内侧核前部的丘脑枕部分以及旁正中核，闭塞性疾病报道很少。脉络膜后动脉闭塞引起偏盲、偏身感觉异常、行为异常。

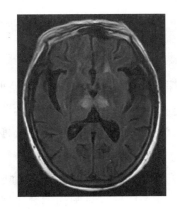

图 7-4-2　FLAIR 示双侧丘脑前部梗死

二、脑小血管病

脑小血管病是指颅内小动脉和微动脉病变引起的缺血性和出血性脑损害，这些血管直径在40～200μm。脑小动脉血管分属于两个不同起源：位于脑表面者起源于蛛网膜下腔循环的主干，该主干是起源于更大动脉的中等动脉的终末支；位于脑基底深部者作为穿支动脉直接从大血管主干发出。由于病理学资料多难以获得，故多指小的穿支动脉和小动脉病变所导致的临床和影像学表现。临床表现为无症状脑血管病（无症状腔隙性脑梗死、微出血、白质病变）、各种腔隙综合征（急性结局）、血管性认知功能障碍（远期结局），影像学表现为腔隙性脑梗死或腔隙、脑微出血（cerebral microbleeds，CMBs）、脑白质病变（white matter lesion，WML）、血管周围间隙（Virchow-Robin腔）扩大4种类型。脑微出血是指在脑磁共振T2*WI和磁敏感加权成像（susceptibility weighted imaging，SWI）上表现为小灶样、圆形、斑点状、性质均一的低信号或信号缺失，直径为2～5mm，周围无水

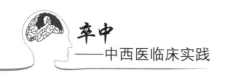

肿的影像学表现。临床症状取决于微出血的部位和数量。影像与病理对照研究提示脑微出血与脑小血管病密切相关，并与脑白质病变严重程度相关。病理研究证实T2*WI和SWI信号缺失是因纤维透明样变性的微动脉血液微量外渗、含铁血黄素沉积所致。血管周围间隙是指围绕脑穿支动脉和小动脉的血管周边间隙。扩张的血管周围间隙通常直径小于3mm。MRI上表现为T1WI与FLAIR低信号、T2WI高信号、类似脑脊液的边界清晰、圆形卵圆形或线状结构。多数明显扩张的血管周围间隙不会引起明显的神经功能缺损，头痛、癫痫是较多见的临床表现。Rouhl等的研究表明，基底节区扩张的血管周围间隙与脑小血管病相关，血管周围间隙扩大是脑小血管病的潜在标志。

不论是从脑穿支动脉疾病，还是从脑小血管病的角度，腔隙性脑梗死和脑白质病变都是最常见的2种亚型。脑卒中由脑小血管病导致者易伴随多发腔隙性脑梗死和较重的脑白质病变，而动脉粥样硬化导致者多为单个较大病灶且不伴明显的脑白质病变。

三、腔隙性脑梗死

腔隙性脑梗死是指发生于深部脑组织和脑干内的直径小于15mm的脑梗死。其在急性期病灶直径一般小于15mm，这些梗死灶从急性期到慢性期直径会缩小50%左右，大部分后期的腔隙性脑梗死直径都小于5mm。病理显示腔隙性脑梗死中微动脉粥样硬化和小穿通动脉脂质透明变性和纤维素样坏死具有脑小血管病病理特征。高血压导致小动脉管壁脂质透明变性，内膜增厚，管腔闭塞产生腔隙性梗死，病变血管多为直径100~200μm的深穿支。糖尿病者也有同样表现。纤维素样坏死是因为突然激增的血压导致的小动脉和毛细血管自身调节障碍，血浆蛋白外渗至血管壁并转化为纤维蛋白。

腔隙性脑梗死的临床表现较复杂，且与影像学改变并非完全一致。Fisher总结了21种腔隙性脑梗死类型，其中较常见的有如下几种。

（1）纯运动性卒中：表现为伴或不伴中枢性面舌瘫的偏瘫，多数为不完全性瘫痪。病灶位于放射冠、内囊、大脑脚、脑桥、延髓等处，病变累及皮质脊髓束核皮质延髓束。合并运动性失语的轻偏瘫位于内囊膝部、后肢及邻近放射冠；不伴面瘫的轻偏瘫位于延髓腹侧；合并凝视麻痹的轻偏瘫位于脑桥被盖部；动眼神经交叉瘫位于大脑脚；展神经交叉瘫位于脑桥基底部；伴有精神症状的轻偏瘫位于内囊前肢。Rascol等区分了三种造成纯运动性卒中的内囊病灶类型。①横跨内囊前后肢的较大病灶为较大的外侧豆纹动脉群闭塞所致；②内囊后肢的内囊-苍白球梗死为中间豆纹动脉闭塞所致；③内囊前肢及尾状核梗死为外侧豆纹动脉或Heubner返动脉闭塞所致。

（2）纯感觉性卒中：表现为伴或不伴面瘫的一侧肢体主观感觉异常，不伴偏瘫、偏盲、言语障碍、锥体束征。病灶位于丘脑腹后核，或累及脊髓丘脑束、丘脑皮质束，通常由丘脑穿通支闭塞引起。

（3）共济失调性轻偏瘫：表现为病灶对侧轻偏瘫伴小脑性共济失调。病灶位于放射冠、半卵圆中心、内囊后肢及附近的丘脑、脑桥基底部中上1/3交界处。

（4）构音障碍-手笨拙综合征：表现为构音障碍、饮水呛咳、手无力或笨拙（指鼻不稳准）、动作缓慢、中枢性面舌瘫。病灶位于脑桥基底部、内囊前肢近膝部处、放射冠。

（5）感觉运动性卒中：表现为以偏侧感觉障碍起病继而出现轻偏瘫。病灶位于丘脑腹后核，累及内囊后肢。

（6）口麻-手笨拙综合征：表现为口周麻木伴单手无力或笨拙。病灶位于丘脑。

诊断仍依赖影像学检查，高血压性脑出血的易发部位与腔隙性脑梗死的易发部位是一致的，且由少量出血所致的卒中表现两者仅靠临床是难以区别的。同时影像所见需要与血管周围间隙扩大鉴别。

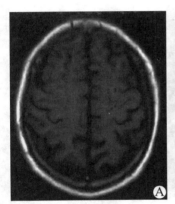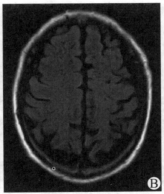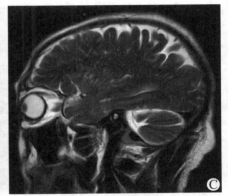

图 7-4-3　血管周围间隙扩大的 MRI 表现，图 A 为 T1WI，图 B 为 FLAIR，图 C 为矢状位 T2WI

四、脑白质病变

脑白质病变是由于血脑屏障渗透性改变，造成血液成分对脑组织和小动脉壁及血管周围组织的毒性作用而导致脑组织损害的一个重要标志，病理上包括灶性脑白质脱髓鞘和多灶性脑白质微梗死。Pierre Marie J 将多发的腔隙性脑梗死导致的伴有思维和反应减慢的痴呆、帕金森样强直、小步步态、腱反射亢进、假性延髓麻痹、病理征、各种无力和感觉异常的表现称为腔隙状态。但是，具有这些表现的患者几乎总是由相当严重的脑白质改变和脑室扩大，Hachinski 称之为白质脑病。Binswanger 首次描述了慢性脑白质异常，并指出痴呆与白质病变可能有关。Olszewski 称之为皮质下动脉粥样硬化性脑病。CT 显示为深部白质或脑室旁低密度，MRI 显示为 T1WI 等或偏低信号、T2WI 与 FLAIR 高信号，这些改变被

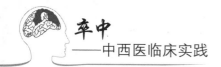

描述为脑白质缺血或脑白质疏松。导致这种白质异常分布区域大于单支穿支动脉供血区的机制主要是小动脉渗出引起脑室周围胶质增生，血压控制不良，过高过低都显著加重白质异常，全血黏度和纤维蛋白原增高会加重穿支动脉供血区域的低灌注损害。De Croot等的研究认为脑室周围的白质病变与整体认知功能障碍或精神运动迟缓更为相关。脑白质病变与认知功能障碍、步态异常、情感障碍及排尿障碍密切相关，是老年人群功能残障的重要影像学相关因素。

影像学可提供客观的评价，目前可参考改良的Fazekas scale分级（表7-4-1）。

表 7-4-1　改良 Fazekas scale 分级

分级	影像学表现
1级	斑点状的白质疏松改变
2级	斑块状，早期融合白质疏松改变
3级	斑片状，大片状融合白质疏松改变，包围侧脑室

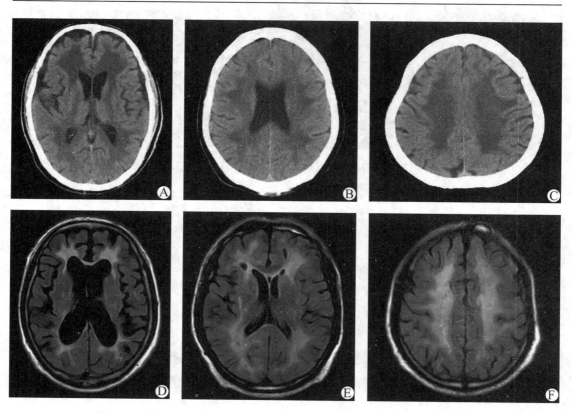

图 7-4-4　图 A ～ F 为 CT 及 MRI-FLAIR 所示脑白质病变（2 ～ 3 级）

（郭晋斌）

第五节　缺血性脑卒中的病因分型与治疗和预防

缺血性脑卒中的防治措施应当是包括病因的纠正、危险因素的全面控制、影响卒中转归的全身系统性疾病的控制、卒中并发症的防治、积极有效的改善缺损的神经功能和日常生活能力、尽可能增加社会参与能力在内的系统措施。

一、卒中单元

现已证实卒中单元（stroke unit）明显降低了脑卒中患者的病死率和残疾率。卒中单元是组织化管理住院脑卒中患者的医疗模式，把传统治疗脑卒中的各种独立方法，如药物治疗、肢体康复、语言训练、心理康复、健康教育等组合成一种综合的治疗系统，是一种整合医疗（integrated care）或组织化医疗（organized care）的特殊类型。卒中单元的核心工作人员包括临床医师、专业护士、物理治疗师、职业治疗师、语言训练师和社会工作者。卒中单元以患者的功能预后以及患者和家属的满意度作为重要的临床目标，而不像传统的理念仅强调神经功能的恢复和影像学的改善。

按照工作方式和服务对象，卒中单元可分为3种基本类型：

（1）急性卒中单元（acute stroke unit），收治急性期的患者，通常是发病1周内的患者。强调监护和急救，患者住院天数一般不超过1周。

（2）康复卒中单元（rehabilitation stroke unit），收治发病1周后的患者。强调康复，患者住院时间较长。

（3）联合卒中单元（combined acute and rehabilitation stroke unit），也称综合卒中单元（comprehensive stroke unit），具备急性期处理和康复的共同功能。收治急性期或恢复期患者。

各级医疗机构可根据自身状况建立不同类型的卒中单元。建立卒中单元的基本医疗条件要求包括：①24小时内随时可以做CT检查；②使用卒中治疗指南和/（或）临床操作规程；③有神经内科、内科、神经放射和神经外科的密切合作；④有经过特殊培训的护理队伍；⑤具有基本的康复措施，包括语言治疗、作业治疗和物理治疗；⑥有血管超声检查，如颅内和颅外血管、彩色编码双功能超声、经颅多普勒超声；⑦有实验室检查条件，包括凝血参数等。大型综合医院应建立综合卒中单元，基层医院和康复中心可建立康复卒中单元，急救中心可建立急性卒中单元。

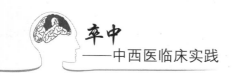
卒中单元的工作是多元医疗模式，基本工作方式是卒中小组的团队工作方式。建立卒中单元必须参照国家卒中技术指南结合自身具体情况制定临床操作规程（clinical pathways）和标准。临床操作规程是一种多学科的医疗计划。这个计划细化了针对患者特定问题所必需的医疗步骤，利用最佳资源确定医疗操作的最好顺序、时间安排和结局，即临床操作规程是卒中技术指南在每日工作中的具体体现和分解。卒中单元的医疗活动强调多学科小组的定期会议以及对患者的健康教育，这些活动都应具有固定的时间和固定的方式。

二、急性期基础治疗

急诊的紧急处置包括建立非含糖液体静脉通道，处理气道、呼吸和循环问题（包括意识、体温、脉搏及心率、呼吸、血压），检查心电图、氧饱和度、血糖、血脂、肝肾功能、电解质、心肌酶谱、全血细胞计数（包括血小板计数）、凝血酶原时间（PT）、国际标准化比值（INR）和活化部分凝血活酶时间（APTT）等。最常见的情况是尿潴留导致的血压升高，应给予诱导排尿或导尿。

脑梗死合并低氧血症患者（血氧饱和度低于92%或血气分析提示缺氧）应给予吸氧，气道功能严重障碍者应给予气道支持（气管插管或切开）及辅助呼吸。体温升高者应明确发热原因，如存在感染应给予抗生素治疗。常见感染为肺炎、尿路感染、压疮等。体温＞38℃者应给予退热措施。严重脑水肿和颅内压增高是急性重症脑梗死的常见并发症，是死亡的主要原因之一，除避免和处理引起颅内压增高的因素如头颈部过度扭曲、激动、用力、疼痛、恶心、呕吐、发热、癫痫、呼吸道不通畅、咳嗽、便秘等外，可使用甘露醇、甘油果糖、呋塞米等治疗。如血压持续升高，收缩压≥200mmHg或舒张压≥110mmHg，或伴严重心功能不全、主动脉夹层、高血压脑病，可予慎重降压治疗，并严密观察血压变化。血糖超过11.1mmol/L时给予胰岛素治疗。血糖低于2.8mmol/L时给予10%～20%葡萄糖口服或注射治疗。不需要预防性应用抗癫痫药物，但应积极控制痫性发作。

脑梗死患者能正常经口进食者无需额外补充营养。为防治脑卒中后肺炎与营养不良，吞咽困难短期内不能恢复者早期可插鼻胃管进食。吞咽困难持续时间长（留置鼻胃管＞1个月）者经本人或家属同意可行经皮内镜下胃造瘘（PEG）管饲补充营养。

排尿障碍在脑卒中早期很常见，主要包括尿失禁与尿潴留。有排尿障碍的脑卒中患者应记录排尿日记。尿失禁者应尽量避免留置尿管，可定时使用便盆或便壶，白天每2小时1次，晚上每4小时1次。尿潴留者应测定膀胱残余尿，排尿时可在耻骨上施加压力加强排尿。必要时可间歇性导尿或留置导尿。尿路感染主要继发于因尿失禁或尿潴留留置导尿管的患者，应给予抗生素治疗。

应鼓励患者尽早活动、抬高下肢；尽量避免下肢（尤其是瘫痪侧）静脉输液。对于发生深静脉血栓形成（DVT）及肺栓塞（PE）高风险且无禁忌者，可给予低分子肝素（LMWH）或普通肝素（UFH），有抗凝禁忌者给予阿司匹林治疗，症状无缓解的近端DVT或PE患者可给予溶栓治疗。

应严密注意神经功能缺损情况，及时复查颅脑CT等影像学检查，及时复查内环境指标。患者在生命体征和神经功能稳定后可尽早开始体位转换训练等康复措施。

对于发病48小时内，60岁以下的恶性大脑中动脉梗死伴严重颅内压增高、内科治疗不满意且无禁忌证者，可考虑减压手术，对压迫脑干的大面积小脑梗死也可考虑手术。

三、改善脑血循环治疗

1. 急性缺血性卒中的静脉溶栓评估与处置　对于急性脑梗死的患者，要进行静脉溶栓评估。如患者符合静脉溶栓适应证（表7-5-1），且无禁忌证（表7-5-2），即给予静脉溶栓治疗，并做好相应监护与处理。

表 7-5-1　静脉溶栓适应证

A. 年龄18～80岁

B. 发病6小时内

C. 脑功能损害的体征持续存在超过1小时，且比较严重

D. 脑CT已排除颅内出血，且无早期大面积脑梗死影像学改变

E. 患者或家属签署知情同意书

表 7-5-2　静脉溶栓禁忌证

A. 既往有颅内出血，包括可疑蛛网膜下腔出血；近3个月内有头颅外伤史；近3周内有胃肠或泌尿系统有出血；近2周内进行过大的外科手术；近1周内有在不易压迫止血部位的动脉穿刺

B. 近3个月内有脑梗死或心肌梗死史，但不包括陈旧小腔隙梗死而未遗留神经功能体征

C. 严重心、肝、肾功能不全或严重糖尿病患者

D. 体检发现有活动性出血或外伤（如骨折）的证据

E. 已口服抗凝药，且INR>1.5；48小时内接受过肝素治疗（APTT超出正常范围）

F. 血小板计数低于100×10^9/L，血糖<2.7mmol/L

G. 血压：收缩压>180mmHg，或舒张压>100mmHg

H. 妊娠

I. 不合作

尿激酶（urokinase，UK）是人肾细胞合成的物质，无抗原性，可直接激活血液循环中的纤溶酶原。但UK不具有纤维蛋白特异性，可导致循环中纤维蛋白（原）降解，有可能引起出血。目前已采用基因技术合成。组织型纤溶酶原激活剂（tissue type plasminogen activator，t-PA）最初从人黑色素瘤细胞培养液中提取出来，无抗原性，目前已应用基因技术合成称为重组组织型纤溶酶原激活剂（recombinant tissue plasminogen activator，rt-PA）。其结构中含有两个环饼状结构（K区），对纤维蛋白特异性结合激活血栓中的纤溶酶原而具有较强的局部溶解血栓作用。重组组织型纤溶酶原激活剂（rt-PA）和尿激酶（UK）是我国目前使用的主要溶栓药物。发病4.5小时以内考虑使用rt-PA，发病6小时以内考虑使用尿激酶。具体用法：rt-PA 0.9mg/kg（最大剂量为90mg）静脉滴注，其中10%在最初1分钟内静脉推注，其余持续滴注1小时；尿激酶100万～150万IU，溶于生理盐水100～200ml，持续静脉滴注30分钟。定期进行神经功能评估，第1小时内30分钟1次，以后每1小时1次，直至24小时；如出现严重头痛、高血压、恶心或呕吐，应立即停用溶栓药物并进行脑CT检查；定期监测血压，最初2小时内15分钟1次，随后6小时内30分钟1次，以后每小时1次，直至24小时；如收缩压≥180mmHg或舒张压≥100mmHg，应增加血压监测次数，并给予降压药物；鼻饲管、导尿管及动脉内测压管应延迟安置。溶栓患者的抗血小板或特殊情况下溶栓后还需抗凝治疗者，应推迟到溶栓24小时后开始。

《2013美国急性缺血性脑卒中患者早期管理指南》的意见是急性缺血性脑卒中发病3小时内，符合指征的患者推荐应用静脉rt-PA治疗（0.9mg/kg，最大剂量90mg）（表7-5-3）；急性缺血性脑卒中发病3～4.5小时内（表7-5-4），除外3小时的排除标准以及额外4条相对排除标准，推荐应用静脉rt-PA治疗（0.9mg/kg，最大剂量90mg）；最近经验表明，在某些情况下，谨慎权衡利弊后，患者即使存在1条以上的相对排除标准，仍可接受溶栓治疗。定义轻型脑卒中一般用美国国立卫生院神经功能缺损评分（NIHSS）<4分，但是，NIHSS评分低不等同于功能障碍，如孤立性失语或偏盲的患者，NIHSS评分只有2分，但存在明显的功能障碍，需要采取更积极的治疗。该指南对静脉溶栓的知情同意也做了说明，即在溶栓治疗前需向患者或其家属进行简要的知情同意，并将此简要的谈话记录在病史上。如果患者无法做出知情同意，并且现场也无家属，从伦理和法律角度出发，可以给患者静脉溶栓治疗，这一点得到FDA、美国卫生和人类服务部（Department of Health and Human Services）和世界医学会（World Medical Association）相关监管的许可和支持。这些规定都有助于简化急诊评估流程，缩短患者到院至用药时间（door-to-needle time，DNT）。

表 7-5-3　起病 3 小时内静脉 rt-PA 治疗的入选和排除标准

入选标准

　　诊断为缺血性卒中，存在明确的神经功能缺损

　　在开始治疗前，起病＜3小时

　　年龄≥18岁

排除标准

　　近3个月内有严重头颅外伤史或脑梗死史

　　症状提示蛛网膜下腔出血

　　近7天内在不易压迫止血部位的动脉穿刺史

　　既往有脑出血史

　　颅内肿瘤、动静脉畸形或动脉瘤

　　近期颅内或脊髓内手术史

　　血压高（收缩压＞185mmHg或舒张压＞110mmHg）

　　活动性内出血

　　急性出血体质，包括但不限于血小板计数＜100×10^9/L；发病前48小时内应用肝素者，且APTT延长超过正常上限；正在应用抗凝药，INR＞1.7或PT＞15s；正在使用直接凝血酶或Xa因子抑制剂，敏感的实验室指标（如APTT、INR、血小板计数、ECT、TT或恰当的Xa因子活性测定）升高

　　血糖＜2.7mmol/L

　　CT显示多脑叶梗死（低密度范围＞1/3大脑半球）

相对排除标准（存在以下相对排除标准时，要仔细权衡风险和获益）

　　症状轻微或迅速自发缓解

　　妊娠

　　症状发作后遗留神经功能缺损

　　近14天内大手术或严重创伤史

　　近21天内胃肠道或尿道出血史

　　近3个月内急性心肌梗死史

表 7-5-4　起病 3 ～ 4.5 小时静脉 rt-PA 溶栓治疗的额外入选和排除标准

入选标准

　　诊断为缺血性脑卒中，存在明确的神经功能缺损

　　在开始治疗前，起病3～4.5小时

相对排除标准

　　年龄＞80岁

　　严重的脑卒中（NIHSS＞25分）

　　口服抗凝药物，不论INR

　　既往脑卒中史和糖尿病史

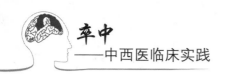

2. 抗血小板治疗　对于不符合溶栓适应证且无禁忌证的缺血性脑卒中患者应在发病后尽早给予口服阿司匹林150～300mg/d。急性期后可调整为预防剂量75～150mg/d。溶栓治疗者，阿司匹林等抗血小板药物应在溶栓24小时后开始使用。对不耐受阿司匹林者，可考虑选用氯吡格雷等其他抗血小板药物治疗。对缺血性脑卒中再发的高危患者如无高出血风险，缺血性卒中或TIA后的第1个月内，阿司匹林75mg/d联合氯吡格雷75mg/d优于单用阿司匹林。

血栓素A_2（TXA_2）抑制剂阿司匹林在40年前被发现具有抑制血小板的作用，是目前抗血小板治疗的基本药物。阿司匹林通过对环氧酶（COX）-1的作用直接抑制TXA_2合成，抑制血小板黏附聚集活性。阿司匹林还介导血小板抑制的嗜中性一氧化氮（NO）/环磷酸鸟苷以及参与各种凝血级联反应和纤溶过程。阿司匹林口服后吸收迅速、完全，服用后1小时达峰值血药浓度。在胃内开始吸收，在小肠上段吸收大部分。阿司匹林以结合代谢物和游离水杨酸从肾脏排泄。嚼服阿司匹林起效更快。

二磷酸腺苷（ADP）存在于血小板内的高密度颗粒中，与止血及血栓形成有关。血小板ADP受体调控ADP浓度。人类血小板有3种不同ADP受体：P2Y1、P2Y12和P2X1受体。其中P2Y12受体在血小板活化中最重要。P2Y12受体拮抗剂通过抑制P2Y12受体，干扰ADP介导的血小板活化。P2Y12受体拮抗剂有噻吩吡啶类和非噻吩吡啶类。氯吡格雷（75mg）属于噻吩吡啶类，作为前体需肝脏细胞色素P450酶代谢形成活性代谢物，与P2Y12受体不可逆结合。具有抗血栓强和快速起效的特性。非噻吩吡啶类如替格瑞洛（90mg）为新研发的P2Y12受体拮抗剂，可提供更快和更完全的抗血小板作用，但出血风险略有升高，还有呼吸困难、室性心律失常等不良反应。

3. 抗凝治疗　急性期抗凝治疗已应用50多年，但一直存在争议。药物包括普通肝素（UFH）、低分子肝素（LMWH）、维生素K拮抗剂、新型口服抗凝剂（new oral anticoagulant，NOAC）。抗凝治疗不能降低随访期末病死率；随访期末的残疾率亦无明显下降；抗凝治疗能降低缺血性脑卒中的复发率、降低DVT和PE发生率，但被症状性颅内出血增加所抵消。心脏或动脉内血栓、动脉夹层和椎-基底动脉梗死等特殊亚组尚无证据显示抗凝的净疗效。对大多数急性缺血性脑卒中患者，不应无选择地早期进行抗凝治疗。关于少数特殊患者的抗凝治疗，可在谨慎评估风险、效益比后慎重选择。特殊情况下溶栓后还需抗凝治疗的患者，应在溶栓24小时后使用抗凝剂。

4. 扩容治疗　对于低血压或脑血流低灌注所致的急性脑梗死如分水岭梗死应考虑扩容治疗，但应注意可能加重脑水肿、心力衰竭等并发症。此类患者不应使用扩血管治疗。

5. 神经介入血管内治疗

（1）动脉内溶栓治疗。动脉内使用溶栓药物可直接到达血栓局部，理论上血管再通率应高于静脉溶栓，且出血风险减低。然而其益处可能被溶栓治疗开始时间的延迟所抵消。目前认为发病6小时内由大脑中动脉闭塞导致的严重脑卒中且不适合静脉溶栓或对静脉溶栓无效的患者，经过严格选择后可在有条件的医院进行动脉溶栓；对于后循环动脉闭塞导致的严重脑卒中且不适合静脉溶栓或对静脉溶栓无效的患者，可相对延长时间窗至24小时。动脉内溶栓使用的溶栓药物包括尿激酶和rt-PA，目前推荐动脉使用尿激酶总剂量不超过80万IU，1万～2万IU/min；rt-PA总剂量不超过40mg，1mg/min，每5～10分钟造影观察血管再通情况，以最小剂量达到血管再通标准为宜。

动脉溶栓后良好的临床预后高度取决于治疗开始时间，对适合进行动脉溶栓的患者，治疗的关键在于快速进行患者的筛选、转运及多学科参与的"绿色通道"或临床路径。

（2）血管内机械开通。对谨慎选择的发病8小时内的严重卒中患者（后循环可酌情延长至24小时），仅应在有条件的医院能够在快速影像学指导下，由有经验的神经介入医师施行血管内开通治疗，但改善患者预后的效果尚不肯定，需要根据患者个体特点决定。新一代支架取栓装置总体上要优于以往的取栓装置。术后开始给予持续抗血小板治疗。

（3）血管成形及支架置入术（CAS）。对谨慎选择的发病8小时内的严重卒中患者（后循环可酌情延长至24小时）、动脉溶栓失败的患者或不适合血管内取栓治疗、合并颅内动脉基础狭窄的患者，仅应在有条件的医院由有经验的神经介入医师施行急诊血管成形术或支架置入术治疗，疗效仍需进一步研究证实。

非选择性患者进行紧急颈动脉颅外段或椎动脉血管成形术/支架置入术，仅限于动脉粥样硬化责任血管颅外段高度狭窄或夹层引起的急性缺血性脑卒中等特定情况。

对于需要行血管成形术的患者，可于术前或置入支架后即刻给予阿司匹林300mg及氯吡格雷300mg的负荷剂量口服或鼻饲，术后给予阿司匹林100～300mg/d及氯吡格雷75mg/d持续1～3个月。急诊血管内治疗术中肝素的使用剂量推荐50～70IU/kg，静脉团注，维持激活凝血时间（ACT，采用Sonoclot凝血及血小板功能分析仪获得的参数，指血液标本保持液态的时间，正常为85～145s，反映内源性凝血系统的状况）200～300s。血压在血管内治疗前应控制在180/105mmHg以下，治疗后血压应降至合理水平。术后应安置于神经监护病房（NICU），至少24小时心电、血压监护，24小时内复查头颅CT和脑血管检查（TCD\MRA\CTA或DSA），同时评价NIHSS。

缺血性脑卒中患者经动脉再通治疗的疗效除临床评价外，还可使用mTICI分级来评价灌注（DSA所示毛细血管显影或脑实质染色）情况（表7-5-5）。脑过度灌注是指闭塞动脉再通后，缺血脑组织重新获得血液灌注，同侧脑血流量显著增加，从而导致脑水肿甚至颅内出血发生。出血转化是急性缺血性脑卒中溶栓或血管内治疗的主要并发症之一，原因可能与血管壁损害、再灌注损伤、溶栓药物使用以及联合抗血小板、抗凝治疗有关，出血

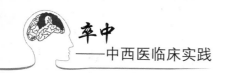
多发生在溶栓后36小时内。一般认为超时间窗、术前血压偏高（＞180/100mmHg）、脑CT已显示低密度改变者接受溶栓或血管内治疗易发生出血转化。再通后的动脉可发生再闭塞，与临床症状恶化有关。早期再闭塞预示长期预后不良，可能与血栓分解或血管内皮损伤后脂质核心暴露血小板激活聚集、术前抗血小板药物使用不充分或抗血小板药物抵抗有关。其他可能发生的并发症包括血管夹层、应激性溃疡、心血管并发症、穿刺部位并发症、对比剂过敏、对比剂肾病等。

表 7-5-5　mTICI 分级标准

分级	标准
0级	无灌注
1级	仅有微量的血流通过闭塞段，极少或无灌注
2a级	前向血流部分灌注小于一半下游缺血区
2b级	前向血流部分灌注大于一半下游缺血区
3级	前向血流完全灌注下游缺血区

四、缺血性脑卒中病因与发病机制分型

对急性缺血性脑卒中患者进行病因与发病机制分型有助于判断预后、指导治疗和选择二级预防措施。这需要进行多方面的检查和评估，包括血液检查（血常规、肝肾功能、血糖、血脂、CRP、HCY等）、心脏检查（常规十二导联ECG、超声心动图）、血管影像（Duplex、TCD、CTA、MRA、DSA）、斑块性质（Duplex、CTA、DSA、TCD微栓子监测TCD-MES、高分辨率磁共振HR-MRI）、脑梗死结构影像（DWI、FLAIR、T2WI、SWI）以及必要时的特殊诊断方法（血液免疫学指标、凝血功能检查、TCD发泡试验、经食管超声、高分辨斑块磁共振等）。1993年美国急性卒中Org10172治疗试验（trial of Org10172 in acute stroke treatment）提出的TOAST病因分型，将脑梗死分为大动脉粥样硬化型（large-artery atherosclerosis，LAA）、心源性栓塞型（cardioembolism，CE）、小动脉闭塞型（small-artery occlusion，SAO）、其他明确病因型（stroke of other determined etiology，SOE）和不明原因型（stroke of undetermined etiology，SUE）5型，此后多次进行了修订完善。2011年高山等提出了我国的CISS分型（chinese ischemic stroke subclassification），将缺血性脑卒中的病因总结为大动脉粥样硬化（LAA）、心源性疾病（CS）、穿支动脉疾病（PAD）、其他病因（OE）以及不明确的病因（UE）5类（表7-5-6）。

表 7-5-6 中国缺血性脑卒中分型（CISS 分型，2011）

1. 大动脉粥样硬化
   1.1 主动脉弓粥样硬化
   诊断标准：急性多发梗死灶，特别是累及双侧前循环或前后循环共存的在时间上很接近的包括皮层在内的梗死灶；无相应颅内外大动脉粥样硬化证据（易损斑块或狭窄≥50%）；无心源性卒中证据；不存在能引起急性多发梗死灶的其他原因，如血管炎、凝血系统疾病、肿瘤性栓塞等；有主动脉弓粥样硬化易损斑块证据［经HR-MRI/MRA和/（或）经食管超声证实的主动脉弓斑块≥4mm和/（或）表面有血栓形成］。
   1.2 颅内外大动脉粥样硬化
   诊断标准：无论何种类型梗死灶（除穿支动脉区孤立梗死灶），有相应颅内或颅外大动脉粥样硬化证据（易损斑块或狭窄≥50%），排除其他可能的病因。对于穿支动脉区孤立梗死灶类型，以下两种情形都归到此类：①其载体动脉有粥样硬化斑块（HR-MRI）或任何程度的粥样硬化性狭窄（TCD、MRA、CTA或DSA）；②其近端相应大动脉有易损斑块或狭窄≥50%。如未能做载体动脉HR-MRI，或TCD、MRA、CTA或DSA未能发现≥50%的狭窄，则分类到穿支动脉疾病。如果是非穿支动脉区孤立梗死灶类型，则需排除心源性卒中。
   1.2.1 载体动脉粥样硬化斑块或血栓堵塞穿支：穿支动脉区孤立梗死灶类型，载体动脉有粥样硬化斑块（HR-MRI）或任何程度的粥样硬化性狭窄。
   1.2.2 动脉-动脉栓塞：多发、皮层或区域性梗死灶，或TCD-MES（+）。
   1.2.3 低灌注/栓子清除下降：表现为分水岭梗死。在病变血管分布区内没有急性皮层梗死灶或区域性梗死灶。与临床症状相对应的颅内或颅外血管狭窄通常>70%，伴有或不伴有低灌注或侧支代偿不好的证据。
   1.2.4 混合机制：主要取决于血栓形成后是否脱落，若颈内动脉颅外段（ICAex）斑块和血栓不脱落，则不易导致脑梗死；若脱落，则称之为动脉源性栓塞。包括：动脉-动脉栓塞与低灌注/栓子清除下降并存；载体动脉粥样硬化斑块堵塞穿支动脉与低灌注/栓子清除下降并存。

2. 心源性疾病
   诊断标准：急性多发梗死灶，特别是累及双侧前循环或前后循环共存的在时间上很接近的包括皮层在内的梗死灶；无相应颅内外大动脉粥样硬化证据（易损斑块或狭窄≥50%）；不存在能引起急性多发梗死灶的其他原因，如血管炎、凝血系统疾病、肿瘤性栓塞等；有心源性卒中证据（引用A-S-C-O心源性卒中的肯定病因）；如果排除了主动脉弓粥样硬化，为肯定的心源性，如果不能排除，则考虑为可能的心源性。

3. 穿支动脉疾病
   由于穿支动脉口粥样硬化或小动脉纤维玻璃样变所导致的急性穿支动脉区孤立梗死灶称为PAD。
   诊断标准：与临床症状相吻合的发生在穿支动脉区的孤立梗死灶，不考虑梗死灶大小；载体动脉无粥样硬化斑块（HR-MRI）或任何程度狭窄的证据（TCD、MRA、CTA或DSA），或其近端相应颅内外大动脉无易损斑块或粥样硬化性狭窄≥50%。载体动脉未做HR-MRI检查，即未能排除狭窄<50%的粥样硬化斑块，也归到此类。排除了其他病因。有心源性栓塞证据的孤立穿支动脉区梗死灶归类到不明确的病因（多病因）中。

4. 其他病因
   诊断标准：有特殊病变的证据，如血管相关性疾病、感染性疾病、遗传性疾病、血液系统疾病、血管炎及其他等，该病变累及与临床相吻合的脑动脉。这些疾病与本次卒中相关，且可通过血液学检查、脑脊液检查、血管影像学检查证实，同时排除了大动脉粥样硬化或心源性卒中的可能。

5. 不明确的病因
   未能发现能解释本次缺血性脑卒中的病因。诊断标准：①多病因：发现两种以上病因，但难以确定哪一种与该次卒中有关；②无确定病因：未发现确定的病因，或有可疑病因但证据不够强，除非再做深入的检查；③检查欠完整：常规血管影像或心脏检查都未能完成，难以确定病因。

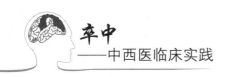
五、缺血性脑卒中的风险评估与二级预防

二级预防应该从急性期开始实施，其关键在于对卒中病因与发病机制的分析判断及危险因素的认识，应尽可能对患者进行全面的风险评估及病因诊断，针对不同病因与发病机制，并根据危险因素的多寡和严重程度，对不同复发风险的患者进行分层，制定出具有针对性的个体化的治疗方案。由于缺血性脑卒中有着不同的病因、病理生理机制、血管损伤的部位及不同的危险因素，且患者的依从性不同，决定了患者卒中再发的风险也有所差别。因此，需要对卒中患者进行危险分层，针对不同的患者采取正确有效的预防和治疗措施及合适的治疗强度。

1. 危险因素控制　缺血性脑卒中常伴有多种危险因素，是复发性缺血性脑卒中的高危个体，应当强调危险因素的全面控制。积极控制缺血性脑卒中可预防的危险因素，可减少缺血性脑卒中的发生或复发。首要的是针对吸烟、酗酒、饮食、肥胖、体力活动少等危险因素的生活方式改变。

（1）血压控制。在参考年龄、基础血压、平时用药、可耐受性、颅内大动脉狭窄程度的情况下，降压目标一般应该达到≤140/90mmHg，理想应达到≤130/80mmHg，应定期测量血压。降压治疗预防卒中和TIA复发的益处主要来自于降压本身。可选择单药或联合用药进行抗高血压治疗。具体药物的选择和联合方案应个体化。对颅内大动脉狭窄50%～99%导致的卒中或TIA患者，血压长期维持<140/90mmHg可能是合理的。颅内动脉狭窄患者可能存在低灌注机制，开始降压的时机应较无狭窄者晚，并且应逐步平稳降压。

长效二氢吡啶类钙离子通道阻滞剂（DHB-CCB）与细胞膜L型通道α_1亚单位特异性结合，阻滞细胞外钙离子经电压依赖性L型钙通道进入血管平滑肌细胞内，减弱兴奋-收缩耦联，降低阻力血管的收缩反应性，主要影响小动脉和毛细血管前括约肌；还能够改善氧化应激，减少平滑肌细胞增殖，改善和延缓动脉硬化。有颈动脉粥样硬化、老年高血压或单纯收缩期高血压（ISH）等脉压增大者可作为首选。常用的有硝苯地平控释片（30mg/d），氨氯地平片（5mg/d），非洛地平缓释片（5mg/d），拉西地平片（4mg/d）。血压未达标者根据个体情况联合血管紧张素转换酶抑制剂（ACEI）、血管紧张素Ⅱ受体拮抗剂（ARB）、利尿剂或β受体阻滞剂。

肾素-血管紧张素系统（RAS）是机体的重要体液系统。肾素主要是由肾脏分泌的酸性蛋白水解酶，水解血管紧张素原转化生成血管紧张素Ⅰ（AngⅠ）。AngⅠ在血管紧张素转化酶（ACE，又称为激肽酶Ⅱ）的作用下由10肽转化生成8肽的血管紧张素Ⅱ（AngⅡ）。AngⅡ作用于血管紧张素受体（AT）亚型1（AT_1受体），收缩血管，促进肾上腺皮质释放醛固酮，增加血容量，升高血压，促进血管增生及动脉粥样硬化。血管紧张素转化酶抑制剂（ACEI）可阻止Ang II的生成，保持缓激肽的活性，保护血管内皮细胞，抗动脉粥样硬化，增加胰岛素敏感性。ACEI与ACE中含Zn^{2+}的基团结合来发挥作用，含有羧基的ACEI（如依那普利、雷米普利、培哚普利、贝那普利）比含有巯基（如卡托普利）、磷酸基（如福辛普利）的ACEI与Zn^{2+}结合更牢固，作用较强且持久。不良反应有ACEI使缓激肽在肺内蓄积引起的干咳，因醛固酮减少所致的高血钾，双肾动脉狭窄时肾小球滤过率降低所致的肾功能损害、血肌酐升高，致畸等。血管紧张素 II 受体拮抗剂（ARB）阻滞AT_1受体，抑制Ang II的作用降低血压，不抑制ACE而没有缓激肽引起干咳的不良反应。常用的有氯沙坦（50～100mg/次，1～2次/日）、缬沙坦（80～160mg/次，1次/日）、替米沙坦（80～160mg/次，1次/日）、坎地沙坦（4～16mg/次，1次/日）、厄贝沙坦（75～300mg/次，1次/日）。

容量负荷是心脏的前负荷，利尿剂可减少血容量而降压。噻嗪类利尿剂作用于肾远曲小管近端，抑制NaCl的转运，不依赖于抑制碳酸酐酶活性，用药早期通过减少血容量降压，长期使用通过扩张外周血管降压。长期使用可降低体内Na^+浓度，平滑肌细胞内Na^+浓度降低使细胞内Ga^{2+}降低，对缩血管物质的反应性减弱。常用氢氯噻嗪（12.5mg/次，1次/日）。吲达帕胺（2.5mg/次，1次/日）是类噻嗪物质，对碳酸酐酶抑制作用强，无噻嗪环但有磺胺结构，磺胺类过敏者禁用。肾功能不全、低钠血症、高尿酸血症者慎用。

肾上腺素β受体有β_1、β_1两个亚型，β_1受体主要分布于心血管系统，β_2受体主要分布于支气管。β受体阻滞剂能与去甲肾上腺素能神经递质或肾上腺素受体激动剂竞争β受体，从而拮抗拟肾上腺素作用。阻滞β_1受体可减慢心率，减弱心肌收缩力，减少心肌耗氧量；阻滞β_2受体可收缩支气管平滑肌，增加气道阻力。普萘洛尔为非选择性β受体阻滞剂。美托洛尔、阿替洛尔等为选择性β_1受体阻滞剂。美托洛尔生物利用度低，常用量为12.5～50mg/次，2次/日；阿替洛尔生物利用度高，常用量为75～100mg/次，1次/日。利尿剂与β受体阻滞剂均影响血尿酸代谢，故高尿酸血症者慎用。

（2）血糖控制。卒中前已存在糖尿病或糖尿病前期，卒中所导致的应激可使原已存在的代谢紊乱恶化；既往无糖代谢异常，卒中可引起应激性血糖增高。高血糖影响卒中的预后。应同时关注空腹血糖、餐后血糖和糖化血红蛋白（HbA1C）。糖尿病血糖控制的靶目标为HbA1C<7%。可使用胰岛素（卒中急性期血糖超过11.1mmol/L）或口服降糖药物（卒中恢复期）。从病理过程看，2型糖尿病的发展包括早期正常血糖-胰岛素代偿性高分泌阶段、糖尿病前期（血糖轻度升高）、糖尿病胰岛素分泌不足阶段、糖尿病胰岛素分泌缺乏阶段4个阶段。在选择降糖药物的策略上有所区别。在正常血糖-胰岛素代偿性高分泌阶段进行生活方式干预，消除引起胰岛素抵抗的原因，可预防糖尿病。糖尿病前期表现为胰岛素抵抗及相对分泌不足，保护胰岛β细胞、减轻胰岛素抵抗，必要时

加非胰岛素促泌剂，可延缓糖尿病的发生。胰岛素分泌不足阶段需使用胰岛素促泌剂，必要时联合基础胰岛素，多重机制控制血糖。胰岛素分泌缺乏阶段应以胰岛素治疗为主，必要时加口服降糖药物。在个体化控制血糖的同时应警惕低血糖事件的危害（增加病死率）。需特别注意药物间相互作用：可升高血糖的药物有CCB、利福平、喹诺酮类抗生素、淀粉酶及胰酶制剂等；可降低血糖的药物有别嘌呤醇、喹诺酮类抗生素、H₂受体拮抗剂。对于糖尿病病史较长、有严重低血糖病史、预期寿命有限、已发生明显微血管或大血管并发症、并存多种疾病者，应采取相对宽松的降糖策略与目标值。糖尿病合并高血压患者应严格控制血压在130/80mmHg以下，糖尿病合并高血压时，优先选择的降压药物为ACEI、ARB。在严格控制血糖、血压的基础上联合他汀类药物可以降低卒中的风险。

非胰岛素促泌剂包括二甲双胍、α-糖苷酶抑制剂、格列酮类。双胍类的二甲双胍是2型糖尿病的首选药物，进餐同时服用。估算肾小球滤过率（eGFR）在45～60ml/min应减量，＜45ml/min则不能使用。禁用于肝功能不全、心力衰竭、缺氧或接受大手术患者，以避免乳酸性酸中毒发生；使用碘化对比剂时，应暂停使用；胃肠道反应及体重减轻的结局对老年患者不利。α-糖苷酶抑制剂通过抑制小肠上段α-葡萄糖苷酶水解低聚糖的作用，减少葡萄糖在小肠内的吸收来发挥作用，包括阿卡波糖（50mg）、伏格列波糖（0.2mg）、米格列醇（50mg）。主要降低餐后血糖，低血糖风险较低，尤适合于以碳水化合物为主要能量来源的老年糖尿病者。但胃肠道反应影响其使用，宜从小剂量开始逐渐加量。格列酮类包括罗格列酮和吡格列酮，因其存在增加体重、水肿、加重心力衰竭、骨折的风险，不宜用于老年糖尿病者。

胰岛素促泌剂包括磺脲类、格列奈类。磺脲类成本较低，但低血糖风险较高，不宜用于老年糖尿病者。缓释格列齐特（80mg）、控释格列吡嗪（5mg）血药浓度较稳定，低血糖发生少，每天1次。有轻中度肾功能不全者，可选择格列喹酮。格列奈类为非磺脲类短效胰岛素促泌剂，以降低餐后血糖为主，需餐前服用，起效快、半衰期短，低血糖风险较低。瑞格列奈（0.5mg；1mg；2mg）主要从胆汁排泄，受肾功能影响小。

（3）血脂控制。胆固醇水平升高的缺血性脑卒中者，应该进行生活方式的干预及药物治疗。羟甲基戊二酸单酰辅酶A（HMG-CoA）还原酶抑制剂是目前临床常用的调脂药物，临床称为他汀类。HMG-CoA还原酶是肝细胞合成胆固醇的限速酶，催化HMG-CoA生成甲羟戊酸（MVA），是内源性胆固醇合成的关键步骤。他汀类通过抑制HMG-CoA还原酶减少内源性胆固醇的合成。1976年从桔青霉菌中发现了美伐他汀，1979年、1980年分别从红曲霉菌、土曲霉菌中发现了后来称之为洛伐他汀的物质。辛伐他汀是洛伐他汀的甲基化衍生物，普伐他汀是美伐他汀的活性代谢产物，阿托伐他汀、氟伐他汀是人工合成品。他汀类具有的二羟基庚酸结构（或为内酯环或为开环羟基酸）是活性基团，其内酯环必须转换为开环羟基酸才呈现药理活性。具有内酯环的洛伐他汀、辛伐他汀亲脂性较强，具有开环羟基酸的普伐他汀亲水性较强。常用的有辛伐他汀（10～40mg，每晚1次，最高剂量80mg）；洛伐他汀（10～20mg，每晚1次，最高剂量80mg）；氟伐他汀（20～40mg，每晚1次）；阿托伐他汀（10～40mg，每晚1次，最高剂量80mg）；普伐他汀（10～20mg，每晚1次，最高剂量40mg）；瑞舒伐他汀（5～20mg，每晚1次）。使用他汀类药物使LDL-C水平降至2.59mmol/L以下或使LDL-C下降幅度达到30%～40%。伴有多种危险因素（冠心病、糖尿病、未戒断的吸烟、代谢综合征、脑动脉粥样硬化病变但无确切的易损斑块或动脉源性栓塞证据或外周动脉疾病之一者）的缺血性脑卒中者，如果LDL-C>2.07mmol/L，应将LDL-C降至2.07mmol/L以下或使LDL-C下降幅度>40%。有颅内外大动脉粥样硬化性易损斑块或动脉源性栓塞证据的缺血性脑卒中和TIA患者，应尽早开始他汀类药物治疗，将LDL-C降至2.07mmol/L或使LDL-C下降幅度>40%。长期使用他汀类药物治疗总体上是安全的。他汀类药物治疗前及治疗中，应定期监测肌痛等临床症状及肝酶（谷氨酸和天冬氨酸氨基转移酶）、肌酶（肌酸激酶）变化，如出现监测指标持续异常并排除其他影响因素，应减量或停药观察（参考值：肝酶>3倍正常上限，肌酶>5倍正常上限时停药观察）；老年患者如合并重要脏器功能不全或多种药物联合使用时，应注意合理配伍并监测不良反应。对于有脑出血病史或脑出血高风险人群应权衡风险和获益，谨慎使用他汀类药物。

2. 针对病因与发病机制的二级预防

（1）非心源性缺血性脑卒中和TIA。非心源性主要是指由于大动脉粥样硬化和穿支动脉疾病所导致的缺血性脑卒中。这类人群可使用ESSEN卒中风险评分量表（Essen Stroke Score，ESRS）进行评估（表7-5-7）。ESRS是基于缺血性卒中人群判断卒中复发风险的预测工具，适用于非房颤缺血性卒中患者。0～2分为低危，3～6分为高危，年卒中复发风险为7%～9%，≥7分为极高危，年卒中复发风险达11%。

抗血小板治疗能显著降低既往有缺血性脑卒中或TIA患者再次严重血管事件的发生率，包括非致命性心肌梗死、非致命性卒中和血管源性死亡。抗血小板药物的选择以单药治疗为主，氯吡格雷（75mg/d）、阿司匹林（50～325mg/d）都可作为首选药物；有一些证据显示氯吡格雷优于阿司匹林，尤其对于高危患者获益更显著，例如伴有动脉粥样硬化性动脉狭窄或有重要危险因素如糖尿病、冠心病、代谢综合征、持续吸烟等。近期有支架置入等血管成形术的患者，应采用氯吡格雷和阿司匹林双重抗血小板治疗。

抗凝药物治疗在某些特殊情况下可考虑采用，如主动脉弓粥样硬化性斑块、基底动脉梭形动脉瘤、颈动脉夹层、卵圆孔未闭伴深静脉血栓形成或房间隔瘤等。发生TIA或轻微缺血性卒中后的患者可以立即应用，但是对于神经影像学提示存在严重梗死（例如超过大脑中动脉供血区的1/3）的患者，应在数周后（例如4周）开始使用。

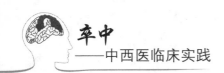

表 7-5-7　ESSEN 卒中风险评分量表

危险因素	分值
年龄<65岁	0
65～75岁	1
>75岁	2
高血压	1
糖尿病	1
既往心肌梗死	1
其他心血管疾病（除外心房颤动和心肌梗死）	1
周围血管疾病	1
吸烟	1
既往缺血性卒中/TIA	1
总分值	9

　　大动脉粥样硬化性缺血性脑卒中存在症状性颈动脉狭窄70%～99%的患者，尽可能在最近一次缺血事件发生后2周内实施颈动脉内膜剥脱术（CEA），术后继续抗血小板治疗；无条件做CEA时，可考虑实施颈动脉血管成形及支架置入术（CAS）；如有CEA禁忌证或手术不能到达、CEA后早期再狭窄、放疗后狭窄，可考虑实施CAS，对于高龄患者实施CAS要慎重，支架置入术前即给予氯吡格雷和阿司匹林联用，持续至术后至少1个月，之后单独使用氯吡格雷至少12个月。症状性颈动脉狭窄50%～69%的患者，根据患者的年龄、性别、伴发疾病及首发症状严重程度等实施CEA，可能最适用于近期（2周内）出现半球症状、男性、年龄≥75岁的患者。颈动脉狭窄<50%的患者不考虑施行CEA，应进行规范的药物治疗。目前的研究显示CCB、ACEI、ARB有延缓甚至逆转颈动脉内中膜厚度（IMT）的作用，尤其是CCB。

　　（2）心源性缺血性脑卒中。心源性卒中的潜在病因包括：二尖瓣狭窄，心脏瓣膜置换，既往4周内的心肌梗死，左心室附壁血栓，左心室室壁瘤，任何有记录的永久性或阵发性房颤或房扑，左心房栓子，病态窦房结综合征，扩张性心肌病，射血分数<35%，心内膜炎，心内肿物，伴有原位血栓的卵圆孔未闭（PFO），在脑梗死发生之前伴有肺栓塞或深静脉血栓形成的PFO等。当卒中患者具备以下任一点时，应高度考虑心源性卒中的可能：①起病急骤、高龄、卒中严重（年龄≥70岁，NIHSS≥10分）；②不同动脉分布区栓塞，包括空间多发（前、后循环同时梗死或双侧）和时间多发；③梗死主要位于皮层或皮层下豆纹动脉区大梗死；④其他系统性栓塞征象（肾脏或脾脏的楔形梗死、Osler结节、蓝趾综合征）；⑤大脑中动脉高密度影（无同侧颈内动脉严重狭窄）；⑥闭塞大血管快速再通。病史中应关注有无阵发性心悸，详细进行心脏检查，并尽可能进行至少24小时的心电监测（可采用Holter）。

急性心肌梗死并发缺血性脑卒中和TIA的患者，应使用阿司匹林75～325mg/d。发现有左心室血栓的急性心肌梗死并发缺血性脑卒中或TIA的患者，应使用华法林抗凝治疗3个月至1年，控制INR水平在2.0～3.0。伴有急性冠状动脉疾病（例如不稳定型心绞痛、无Q波心肌梗死）或近期有支架置入等血管成形术的患者，应采用氯吡格雷和阿司匹林双重抗血小板治疗。

有风湿性二尖瓣病变的缺血性脑卒中和TIA患者，无论是否合并心房颤动，应使用华法林抗凝治疗，目标为控制INR在2.0～3.0。一般不在抗凝的基础上加用抗血小板药物以免增加出血性并发症的风险。已规范使用抗凝药物的风湿性二尖瓣病变的缺血性脑卒中和TIA患者，仍出现复发性栓塞事件的，可加用抗血小板治疗。有缺血性脑卒中和TIA病史的二尖瓣脱垂患者，可采用抗血小板治疗。有缺血性脑卒中和TIA病史伴有二尖瓣关闭不全、心房颤动和左心房血栓者应使用华法林治疗。有缺血性脑卒中和TIA史的二尖瓣环钙化患者，可考虑抗血小板治疗或华法林治疗。有主动脉瓣病变的缺血性脑卒中和TIA患者，应进行抗血小板治疗。有人工机械瓣膜的缺血性脑卒中和TIA患者，应采用华法林治疗，目标INR控制在2.5～3.5。有人工生物瓣膜或风险较低的机械瓣膜的缺血性脑卒中和TIA患者，抗凝治疗的目标INR控制在2.0～3.0。已经使用抗凝药物INR达到目标值的患者，如仍出现缺血性脑卒中或TIA发作，可加用抗血小板治疗。

有扩张性心肌病的缺血性脑卒中和TIA患者，可考虑使用华法林抗凝治疗，目标INR控制在2.0～3.0，或抗血小板治疗预防脑卒中复发。伴有心力衰竭的缺血性脑卒中和TIA患者，可考虑使用抗血小板治疗。

与心房颤动（包括阵发性）相关的心源性栓塞所致的缺血性脑卒中和TIA患者，应使用适当剂量的华法林口服抗凝治疗，以预防再发的血栓栓塞事件。华法林的目标剂量是维持INR在2.0～3.0。对于不能接受抗凝治疗的患者，可使用抗血小板治疗，氯吡格雷联合阿司匹林优于单用阿司匹林。欧洲心脏病学会（ESC）在心房颤动处理指南（2012年版）中推荐CHA_2DS_2-VASc评分系统（表7-5-8），作为非瓣膜性房颤患者发生缺血性卒中的评估方法，可确定危险因素，指导抗栓治疗（表7-5-9）。此前采用的是$CHADS_2$评分（表7-5-10）。CHA_2DS_2-VASc评分为0的患者1年卒中概率是0.84%，能更好地筛选出低危患者。同时推荐采用HAS-BLED评分（表7-5-11）来评估房颤患者抗凝治疗出血风险，分值越高，出血风险越高。≥3分提示出血高危，无论接受华法林还是阿司匹林治疗，均应谨慎，并在开始抗栓治疗之后加强复查。

凝血因子Ⅱ、Ⅶ、Ⅸ、Ⅹ需经过γ-羧化后才能具有生物活性，这一过程需要维生素K参与。维生素K拮抗剂双香豆素衍生物华法林通过抑制维生素K及其2,3-环氧化物（维生素K环氧化物）的相互转化而发挥抗凝作用。华法林的抗凝作用能被维生素K_1拮抗。羧基化能够促进凝血因子结合到磷脂表面来加速血液凝固；华法林则抑制羧基化过程。华法林

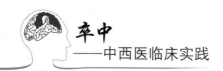

表 7-5-8　CHA$_2$DS$_2$-VASc 评分方法

危险因素	分值
C 充血性心力衰竭/左心功能不全	1
H 高血压	1
A$_2$ 年龄≥75岁	2
D 糖尿病	1
S$_2$ 中风/TIA/血栓史	2
V 血管病变	1
A 年龄65～74岁	1
Sc 性别（女性）	1
总分值	9

表 7-5-9　房颤患者预防血栓的药物选择

危险因素	CHA$_2$DS$_2$-VASc	推荐药物
1个主要危险因素或≥2个临床相关的非主要危险因素	≥2	口服抗凝药物，如华法林（INR2.0～3.0）
1个临床相关的非主要危险因素	1	口服华法林（INR2.0～3.0）或阿司匹林75～325mg/d，优先考虑华法林
无危险因素	0	口服阿司匹林75～325mg/d或不处理，优先考虑不处理

　　主要危险因素包括既往有脑卒中史或TIA、血栓栓塞、年龄≥75岁；临床相关的非主要危险因素包括心力衰竭（尤其是中重度的收缩期左心室功能不全，即左心室射血分数≤40%）、高血压或糖尿病、65～74岁女性、血管病变（尤其是心肌梗死、复合型主动脉弓粥样硬化斑块以及外周动脉疾病）。

表 7-5-10　CHADS$_2$ 评分方法

危险因素	分值
C 心力衰竭（纽约心脏协会NYHA心功能分级≥2级）	1
H 高血压	1
A 年龄≥75岁	1
D 糖尿病	1
S$_2$ 先前曾有TIA、卒中或全身性栓塞	2
总分值	6

表 7-5-11　HAS-BLED 评分

临床特征	分值
高血压	1
肾或肝功能异常（每项1分）	1或2
卒中	1
出血病史或出血倾向	1
异常INR值	1
年龄≥65岁	1
联合使用药物或饮酒（每项1分）	1或2
总分值	9

还可抑制抗凝蛋白调节素C和S的羧化作用而具促凝血作用。因香豆素类药物干扰在骨组织中合成的谷氨酸残基的羧化作用，孕妇服用华法林可能导致胎儿骨质异常。

凝血酶原时间（PT）反映凝血酶原（因子Ⅱ）、因子Ⅶ、因子Ⅹ的抑制程度。在华法林治疗最初几天内，PT主要反映半衰期为6 小时的凝血因子Ⅶ的减少。随后，PT主要反映凝血因子Ⅹ和因子Ⅱ的减少。华法林抗凝强度的评价采用国际标准化比值（INR），INR是不同实验室测定的PT经过实验室敏感指数（Local ISI）校正后计算得到的。故不同实验室测定的INR具有可比性。

华法林最佳的抗凝强度为INR2.0～3.0，此时出血和血栓栓塞的危险均最低。随华法林剂量不同口服2～7 天后出现抗凝作用。初始剂量一般为1～3mg（国内华法林主要的剂型为2.5mg和3mg），可在2～4周达到目标范围。老年、肝功能受损、充血性心力衰竭和出血高风险患者，初始剂量可适当降低。如遇静脉血栓栓塞症（VTE）急性期等需快速抗凝治疗时，给予普通肝素（UFH）或低分子肝素（LMWH）与华法林重叠应用5 天以上，当INR达到目标范围并持续2天以上时，停用UFH或LMWH。

如INR连续测得结果位于目标范围之外需调整剂量，INR一次升高或降低可以不急于改变剂量而应寻找原因。华法林剂量调整幅度较小时，可采用计算每周剂量，比调整每日剂量更为精确。INR如超过目标范围，可升高或降低原剂量的5%～20%，调整剂量后注意加强监测。如INR一直稳定，偶尔波动且幅度不超过INR目标范围上下0.5，可不必调整剂量，酌情复查INR（可数天或1～2周）。住院患者口服华法林2～3天后开始每日或隔日监测INR，直到INR达到治疗目标并维持至少2天。此后，根据INR结果的稳定性数天至1周监测1次，根据情况可延长，出院后可每4周监测1次。门诊患者剂量稳定前应数天至每周监测1次，当INR稳定后，可以每4周监测1次。如果需调整剂量，应重复前面所述

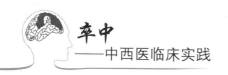
的监测频率直到INR再次稳定。由于老年患者华法林清除减少，合并其他疾病或合并用药较多，应加强监测。长期服用华法林患者INR的监测频率受患者依从性、合并疾病、合并使用药物、饮食调整等因素影响。服用华法林INR稳定的患者最长可以3个月监测1次INR。

新型口服抗凝剂（NOAC）包括凝血酶抑制剂达比加群，Ⅹa因子抑制剂利伐沙班、阿哌沙班等。2010年以来先后被美国、欧盟批准用于房颤患者。NOAC具有剂量固定、起效迅速、无需常规监测凝血、药物和（或）食物相互作用少、出血并发症少等优势，但也存在药物依从性要求高（半衰期短、停药后失效快）、肾功能不全者需调整剂量、无特异性拮抗剂、价格较高等缺点。

凝血酶抑制剂达比加群酯作为前体口服后经非特异性酯酶转化为达比加群，以浓度依赖方式特异性阻断凝血酶（Ⅱa因子）活性，即阻断了凝血的最后过程。达比加群不受肝细胞色素P450同工酶的影响。口服吸收迅速，2小时内达最大血药浓度，与食物同服可使其延后2小时。多次给药后终末半衰期12～14小时，2～3天达稳态。肾功能不全 {计算肌酐清除率CrCl=[（140－年龄）×体重（kg）]/[0.814×血浆肌酐（μmol/L）] 女性计算时需乘以系数0.85} 时半衰期延长，CrCl<30ml/min时禁用。达比加群酯150mg/次，2次/天，用于CHADS$_2$评分≥1分的非瓣膜病房颤患者的卒中和全身性栓塞的预防。如出血风险较高，HAS-BLED评分≥3分，年龄≥75岁，CrCl 30～50ml/min，合并使用具有相互作用的药物（如胺碘酮、维拉帕米、奎尼丁、克拉霉素等）或可能增加出血风险的药物（如阿司匹林、氯吡格雷、非甾体抗炎药、选择性5-羟色胺再摄取抑制剂或选择性5-羟色胺去甲肾上腺素再摄取抑制剂等），可使用110 mg/次，2次/天。不常规监测抗凝活性，但APTT高于正常上限2倍时提示出血风险增高。禁忌与酮康唑、决奈达隆等显著增加达比加群血药浓度的药物联用；避免与卡马西平、苯妥英钠、利福平等降低达比加群血药浓度的药物联用。

Ⅹa因子是内源性和外源性凝血途径的关键环节，仅具有促进凝血和炎症反应的作用。每分子Ⅹa因子可活化产生大约1000分子凝血酶，故抑制Ⅹa因子比灭活凝血酶具有更强的抑制纤维蛋白形成的作用。Ⅹa因子抑制剂减少凝血酶生成，但不影响已生成的凝血酶活性，对生理性止血功能影响小。

Ⅹa因子抑制剂利伐沙班特异性直接抑制游离和结合的Ⅹa因子，阻断凝血酶生成而抑制血栓形成。口服吸收迅速，2～4小时达血药峰浓度，血浆浓度呈剂量依赖性。利伐沙班15mg和20mg均应与餐同服，几乎完全吸收。主要通过细胞色素P4503A4（CYP3A4）代谢。1/3有活性的原型药物经肾脏清除，2/3被代谢为无活性的代谢产物，通过粪便和尿液排泄。用于CHADS$_2$评分≥1分的非瓣膜病房颤患者的卒中和全身性栓塞的预防且无抗凝禁忌证者：20mg，1次/天；CrCl 30～49ml/min或年龄≥75岁且体重≤50kg或HAS-BLED

评分≥3者15mg，1次/天；CrCl 15～29 ml/min者抗凝应慎重，必要时15mg，1次/天。活动性出血、伴有凝血异常和出血风险的肝功能异常、血小板<20×10^9/L、CrCl<15 ml/min者禁用。利伐沙班抗凝作用可预测性好、治疗窗宽、多次给药后无蓄积、与药物和食物相互作用少、无需常规监测凝血指标，但如PT明显延长则提示出血风险增加。阿哌沙班5mg/次，2次/天。如有以下情况中任2项者，使用2.5 mg/次，2次/天：年龄≥80岁；体重≤60kg；血清肌酐≥132.6μmol/L。

不同抗凝药物转换过程中需要注意保证抗凝不中断的前提下，尽量减少出血风险。①从华法林转换为NOAC时，停用华法林后监测INR，当INR<2.0时，立即服用NOAC。②从NOAC转换为华法林时，两者合用直至INR达到目标范围，合用期间监测INR的时间应该在下一次NOAC给药之前；NOAC停用24小时后监测INR值来确保华法林达到目标强度；换药后1个月内密切监测以确保INR稳定（至少3次INR在2.0～3.0）。服用达比加群酯的患者，因其主要通过肾脏代谢，应该根据肾功能评估给药时间。CrCl≥50 ml/min的患者，给予华法林3天后停用达比加群酯；CrCl 30～50 ml/min的患者，给予华法林2天后停用达比加群酯；CrCl 15～30 ml/min的患者，给予华法林1天后停用达比加群酯。③NOAC从一种转换为另一种时，在下次服药的时间，即可开始服用新的NOAC。肾功能不全患者可能需要延迟给药。④从注射用抗凝药物转换为NOAC时，UFH停药后即可服用NOAC，LMWH则在下次注射时服用NOAC；从NOAC转换为注射用抗凝药物时，在下次服药时给予注射用抗凝药物。慢性肾脏疾病患者NOAC半衰期延长，需延迟给药。⑤阿司匹林或氯吡格雷停药后即可服用NOAC。

（3）其他特殊情况下的缺血性脑卒中。无抗凝禁忌证的动脉夹层患者发生缺血性脑卒中或TIA后，首先选择静脉UFH，维持活化部分凝血活酶时间（APTT）50～70s或LMWH治疗；随后改为口服华法林抗凝治疗，目标INR2.0～3.0，通常使用3～6个月；随访6个月如果仍然存在动脉夹层，需要更换为抗血小板药物长期治疗。存在抗凝禁忌证的患者需要抗血小板治疗3～6个月。随访6个月如果仍然存在动脉夹层，需要长期抗血小板药物治疗。药物治疗失败的动脉夹层患者可考虑血管内治疗或者外科手术治疗。

55岁以下不明原因的缺血性脑卒中和TIA患者应该进行卵圆孔未闭（PFO）筛查。不明原因的缺血性脑卒中和TIA合并PFO的患者，使用抗血小板治疗。如果存在DVT、房间隔瘤或者存在抗凝治疗的其他指征如心房颤动、高凝状态，应使用华法林治疗，目标INR2.0～3.0。不明原因的缺血性脑卒中和TIA，经过充分治疗仍发生缺血性脑卒中者，可以选择血管内卵圆孔未闭封堵术，但是否可以降低卒中复发目前尚不明确。

高同型半胱氨酸水平增加了卒中的风险。叶酸、维生素B_{12}与维生素B_6摄入量是血浆同型半胱氨酸水平的决定因素，其中叶酸起了最重要的作用。缺血性脑卒中或TIA患者，如果伴有高同型半胱氨酸血症（空腹血浆水平≥16μmol/L），每日给予维生素B_6（30mg/

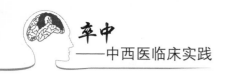

d）、维生素B$_{12}$（0.5mg/d）和叶酸（2mg/d）口服可以降低血浆同型半胱氨酸水平。但降低血浆同型半胱氨酸水平是否可以降低卒中复发目前尚不明确。

六、无症状中枢神经系统梗死

无症状中枢神经系统梗死是指存在中枢神经系统梗死的影像学或神经病理学证据，但无归因于该损害的急性神经功能障碍的病史。Fisher在1965年就报道过无已知症状的脑深部结构小梗死。但"无症状"可能只是患者或医生没有注意到症状，所以使用"隐匿性"可能更合适。由于MRI在精确界定活体坏死性神经组织方面的高度准确性，目前对神经病理学检查的需求逐渐下降。大多数情况下，MRI所显示的直径≥3mm的T1WI低信号病灶被定义为梗死，需与之区别的增大的血管周围间隙直径往往＜3mm，呈圆形或线形，多位于基底节下部。无症状脑梗死可位于中枢神经系统的任何部位。将无症状脑梗死归入卒中，将显著扩大缺血性脑卒中的患病率、发病率。无症状脑梗死的重要性在于其与认知功能障碍、临床卒中、日常生活能力下降等明确相关，应当给予二级预防评估和治疗。

（郭晋斌）

第六节　中医对缺血性中风的认识

急性缺血性脑卒中（脑梗死）的治疗包括前述的一般治疗与符合溶栓指征的溶栓治疗，还包括抗栓治疗（抗血小板、抗凝）、脑保护治疗以及处理急性期并发症，如脑水肿与颅内压增高、出血转化、癫痫、吞咽困难、肺炎、排尿障碍与尿路感染、深静脉血栓形成和肺栓塞等。中医将脑梗死称为缺血性中风。20世纪50年代以来，中医对缺血性中风的认识与治疗获得了许多显著的成绩。以下重点讨论病机与药物治疗。包括针灸治疗在内的其他治疗将在卒中康复中讨论。

一、辨证论治原则下的方证相应治疗

王永炎等提出病证结合、方证相应的思想，以证候要素、应证组合为核心完善了中风病的辨证方法体系，以方证相应为主要方法来规范中医临床治疗，提高临床辨证论治水平及疗效。证候要素是指组成证候的主要元素。应证组合是指对临床证候的实际情况进行必要的组合，其实质是将疾病概念体系或证候概念体系相结合研究疾病的发生发展规律。方

证相应以"有是证用是方，用是方而治是证"为原则，强调方剂对证候治疗的针对性，强调中医理法方药的统一性。方证相应的直接对应是方剂主治证候与患者病症表现的对应，间接对应是方剂的理法与证候的理法的统一。

缺血性中风的证候要素主要有风、痰、火、瘀、气虚、阴虚，主要病机为风、火、痰、瘀、气、毒诸邪，影响脏腑功能，扰乱气血运行或直接上扰脑窍，气机逆乱在中风病急性发病中具有重要地位。风邪作为中风病发病的最重要动因，在发病过程中是病机的核心问题，在发病最初的几分钟至几小时表现最为突出。在脑脉痹阻已经发生之后，风邪之象渐减，而痰、热、瘀之象渐显。热象不重，风痰阻络是最常见的证候；痰热重者，阻在中焦，形成痰热腑实证；痰热渐去，腑气得通，或转为痰瘀阻络，或渐显气虚、阴虚之象，成气虚血瘀证或阴虚风动证。如痰热壅盛，风动不止，内闭清窍或痰湿偏重，随风上蒙清窍则由中经络向中脏腑转化，病势凶险，病情危重。尤其是发病72小时以内病情多变化迅速，应采取药物为主的治疗方案。

（1）风痰阻络：半身不遂，口舌歪斜，言语謇涩或不语，感觉减退或消失，头晕目眩，痰多而黏，舌质黯淡，舌苔薄白或白腻，脉弦滑。治法：息风化痰，活血通络。方选化痰通络汤（王永炎方）加减：法半夏10g，生白术10g，胆南星6g，天麻10g，丹参20g，香附10g，酒大黄（后下）5g。

瘀血重，舌质紫黯或有瘀斑，加桃仁10g，红花10g，赤芍10g以活血化瘀；兼有热象，舌苔黄，加黄芩10g，山栀子5g以清热泻火；兼有痰热，舌苔黄腻，加天竺黄6g以清热化痰；肝阳上亢，头晕头痛，加钩藤（后下）10g，菊花10g，夏枯草10g以平肝清热。

（2）风火上扰：半身不遂，口舌歪斜，言语謇涩或不语，眩晕头痛，面红耳赤，口苦咽干，心烦易怒，尿赤便干，舌质红绛，舌苔黄腻而干，脉弦数。治法：平肝息风，清热泻火。方选天麻钩藤饮（《中医内科杂病证治新义》）加减：天麻10g，钩藤（后下）15g，生石决明（先煎）30g，川牛膝10g，黄芩10g，山栀10g，夏枯草10g。

头晕头痛加菊花10g以清利头目；心烦不寐加莲子心10g，炒酸枣仁10g以清心除烦；口干口渴加麦门冬10g，生地黄20g以养阴清热；舌苔黄腻加胆南星6g，天竺黄6g以清热化痰；便干便秘加生大黄（后下）6g以通腑泄热。

（3）痰热腑实：半身不遂，口舌歪斜，言语謇涩或不语，感觉减退或消失，腹胀便干便秘，头痛目眩，咳痰或痰多，舌质黯红，苔黄腻，脉弦滑或偏瘫侧弦滑而大。治法：化痰通腑。方选星蒌承气汤（王永炎方）加减：全瓜蒌30g，胆南星6g，生大黄（后下）10~15g，芒硝（冲服）6~10g。

热象明显，口干口苦，加黄芩10g，山栀子6g以清热泻火；年老体弱津亏者加生地黄20g，麦门冬10g，玄参10g以滋阴生津；痰多者加天竺黄6g，浙贝母10g以清热化痰；腹胀明显者加枳实10g，厚朴6g以行气除胀。

（4）气虚血瘀：半身不遂，口舌歪斜，言语謇涩或不语，感觉减退或消失，面色㿠白，气短乏力，口角流涎，自汗出，心悸便溏，手足肿胀，舌质黯淡，舌苔白腻，有齿痕，脉沉细。治法：益气活血。方选补阳还五汤（《医林改错》）加减：生黄芪30g，全当归10g，桃仁10g，红花10g，赤芍10g，川芎10g，地龙10g。

气虚明显加党参15g，白术15g以健脾益气；言语不利加远志10g，石菖蒲10g，郁金10g以化痰利窍；心悸喘息加桂枝6g，炙甘草10g以温阳定悸；肢体麻木加木瓜15g，伸筋草15g以舒筋活络；下肢瘫软无力加续断10g，桑寄生10g，杜仲10g，怀牛膝10g以补益肝肾；小便失禁加桑螵蛸10g，益智仁10g以收敛固涩；血瘀重者加莪术6g，水蛭6g，鬼箭羽10g，鸡血藤15g以破血通络。

（5）阴虚风动：半身不遂，口舌歪斜，言语謇涩或不语，或偏身麻木，眩晕耳鸣，手足心热，咽干口燥，舌质红而体瘦，少苔或无苔，脉弦细数。治法：滋阴息风，活血通络。方选育阴通络汤（王永炎方）：生地黄20g，山萸肉10g，钩藤（后下）15g，天麻10g，丹参20g，白芍10g。

兼有痰热加天竺黄6g，胆南星6g以清热化痰；心烦不寐加莲子心10g，夜交藤15g，珍珠母（先煎）30g以清心安神；头痛头晕加生石决明（先煎）30g，菊花10g以清热平肝；肢体拘急麻木加当归15g，赤芍10g，鸡血藤15g，水蛭6g以活血通络。

（6）痰热内闭清窍：起病急骤，神识昏蒙，鼻鼾痰鸣，半身不遂，肢体强痉拘急，项强身热，气粗口臭，躁扰不宁，甚则手足厥冷，频繁抽搐，偶见呕血，舌质红绛，舌苔褐黄而腻，脉弦滑数。治法：清热化痰，醒神开窍。方选羚羊角汤（《医醇剩义》）加减合安宫牛黄丸（《温病条辨》）或至宝丹（《苏沈良方》引《灵苑方》）鼻饲：羚羊角粉（冲）0.6g，珍珠母（先煎）30g，竹茹6g，天竺黄6g，石菖蒲10g，远志10g，夏枯草10g，牡丹皮10g；安宫牛黄丸或至宝丹，每次1丸，每日2次，鼻饲。

痰多加鲜竹沥水10ml或胆南星6g，全瓜蒌30g以清热化痰；热象重加黄芩10g，山栀子10g以清热泻火；高热加生石膏（先煎）30g，知母10g以清热泻火；腹胀便秘加生大黄（后下）10g以通腑泄热；抽搐加白僵蚕10g，全蝎5g以息风止痉；呕血加生地黄20g，水牛角（先煎）30g以清热凉血。

（7）痰湿蒙塞心神：半身不遂，口舌歪斜，言语謇涩或不语，感觉减退或消失，神识昏蒙，痰鸣漉漉，面白唇黯，静卧不烦，二便自遗，周身湿冷，舌质紫黯，苔白腻，脉沉滑缓。治法：温阳化痰，醒神开窍。方选涤痰汤（《奇效良方》）加减合苏合香丸（《外台秘要》引《广济方》）鼻饲：制半夏10g，胆南星6g，陈皮10g，枳实10g，茯苓10g，远志10g，石菖蒲10g，竹茹5g，丹参20g；苏合香丸，每次1丸，每日2～3次，鼻饲。

寒象明显，四肢不温加桂枝5g以温阳通脉；舌质淡，脉细无力加人参6g以补益元气；

舌质紫黯或有瘀点瘀斑加桃仁10g，红花10g，川芎10g，地龙10g以活血通络。

（8）元气败脱：昏愦不知，目合口开，四肢松懈瘫软，肢冷汗多，二便自遗，舌痿，舌质紫黯，苔白腻，脉微欲绝。治法：益气回阳固脱。方选参附汤（《正体类要》）加减频服：人参（另煎兑服）15g，制附子（先煎半小时）10g。

汗出不止加生黄芪15g，山茱萸15g，生龙骨（先煎）30g，生牡蛎（先煎）30g，五味子10g以敛汗固脱；兼见血瘀加丹参15g，赤芍10g，当归10g以活血通络。

二、络病学理论和毒损脑络学说指导下的治疗

络病学是近30年来中医药理论结合临床取得的成绩之一。络病学说指出络脉是从经脉支横别出、逐层细分、纵横交错、遍布全身的网络系统，将经脉运行的气血津液输布、弥漫、渗灌到脏腑组织，发挥"行血气而营阴阳"的功能。其中，经络之络（气络）运行经气，脉络之络（血络）运行血液，气为血之帅，血为气之母，气血最终通过络脉来实现其生理功能。

吴以岭等提出"脉络-血管系统病"，涵盖了发生在动静脉系统的各类血管病变。络气郁滞或络气虚滞、络脉瘀阻、络脉绌急、络脉瘀塞是"脉络-血管系统病"发生发展的基本病理环节。络气郁滞或络气虚滞是其早期病理表现，反映了生物-心理-社会医学模式下社会生理因素或各种高危因素导致"脉络-血管系统病"的不同证候状态。络气郁滞是各种原因引起络气输布运行障碍，气机失常；络气虚滞是气虚引起气化功能失常，两者与神经内分泌免疫调节功能失常、血管内皮功能障碍均有关。络脉瘀阻是由功能性病变发展为器质性病变的重要病理阶段。气血津液输布障碍，津凝为痰，血滞为瘀，痰瘀阻滞络脉导致络脉瘀阻。病机特点与动脉粥样硬化病变类似。络脉绌急是各种原因使络脉收引、挛缩、痉挛。络气郁滞引起者常有情志因素，络气虚滞引起者常有过劳因素或气虚阳虚络脉失于温煦而发作，络脉瘀阻者更易发生络脉绌急。络脉瘀塞是络脉完全阻绝，气血不通，脏腑组织失于温煦濡养。

对于缺血性中风，络病学说认为病位在脑络，脑络虚滞为发病之本，基本病理环节为脑络瘀阻、脑络绌急、脑络瘀塞。王永炎指出将导致中风的火热、痰浊、瘀血、积滞等病理因素作为毒邪认识的重要性而提出"毒损脑络"，创新了中医病因学说，指出气血逆乱和毒损脑络是中风发病的两个层次，互为因果。缺血性中风患者多属脏腑功能失调，其气渐衰，气化不足，易于水湿停聚，痰湿内生；血行无力，则致瘀血停留；其肾水渐亏，肝木失柔，心火失济，在烦劳、郁闷、恼怒状态下，极易肝失条达，肝阳暴亢或心火暴盛，风火相煽，气血上逆冲脑。气血上逆之时，往往挟痰挟瘀，壅塞脑络。风火、痰浊、瘀血均为毒邪，其胶结壅塞脑络，损伤脑络，气血渗灌失常。进而气血运行受阻，火毒内生，灼伤脑络，形成恶性循环。该过程类似缺血瀑布链、自由基损害、细胞内钙超载等病理生

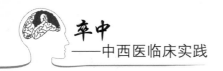

理机制过程。毒邪学说始于《内经》，经历代医家不断补充完善，不仅丰富了温病学和外科学，还影响到了内科临床。邹忆怀认为中风病突然波动、持续加重、病情的复发及中风局灶症状的弥漫化是毒损脑络的临床表征。临床采用清开灵注射液和化瘀解毒汤（三七、莪术、生蒲黄等）治疗缺血性中风获得了较好的疗效。

在"络以通为用"的治疗原则下，总结出的具有直接通络治疗效果的药物包括辛味通络、虫类通络、藤类通络、络虚通补四类。辛味药辛香走窜，能行能散。《素问·脏气法时论》："辛以润之，开腠理，致津液，通气也。"清代叶天士（1667—1746）认为"络以辛为泄"，"攻坚垒，佐以辛香，是络病大旨"。络气郁滞常用降香、麝香、檀香、乳香、薤白、冰片等，寒凝脉络常用桂枝、细辛等，渐致络瘀可用当归、桃仁等。虫类药性善走窜，剔邪搜络。久病入络，需虫类药方可胜任。久病络脉瘀阻常用水蛭、土鳖虫、鼠妇、蛴螬等，络脉绌急常用全蝎、蜈蚣、地龙、蝉蜕、乌梢蛇、白花蛇、露蜂房等。藤类药蔓延缠绕，形如络脉，通络散结。清代张秉成在《本草便读》中指出："凡藤类之属，皆可通经入络。"常用络石藤、鸡血藤、忍冬藤、青风藤等。对于虚证，清代叶天士认为："大凡络虚，通补最宜。"以益气补血、养阴填精、荣养络脉如人参、当归、麦冬、鹿茸等补药之体作通药之用，或适当配伍通络祛滞之品。久病络脉失养者可用鹿角胶、紫河车、猪羊脊髓、牛胫骨髓等血肉有情之品滋填络道，阳气生发之物可壮阳气，至阴聚秀之物可滋阴精。

三、中成药的应用

中成药在我国广泛用于治疗缺血性脑卒中已有多年。循证系统评价显示能改善神经功能缺损，值得进一步开展高质量研究予以证实。中成药的使用应当遵循使用指导原则，根据中成药的功效来进行选择。目前使用的中药注射制剂包括具有清热醒神作用的清开灵注射液、醒脑静注射液等，具有活血化瘀作用的丹参制剂（丹参、复方丹参）、三七总皂苷制剂（血栓通、血塞通）、银杏叶制剂（金纳多、舒血宁）、水蛭素制剂（疏血通）以及被提纯的葛根素（黄酮类）、川芎嗪（生物碱类）等，具有清热活血作用的苦碟子注射液，具有滋阴活血作用的脉络宁注射液等。口服的中药胶囊、片剂、颗粒剂等种类亦较多，可根据功效及市场供应状况选择，但应避免过度使用。包括以平肝息风为主的清眩治瘫丸等，以祛风化痰为主的华佗再造丸、大活络丹、中风回春片（丸、胶囊）、强力天麻杜仲胶囊等，以化瘀通脉为主的脑血康片（胶囊、颗粒）、逐瘀通脉胶囊、龙灯胶囊、脑得生片（胶囊、颗粒）等，以益气活血为主的偏瘫复原丸、通心络胶囊、消栓肠溶胶囊（消栓颗粒）、脑心通胶囊、血栓心脉宁胶囊、脑安胶囊等，以开窍为主的安宫牛黄丸、苏合香丸等。

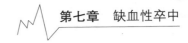

注射制剂多用于缺血性中风急性期，口服制剂多用于缺血性中风恢复期和后遗症期。有些中成药还适用于出血性中风的治疗，比如口服制剂安宫牛黄丸、苏合香丸等及注射制剂清开灵注射液、醒脑静注射液等。目前尚缺乏中成药在超早期应用并有效的证据。

（郭晋斌）

第七节　脊髓梗死

一、脊髓的血液供应

脊髓的血液供应有3个主要来源。脊髓前动脉起自椎动脉，在延髓腹侧合并成一支，沿脊髓前正中裂下行，供应脊髓全长。在前正中裂内，发出沟连合动脉，伸入前连合，供应脊髓两侧灰质的前半部，易发生缺血。脊髓后动脉左右各一支，起自同侧椎动脉，沿脊髓后外侧沟下行，供应脊髓全长，不易发生缺血。根动脉在颈部起自椎动脉分支及甲状腺下动脉分支（颈段），在胸、腰、骶段来自肋间动脉、腰动脉、髂腰动脉、骶外侧动脉的分支，这些动脉沿脊神经根经椎间孔入椎管，分成根前动脉和根后动脉，分别与脊髓前动脉和脊髓后动脉吻合，构成脊髓冠状动脉环，使脊髓不易发生缺血。从整体看，脊髓的前后动脉发生闭塞时相邻根动脉的交界区即T4和L1可发生缺血。在横断面上，脊髓前动脉和根前动脉供应脊髓的灰质前角、中央管周围灰质、灰质后角的前半部、白质前索、前连合及侧索的深部；脊髓后动脉、根后动脉及冠状动脉供应灰质后角的浅表部分、白质后索及白质侧索的浅表部分。

脊髓前静脉与脊髓前动脉伴行于脊髓前正中裂，有脊髓中央静脉和沟静脉注入。脊髓后静脉与脊髓后动脉伴行，形成丰富静脉丛。根静脉与根动脉伴行，经根前静脉及根后静脉至椎静脉丛，并与脊髓前后静脉相连。椎静脉丛向上与延髓静脉相通，在胸段与胸腔内奇静脉及上腔静脉相通。

二、脊髓梗死

脊髓血管病分为缺血性、出血性及血管畸形三大类，发病率远低于脑血管病。Bastian于1882年提出脊髓软化可能是血管性闭塞的结果，Preobrashenski于1904年才描述了脊髓前动脉梗死综合征。Spiller于1909年首次描述了梅毒性动脉炎引起的脊髓前动脉综合征的临床病理表现。脊髓动脉的血压低于血管系统的其他部位。脊髓前动脉的血流主要由头侧向尾侧单向流动，而脊髓后动脉的血流是双向的，在颈段和胸段是流向尾侧，在腰骶段是流向头侧。能导致脊髓缺血的病变动脉可以是主动脉、椎动脉、肋间动脉、腰动脉、根动脉、脊髓前动脉、脊髓后动脉以及小的脊髓血管。能引起低灌注的心脏疾病及一些血液疾病也可引起脊髓梗死。严重的和持续的灌注压下降可导致脊髓梗死，主要累及中胸段脊髓的分水岭区。在主动脉缩窄时，脊髓尾端接收来自主动脉远端狭窄部位的动脉供血，易受缺血影响。脊髓梗死的病因包括严重心血管疾病（如心肌梗死、心搏骤停、主动脉破裂等）或手术等引起严重低血压，脊髓动脉粥样硬化、动脉炎（如梅毒等）、肿瘤、蛛网膜粘连等。脊髓梗死常为其他疾病的并发症，易被原发疾病掩盖。由于心血管外科治疗及侵袭性诊疗手段的临床应用增加，与之相关的脊髓缺血比既往更为常见。尽管脊髓对缺血有较好的耐受性，但是完全缺血15分钟以上可导致脊髓不可逆损害，神经元变性、坏死，血管周围淋巴细胞浸润，并有血管再通。

脊髓梗死呈卒中样起病，脊髓症状在数分钟或数小时达到高峰。因发生闭塞的供血动脉不同而表现有异。

（1）脊髓前动脉综合征：以中胸段和下胸段多见，首发症状常为突发病变水平相应部位根痛或弥漫性疼痛。起病时表现为弛缓性瘫痪，脊髓休克期后转变为痉挛性瘫痪。病变水平以下痛温觉缺失而深感觉保留，尿便障碍明显。

（2）脊髓后动脉综合征：少见。表现为急性根痛，病变水平以下深感觉缺失、感觉性共济失调。痛温觉、运动功能保留，无尿便障碍。脊髓影像检查对诊断脊髓梗死作用有限但有助于鉴别诊断，一些脊髓梗死患者的MRI始终正常，并且T2WI信号异常也缺乏特异性。

诊断时需要与下列疾病鉴别：

（1）脊髓出血：硬脊膜外出血和硬脊膜下出血主要表现为脊髓受压症状，出现截瘫及感觉障碍，症状迅速加重且范围进行性扩大。脊髓内出血表现为急性剧烈背痛、数分钟或数小时后迅速出现损害水平以下运动障碍、感觉障碍及括约肌功能障碍。脊髓蛛网膜下腔出血表现为急骤的颈背痛、脑膜刺激征和截瘫。

（2）脊髓血管畸形：大多为动静脉畸形，包括硬脊膜动静脉瘘、髓内动静脉畸形、青年型动静脉畸形、髓周动静脉瘘4种类型。临床少见，病变多见于胸腰段，多在45岁以前缓慢起病。增强CT、MRI及脊髓血管造影有助于诊断。

（3）急性脊髓炎：病前多有感染史或疫苗接种史，起病没有脊髓血管病急，无急性疼痛或根痛，表现为脊髓横贯性损害，腰椎穿刺脑脊液检查可见细胞数明显增加，蛋白含量明显增加。

（4）脊髓肿瘤：起病缓慢，累及节段短，进展较快，可进展为横贯性脊髓损害，皮肤营养障碍少见，MRI有助于诊断。

脊髓梗死的治疗原则与缺血性脑卒中类似。应纠正病因，疼痛时给予镇静止痛药物。

（郭晋斌）

第八章

脑出血所致卒中

脑出血所致卒中是指非外伤引起的脑实质或脑室系统内局部血液聚积导致的快速出现的神经功能障碍临床体征。脑出血所致卒中年发病率为（40～60）/10万人，在我国占急性脑血管病的20%～30%。急性期病死率为30%～40%。在脑出血中，大脑半球出血约占80%，脑干和小脑出血约占20%。

1761年，意大利的乔瓦尼·巴蒂什·莫尔加尼（Giovanni Battista Morgagni，1682—1771）就认为进入脑实质的出血是造成卒中的原因之一。20世纪初威廉·理查德·高尔斯（William Richard Gowers，1845—1915）和现代医学之父威廉·奥斯勒（William Osler，1849—1919）在其各自的教科书中均描述了颅内出血常见部位及其伴随的临床症状和体征。目前CT和MRI可准确定位轻度和中度出血。出血量大时往往难以准确判断出血起始部位。脑成像可显示出血的部位、血肿大小和扩展、破入脑室与否、血肿周围的水肿，包括累及中线结构的程度等占位效应。MRI因其拥有显示含铁血黄素的能力可以帮助确定出血的时程，判断先前出血的旧病灶部位。而陈旧性脑梗死和出血引起的中风囊在CT上有类似表现，难以区别。无症状脑出血是指非外伤引起的神经影像学或神经病理学检查显示的脑实质、蛛网膜下腔或脑室系统内局部慢性血液产物聚积，且无归因于该损害的急性神经功能障碍的病史。临床应当重视影像学所检出的无症状脑出血，给予恰当的预防措施，以避免严重的脑出血事件。

第一节　临床特点与诊断

一、脑出血的发生与临床特点

目前认为大多数脑出血是在原有高血压和血管病变的基础上，血压突然升高引起的。脑出血是在数分钟或数小时内逐步发展的，一般在4～6小时停止。连续CT检查对急性脑出血患者的研究表明，血肿常在数小时内急剧扩大，称脑出血后继续出血。临床症状恶化时需要复查CT。费希尔（Fisher）通过病理研究描述了脑出血的扩展机制。脑出血发展时，血肿导致其周围小血管受到挤压而破裂，使血肿继续扩大。颅内压随着病灶的扩大而升高，病灶周围的组织压力同样增高。当血肿内的压力和周围组织压力之间达到平衡，出血停止。如果血肿能够破入脑室或蛛网膜下腔出血，则可与脑脊液连通，释放部分血液而降低病灶内的压力。在出血停止机制中，血液中的缩血管物质也发挥着作用。

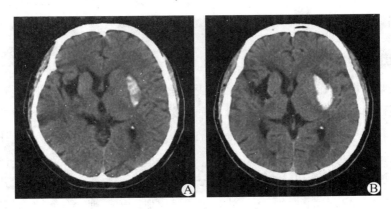

图 8-1-1　脑出血后血肿扩大，图 A 为左侧基底节出血起病 2 小时 CT 显示为 6ml，图 B 为同一患者起病 14 小时血肿扩大为 10ml

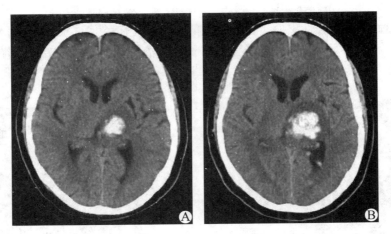

图 8-1-2　脑出血后血肿扩大，图 A 为左侧丘脑出血起病 3 小时 CT 显示为 4ml，图 B 为同一患者起病 18 小时血肿扩大，并破入脑室

　　脑出血的一般临床特点是：①多在动态下急性起病；②突发出现局灶性神经功能缺损症状，常伴有头痛、呕吐，可伴有血压增高、意识障碍和脑膜刺激征。由于少量血肿所致

卒中表现与脑梗死区别困难，故所有卒中者发病后均应尽快接受颅脑影像学检查。脑出血患者多数有高血压及脑动脉粥样硬化病史。各部位出血的临床特点略有不同。头痛是血肿造成脑组织移位牵拉血管、脑膜，或血液破入蛛网膜下腔以及高颅内压所致，常伴头晕，尤其是在小脑和脑干出血时。血液进入蛛网膜下腔或破入脑室再入蛛网膜下腔引起脑膜刺激征，但在深昏迷时消失。意识障碍取决于出血的部位及出血量，丘脑、小脑、脑干出血影响脑干网状系统或影响脑脊液循环，引起急性梗阻性脑积水、高颅内压导致意识障碍；脑叶、基底节出血超过30ml可导致意识障碍。症状性癫痫的发生与皮质损害密切相关，故多见于脑叶出血、尾状核出血。脑CT扫描是诊断脑出血最有效最迅速的方法。

二、脑出血与脑梗死的关系

高血压是脑出血与脑梗死的共同危险因素和基础疾病，高血压性脑出血与高血压引起的脑小动脉性梗死的易发部位是一致的。脑出血与脑梗死的出血转化之间也存在着一定关系。脑梗死出血转化发生率为8.5%～30%，其中有症状的为1.5%～5%。心源性脑栓塞、大面积脑梗死、占位效应、早期低密度征、年龄大于70岁、应用抗栓药物（尤其是抗凝药物）或溶栓药物等会增加出血转化的风险。出血转化分为两类：继续按照脑梗死治疗的出血性梗死和应当按照脑出血治疗的中枢神经系统梗死后脑实质出血。中枢神经系统梗死包括Ⅰ型和Ⅱ型出血性梗死，出血性梗死的特点是无占位效应。Ⅰ型出血性梗死为沿着梗死灶边缘的点状出血，Ⅱ型出血性梗死是指梗死灶内的融合性点状出血，但无占位效应。脑出血包括Ⅰ型和Ⅱ型中枢神经系统梗死后脑实质出血，脑实质出血的特点是有占位效应。Ⅰ型中枢神经系统梗死后脑实质出血是指融合性出血≤梗死面积的30%，仅有轻度占位效应，Ⅱ型中枢神经系统梗死后脑实质出血是指融合性出血＞梗死面积的30%和（或）有明显的占位效应。

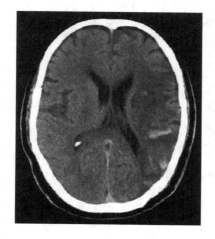

图 8-1-3　CT 示Ⅰ型中枢神经系统出血性梗死

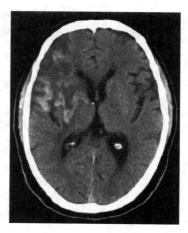

图 8-1-4　CT 示Ⅱ型中枢神经系统出血性梗死

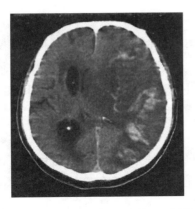 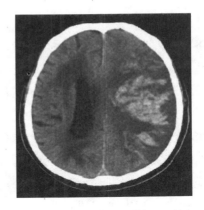

图 8-1-5　CT 示 I 型中枢神经系统梗
死后脑实质出血

图 8-1-6　CT 示 II 型中枢神经系统梗死
后脑实质出血

三、不同病因脑出血所致卒中的临床特点

1. 高血压性脑出血　50岁以上者多见，有高血压病史，常见的出血部位是壳核、丘脑、小脑和脑桥，无外伤、淀粉样血管病等脑出血证据。壳核出血由外向内压迫内囊，丘脑出血由内向外压迫内囊。

2. 脑血管畸形出血　年轻人多见，常见的出血部位是脑叶，影像学可发现血管异常影像，确诊需依据脑血管造影。中青年非高血压性脑出血，或CT和MRI检查怀疑有血管异常时，应进行脑血管造影检查。脑血管造影可清楚地显示异常血管及显示出造影剂外漏的破裂血管和部位。脑血管畸形包括高血流量的动静脉畸形、低血流量的隐匿性血管畸形（包括海绵状血管瘤、静脉畸形、毛细血管扩张症）。

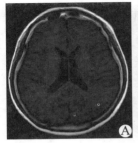 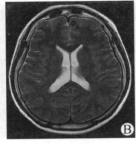 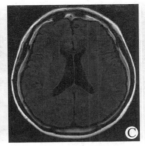 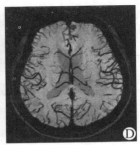

图 8-1-7　1 例 29 岁男性左侧额叶海绵状血管瘤的 MRI 表现，图 A 为 T1，图 B 为 T2，图 C 为
FLAIR，图 D 为 SWI

3. 脑淀粉样血管病　多见于老年患者或家族性脑出血的患者，多无高血压病史，常见的出血部位是脑叶，多发者更有助于诊断，常有反复发作的脑出血病史，确定诊断需做病

理组织学检查。

4. 溶栓治疗所致脑出血　近期曾应用溶栓药物，出血多位于脑叶或原有的脑梗死病灶附近。脑出血与溶栓治疗之间有明确逻辑关系，因尿激酶与rt-PA的血浆半衰期均较短，脑出血多发生于溶栓治疗过程中。rt-PA的出血风险较尿激酶低。尿激酶使血浆中纤维蛋白降低的状态可持续12～24小时。

5. 抗凝治疗所致脑出血　近期曾应用抗凝药物治疗，常见脑叶出血，多有继续出血的倾向。面积较大的梗死如超过大脑中动脉1/3供血区的梗死，如进行抗凝治疗出血转化风险很高。采用新型口服抗凝剂（NOAC）进行抗凝治疗，出血风险较小。

6. 瘤卒中　脑出血前即有神经系统局灶症状，出血常位于高血压脑出血的非典型部位，影像学上早期出现血肿周围明显水肿，并可显示瘤体。临床需要注意的是转移瘤和胶质瘤。如为转移瘤需要进一步确定原发肿瘤情况，男性常见肺癌、消化道肿瘤、前列腺癌等，女性常见乳腺癌、肺癌、宫颈癌等。垂体瘤也可因瘤体内出血发生瘤卒中。

（郭晋斌　马世民　杨宏勇）

第二节　不同部位脑出血所致卒中

一、壳核出血

壳核出血是最常见的脑出血，约占全部脑出血的50%～60%。出血主要来源于大脑中动脉深穿支豆纹动脉外侧支（被称为脑出血动脉），经常压迫或破坏内囊，血肿可经侧脑室三角部外上方破入脑室，也可经尾状核丘脑沟、侧脑室体部或前角外方破入脑室，或直接穿破内囊膝部破入脑室。临床诊断要点：①对侧肢体偏瘫，优势半球出血常出现失语；②对侧肢体感觉障碍，主要是痛、温觉减退；③对侧偏盲；④凝视麻痹，呈双眼持续性向出血侧凝视；⑤尚可出现失用、体像障碍、记忆力和计算力障碍、意识障碍等。

可按CT所示血肿的范围及破入脑室与否进行分型。血肿可扩展至外囊、内囊前肢、内囊后肢或内囊前后肢，有的血肿扩展至丘脑。血肿主要累及苍白球及壳核中部者多为内侧豆纹动脉破裂；主要累及内囊后肢前半部分者多为脉络膜前动脉破裂；主要累及豆状核后部及内囊者多为外侧豆纹动脉后内侧支破裂；主要累及壳核外部及岛叶皮质者多为外侧豆纹动脉外侧支破裂。

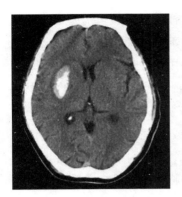

图 8-2-1　CT 示右侧壳核出血 10ml，起病 2 小时，血肿扩展至外囊

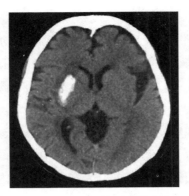

图 8-2-2　CT 示右侧壳核出血 6ml，起病 1 小时，血肿扩展至内囊前肢

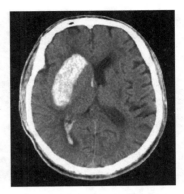

图 8-2-3　CT 示右侧壳核出血 42ml，破入脑室，血肿扩展至内囊前肢

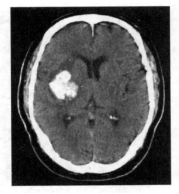

图 8-2-4　CT 示右侧壳核出血 18ml，起病 3 小时，血肿扩展至内囊后肢

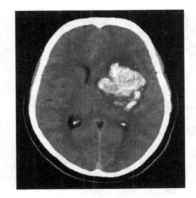

图 8-2-5　CT 示左侧壳核出血，占位效应明显

二、丘脑出血

丘脑出血约占全部脑出血的20%。出血主要来源于起自大脑后动脉的丘脑膝状体动脉、丘脑穿通动脉，丘脑膝状体动脉位于丘脑外侧，丘脑穿通动脉位于丘脑内侧。Lhimitt 于1936年首次报告了丘脑出血。临床诊断要点：①丘脑性感觉障碍：对侧半身深浅感觉减退，感觉过敏或自发性疼痛；②运动障碍：出血侵及内囊可出现对侧肢体瘫痪，多为下肢重于上肢；③丘脑性失语：言语缓慢而不清、重复言语、发音困难、复述差，朗读正常；④丘脑性痴呆：记忆力减退、计算力下降、情感障碍、人格改变；⑤眼球运动障碍：眼球向上注视麻痹，常向内下方凝视。

丘脑出血量小，可局限于丘脑。丘脑穿通动脉破裂多引起丘脑内侧出血，可向内破入

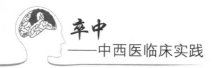
脑室形成第三、第四脑室铸型，也可逆流入侧脑室；丘脑膝状体动脉破裂多引起丘脑外侧出血，向外发展破坏内囊、苍白球、壳核，也可于侧脑室三角部或体部破入侧脑室；丘脑出血向下发展，可延及下丘脑、中脑。影响丘脑后联合区和中脑上丘出现丘脑落日眼；影响交感神经中枢出现同侧Horner征；影响内囊中的额叶侧视中枢下行纤维出现凝视麻痹；丘脑是网状结构非特异性上行激活系统的最上端，常出现意识障碍、睡眠障碍；影响丘脑与边缘系统的联系出现定向力、计算力、记忆力减退或淡漠、欣快等表现；语言障碍多见于丘脑外侧出血，两侧丘脑出血均可出现构音障碍，优势侧丘脑出血可出现丘脑性失语，与丘脑腹外侧核损伤有关；尿失禁多见于丘脑内侧出血，影响了丘脑背内侧核的整合功能，整合后的复合感觉无法正确传到前额区，使额叶排尿中枢对膀胱的控制减弱。

　　CT所示有的血肿局限于丘脑，有的血肿扩展至内囊，有的血肿扩展至下丘脑或中脑。

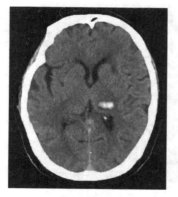

图 8-2-6　CT 示左侧丘脑出血，
起病 1 天，血肿局限于丘脑

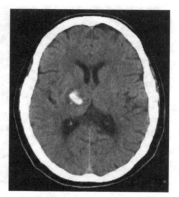

图 8-2-7　CT 示右侧丘脑出血 2ml，起病
5 小时，血肿扩展至内囊

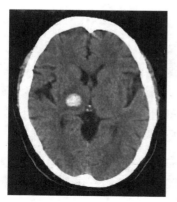

图 8-2-8　CT 示右侧丘脑出血，起病
4 天，丘脑血肿扩展至内囊

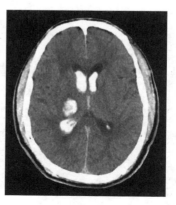

图 8-2-9　CT 示右侧丘脑血肿破入脑室

三、脑叶（皮质下）出血

脑叶出血占全部脑出血的5%～10%，其中顶叶出血最常见，其次是颞叶出血。脑叶出血以局限性损害为主，较少累及内囊和中线结构，血肿表浅易破入蛛网膜下腔，并易发生症状性癫痫。主要原因包括高血压、脑血管畸形、脑淀粉样血管病、脑肿瘤、血液病（额叶多见）、烟雾病、肝硬化、苯丙胺或麻黄碱等药物滥用等。

额叶出血临床诊断要点：①前额痛、呕吐、痫性发作较多见；②对侧偏瘫（上肢重，面部及下肢轻）、双眼向病灶侧凝视（持续数小时至数天）、精神障碍（反应迟钝、答非所问、表情呆板、摸索强握）；③优势半球出血时可出现运动性失语。

顶叶出血临床诊断要点：①偏瘫较轻（多为水肿波及中央前回），而偏侧感觉障碍显著（中央后回受损）；②对侧下象限盲（顶叶内的视觉传导束受损）；③优势半球出血时可出现混合性失语。

颞叶出血临床诊断要点：①表现为对侧中枢性面舌瘫及上肢为主的瘫痪（血肿或水肿波及额叶中央前回）；②对侧上象限盲（颞叶内的视觉传导束受损）；③优势半球出血时可出现感觉性失语或混合性失语；④可有颞叶癫痫、幻嗅、幻视。患者因失语不能与外界沟通而烦躁、冲动，甚至自杀。

枕叶出血临床诊断要点：①对侧同向性偏盲，并有黄斑回避现象，可有一过性黑矇和视物变形；②多无肢体瘫痪。少数存在视觉失认、视幻觉。

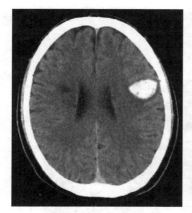 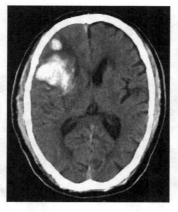 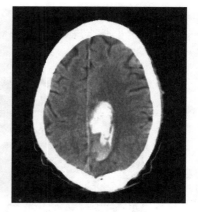

图 8-2-10　CT 示左侧额叶出血 11ml，起病 7 小时　　图 8-2-11　CT 示右侧额叶出血 27ml，起病 1 天　　图 8-2-12　CT 示左侧顶叶出血 18ml，起病 7 小时

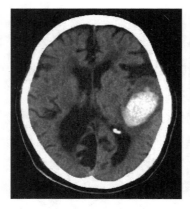
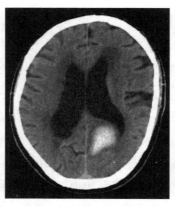
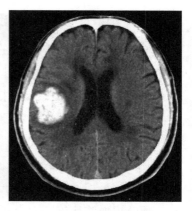

图 8-2-13　CT 示左侧颞叶出血　　　图 8-2-14　CT 示左侧枕叶出　　　图 8-2-15　CT 示右侧颞顶叶出
　　27ml，起病 16 小时　　　　　　　血，起病 2 天　　　　　　　　血 46ml，起病 2 小时

四、小脑出血

　　小脑出血约占全部脑出血的10%，小脑出血常累及脑干和（或）阻塞第四脑室，易出现枕骨大孔疝导致死亡。其中70%～80%位于小脑半球，20%～30%位于小脑蚓部。小脑半球出血多位于齿状核处，可穿破第四脑室顶破入第四脑室，也可经中脑导水管进入第三脑室及侧脑室，引起脑室扩张；小脑半球肿胀可使第四脑室变形，也可向前挤压脑桥被盖部及小脑中脚，向上挤压中脑顶盖部。临床诊断要点：①突发眩晕、呕吐、后头部疼痛，无偏瘫；②有眼震、站立和行走不稳、肢体共济失调、肌张力降低及颈项强直；③头颅CT扫描示小脑半球或蚓部高密度影及第四脑室、脑干受压。

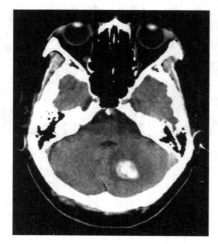
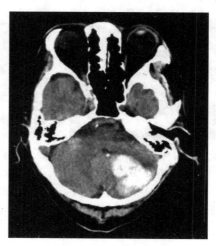

图 8-2-16　CT 示左侧小脑半球出血，起病 3 天　　　　图 8-2-17　CT 示左侧小脑半球出血

五、脑干出血

脑干出血约占全部脑出血的10%，绝大多数为脑桥出血，偶见中脑出血，延髓出血极为罕见。临床诊断要点：

（1）中脑出血：①突然出现复视、眼睑下垂；②一侧或两侧瞳孔扩大、眼球不同轴、水平或垂直眼震、同侧肢体共济失调，也可表现Weber或Benedikt综合征；③严重者很快出现意识障碍、去大脑强直。

（2）脑桥出血：突然头痛、呕吐、眩晕、复视、眼球不同轴、交叉性瘫痪或偏瘫、四肢瘫等。出血量较大时，患者很快进入意识障碍、针尖样瞳孔、去大脑强直、呼吸障碍，多迅速死亡，并可伴有高热、大汗、应激性溃疡等；出血量较少时可表现为一些典型的综合征，如Foville综合征、Millard-Gubler综合征和闭锁综合征等。

（3）延髓出血：①突然意识障碍，血压下降，呼吸节律不规则，心律失常，继而死亡；②轻者可表现为不典型的Wallenberg综合征。

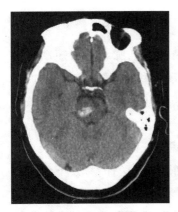 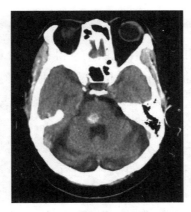 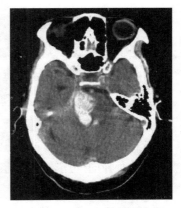

图 8-2-18　CT 示右侧脑桥出血　　　图 8-2-19　CT 示右侧脑桥出血　　　图 8-2-20　CT 示右侧脑桥出血破入脑室

六、原发性脑室出血

继发性脑室出血是指脑实质出血破入脑室系统，原发性脑室出血是指脉络丛血管破裂出血和除丘脑、尾状核外的距室管膜1.5cm内脑组织出血破入脑室系统。原发性脑室出血约占全部脑出血的3%～5%。临床诊断要点：①突然头痛、呕吐，迅速进入昏迷或昏迷逐渐加深。②双侧瞳孔缩小，四肢肌张力增高，病理反射阳性，早期出现去大脑强直，脑膜刺激征阳性。③常出现丘脑下部受损的症状及体征，如上消化道出血、中枢性高热、大汗、急性肺水肿、血糖增高、尿崩症等。④脑脊液压力增高，呈血性。⑤轻者仅表现为头痛、呕吐、脑膜刺激征阳性，无局限性神经体征。临床上易误诊为蛛网膜下腔出血，需通过头颅CT扫描来确定诊断。出血量大可形成脑室铸型或出现急性梗阻性脑积水。

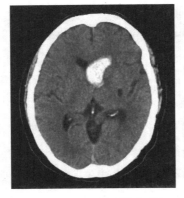 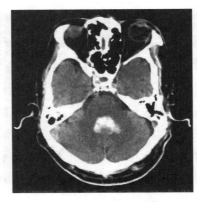 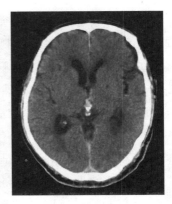

图 8-2-21　CT 示侧脑室出血　　　图 8-2-22　CT 示第四脑室出血　　　图 8-2-23　CT 示第三脑室出血

七、尾状核出血

尾状核也属于基底节核团，头部由大脑前动脉的Heubner回返动脉和中央短动脉供血，体部由大脑中动脉的前外侧中动脉供血，尾部由脉络膜前动脉和脉络膜后动脉供血。因尾状核紧邻侧脑室，故血肿极易于破入脑室。临床诊断要点：①血肿局限于尾状核可导致对侧肢体肌张力降低、多动，或肌张力增高，多伴头痛、呕吐。②破入脑室，出现脑膜刺激征；引起急性梗阻性脑积水时出现意识障碍、双侧病理征阳性、四肢肌张力增高。③血肿向外压迫内囊前肢和膝部，出现中枢性面舌瘫、上肢轻瘫，有时累及下肢。

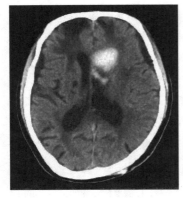 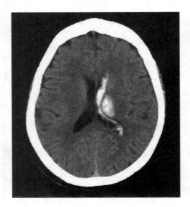 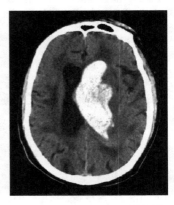

图 8-2-24　CT 示左侧尾状核头　　　图 8-2-25　CT 示左侧尾状核体　　　图 8-2-26　CT 示左侧尾状核
部出血 11ml，起病 4 天　　　　　部出血 4ml，起病 20 小时，破入　　　体部出血破入脑室
　　　　　　　　　　　　　　　脑室

八、脑内多处出血

有时可出现脑内多处出血。

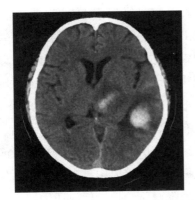 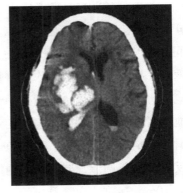

图 8-2-27　CT 示左侧丘脑并左颞叶出血　　　　图 8-2-28　CT 示右侧壳核并右丘脑出血

（郭晋斌　马世民　杨宏勇）

第三节　脑出血所致卒中的治疗

一、内科治疗

内科治疗为脑出血的基础治疗，脱水控制脑水肿降颅压、调控血压、防治并发症是治疗的中心环节，有手术治疗指征者尽可能手术治疗，及时清除血肿，积极降低颅内压，保护血肿周围脑组织。

一般应卧床休息2～4周，避免情绪激动及血压升高。保持呼吸道通畅，昏迷患者应将头歪向一侧，以利于口腔分泌物及呕吐物流出，并可防止舌根后坠阻塞呼吸道，随时吸出口腔内的分泌物和呕吐物，必要时行气管切开。有意识障碍、血氧饱和度下降或有缺氧现象（$PO_2 < 60mmHg$ 或 $PCO_2 > 50mmHg$）的患者应给予吸氧。昏迷或有吞咽困难者在发病第2～3天即应鼻饲。过度烦躁不安的患者可适量用镇静药。便秘者可选用缓泻剂。加强口腔护理，及时吸痰，保持呼吸道通畅。留置导尿时应做好管路维护与感染监测，尽可能避免感染。严密注意患者的意识、瞳孔大小、血压、呼吸、体温、心率与脉搏等改变，有条件时应对昏迷患者进行监护。早期将患肢置于功能位，如病情允许，应及早进行肢体功能、言语障碍及心理的康复治疗。颅内压升高是脑出血患者死亡的主要原因，伴发脑水肿、颅内压升高的患者，需积极而合理的脱水疗法。降颅压治疗首先以高渗脱水药为主，如甘露醇或甘油果糖等，注意尿量、血钾及心肾功能。可酌情选用呋塞米、白蛋白。应用脱水药时要注意水及电解质平衡。止血药物一般不用，除非有凝血功能障碍。严重凝血因子缺乏症或严重血小板减少症患者，应分别接受适当的凝血因子替代治疗或血小板替代治疗。由于口服抗凝药物华法林引起INR延长的ICH患者应停止服用华法林，接受维生素K依赖性凝血因子替代治疗和纠正INR，同时静脉应用维生素K。在证实出血停止之后，卧床的ICH患者在发病1～4天后可考虑皮下注射小剂量低分子肝素（LMWH）或普通肝素（UFH），以预防静脉血栓栓塞症（VTE）。痫性发作应进行抗癫痫药物治疗。出现精神状态改变且脑电图提示痫性放电的患者应该接受抗癫痫药物治疗。一般不使用抗癫痫药物进行预防性治疗。

脑出血患者血压的控制应视患者的年龄、既往有无高血压、有无颅内压增高、出血原因、发病时间等情况而定。一般不要急于降血压，因为脑出血后的血压升高是对颅内压升高的一种反射性自我调节，应先降颅内压后，再根据血压情况决定是否进行降血压治疗。血压≥200/110mmHg时，在降颅压的同时可慎重平稳降血压治疗，使血压维持在略高于发病前水平或180/105mmHg左右；收缩压在170～200mmHg或舒张压100～110mmHg，暂时可不必使用降压药，先脱水降颅压，并严密观察血压情况，必要时再用降压药。血压降低幅度不宜过大，否则可能造成脑低灌注性损害。收缩压＜165mmHg或舒张压＜95mmHg，不需降血压治疗。血压过低者应升压治疗，以保持脑灌注压。在脑出血急性期后，如果无禁忌证，血压应得到良好控制，目标值应为140/90mmHg（糖尿病或慢性肾病患者应为130/80mmHg），特别是在出血位于典型的高血压性脑出血部位时。

二、外科治疗

对于大多数ICH患者，手术的有效性尚不确定。根据影像学检查明确出血部位及出血量来帮助决定是否采用手术治疗。出现神经功能恶化或脑干受压和（或）因脑室梗阻造成脑积水的小脑出血患者应尽快手术清除血肿。对血肿大、中线结构移位明显者，大多须及时手术。对于重症脑出血，治疗挽救的核心是水肿区，主要在于减轻缺血水肿的损害，尽可能恢复脑功能。依据血肿的部位、范围、既往病史、全身状况、年龄、继发性损害，以及技术条件等，选择钻颅引流术、锥颅颅内血肿碎吸术、直切口小骨窗颅内血肿清除术、大骨窗开瓣颅内血肿清除术等。有时为了抢救重症患者，则应紧急手术，在发病6小时内的早期手术，可极大限度减轻继发性损害，提高抢救成功率，降低致残率。出血量大可形成脑室铸型或出现急性梗阻性脑积水者应手术治疗，多采用脑室引流术，也可采用开颅脑室血肿清除术，可同时做脑室清洗和脑脊液置换。

基底节区出血，包括壳核出血、丘脑出血、尾状核出血。小量出血，脑干池形态正常，不采用手术治疗；中等量出血（壳核出血≥30ml，丘脑出血≥15ml），脑干池受压，可选择微创穿刺血肿清除术或小骨窗开颅血肿清除术，及时清除血肿；大量出血或脑疝形成者，多需去骨片减压血肿清除术，以挽救生命。脑干出血大多不采取手术治疗，有继发脑室积血者，可行脑室引流；随着技术水平提高，有不少手术成功的例子，以血肿＞5ml为宜。小脑出血易形成脑疝，出血量≥10ml，或血肿直径≥3cm，或合并明显脑积水，在有条件的医院应尽快手术治疗；出血量≥20ml或有脑干压迫症状或血肿破入脑室系统并出现梗阻性脑积水者，应紧急手术治疗；出血量＜15ml、意识清楚、无脑干受压症状、血肿未破入脑室者可不采用手术治疗。脑叶出血量＜30ml，不采用手术治疗；31～50ml者，可采取钻颅穿刺术；＞50ml者，多数须行开颅清除术，尤其是脑室明显受压时；高龄患者常为脑淀粉样血管病出血，除血肿较大危及生命或由血管畸形引起需外科治疗外，不宜采用手术治疗。脑室出血轻型者不采用手术治疗；重症全脑室出血，形成脑室铸型，需脑室穿刺引流加腰穿放液治疗。

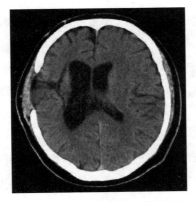 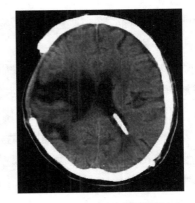

图 8-3-1　CT 示脑出血手术清除后　　　　图 8-3-2　CT 示侧脑室引流

初次出血位于脑叶、高龄、继续接受抗凝治疗、携带载脂蛋白E2和4等位基因以及MRI显示大量微出血灶者复发风险较高。自发性脑叶出血应避免长期使用抗凝治疗作为非瓣膜性心房颤动的治疗方法。避免大量饮酒有益。

（郭晋斌　马世民　杨宏勇）

第四节　中医对出血性中风的认识

一、出血性中风的病机

脏腑功能失调，阴阳失衡，气血逆乱，上犯于脑，络破血溢于脑脉之外，是出血性中

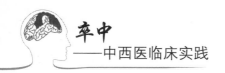

风的基本病机。重症者可闭塞清窍，蒙蔽神明。病位在脑，与心、肾、肝、脾密切相关。病性是本虚标实，上盛下虚。在本为肝肾阴虚，气血亏虚；在标为风火相煽，痰湿壅盛，气血逆乱，络破血溢。血溢脑脉之外标志着脑出血急性期的开始，"风证"为发病的启动因素，急性期以"火证"最为明显，而"瘀证"作为基本证候要素贯穿于疾病的始终，诸邪相继出现使病情数变，逐步加重。"风证""火证""痰证""阴虚证"为出血性中风急性期的基本证候，与瘀证并存呈现动态变化。张学文指出脑出血"血滞而为瘀，津外渗而为水，而成瘀、水并存的病理格局。"

出血性中风最先出现的症状系由瘀血所致。离经之血即为瘀血，停于脑脉之外成为压迫脑髓的有形之邪。压迫脑髓，脑髓不能"司运动、统感官、主明辨"，而成半身不遂、偏身麻木、口舌歪斜、舌强语謇之症；压迫周边脑络，阻碍气血运行，则周边脑髓失于气血荣养而不利于其发挥应有功能。瘀停脉外，脑髓受压构成了脑出血急性期的最初病机。如瘀血较少或得以及时清除，则脑髓有望完全恢复，若瘀血较多或未得到及时治疗，则症状较重甚则压迫神机而窍闭神匿。

津行不畅，痰水形成是继瘀停脉外之后发生的病理过程。津血本同源，瘀停脉外，脉道不利，津液渗出，形成痰浊，甚则化水为肿，妨碍脑髓气血渗灌；瘀停脑窍，久而不去，则如唐容川所云："血积日久，亦能化为痰水"。瘀血不能速祛而痰水不断产生，痰水生成后又进一步妨碍血行，使病情随病程发展而加重。

王永炎等指出出血性中风是由于毒邪损伤脑络，络脉破损或络脉拘挛瘀闭，气血渗灌失常，致脑神失养，神机失守，形成神昏闭厥、半身不遂。目前认为诸邪胶结、化毒伤脑是前述两个病理过程的必然结果，也是脑髓损伤难于修复的重要原因。由于瘀血、痰浊、水肿相继形成，阻遏气机，气郁则化火，瘀、痰、火诸邪胶结于局部脑髓，迅速转化成内生毒邪，秉承火热之性，兼寓痰瘀之形，熏蒸脑髓，使髓伤难复，神机难用；毒邪下攻脏腑，变证丛生，五脏受损则临床可见咳嗽、心悸、便秘、遗溺、呕血、淋证等。

二、出血性中风的辨证论治

中风区分闭脱始于明代李中梓（1588—1655），清代尤在泾（1650—1749）提出的中风八法中包括"开"。对于出血性中风，开窍为先，安宫牛黄丸是闭证的代表性方剂。对于痰邪，宋代《太平惠民和剂局方》即有三生饮治之。祛痰与活血、开窍、熄风等法配合有很好疗效。出血性中风急性期常由脏腑功能失调，中焦气机逆乱，痰热互结，消烁津液，出现腹胀便秘；腑气不通，浊邪上犯，蒙蔽清窍，则病情加重，甚至神识昏蒙。最早运用通腑法治疗中风见于《中藏经》，此后金元刘河间（约1120—1200）提出用三化汤（大黄、厚朴、枳实、羌活）等治疗中风。王永炎指出及时通腑化痰，可清除痰热积滞，使浊邪下降，腑气通畅，气血敷布，存阴防脱，降逆防闭。

出血性中风急性期以风、火、痰等标实证候为主，有意识障碍者属中脏腑，当醒脑开窍、熄风化痰、清热泄火；无意识障碍者属中经络，当平肝熄风、清热化痰；腑气不通时注意通腑泻热，病情稳定后可适当采用凉血活血之法；气虚者注意及时扶助正气，元气脱衰者以益气温阳固脱为主。恢复期及后遗症者多需标本兼顾。肢体强痉抽搐多由风火痰瘀邪盛，肝旺内风旋动所致，可并见烦躁不安，面红目赤，舌红或暗红或红绛，脉弦滑而大，治法镇痉熄风，可给予加味止痉散：全蝎、蜈蚣、珍珠母，等分为末，每服3g，水调匀鼻饲。

出血性中风的本质是脑中蓄血，国家"七五"攻关以来的相关研究表明，应用活血化瘀药治疗出血性中风有良好疗效。采用CT研究发现，使用活血化瘀中药（如三七制剂血栓通、凝血酶抑制剂水蛭素、丹参制剂丹参注射液等）治疗者，有利于血肿吸收。出血性中风急性期瘀血阻窍在先，痰浊形成于后，火热继之而起，诸邪化毒伤脑，清窍被蒙而内风旋动，病势往往急而危重，因此在制定治疗方案时要充分考虑到病机和病势变化特点，积极控制病机转化的关键环节，遏制病情的进一步发展。因有形之瘀难以速祛，所以开窍醒神、抑制痰水和毒邪生成就成为阻止病情继续加重的关键。对于痰水业已生成者，可同时使用甘露醇等脱水降颅压以达速祛痰水的目的。

1. 中脏腑

（1）痰热内闭清窍：神昏，半身不遂，鼻鼾痰鸣，牙关紧闭，口噤不开，两手握固，大小便闭，肢体强痉，面赤身热，气粗口臭，躁扰不宁，苔黄腻，脉弦滑而数。治法：辛凉开窍，清肝息风。方选羚羊角汤（《医醇剩义》）加减合安宫牛黄丸（《温病条辨》）或至宝丹（《苏沈良方》引《灵苑方》）鼻饲：羚羊角粉（冲服）0.6g，菊花9g，夏枯草9g，蝉蜕3g，白芍12g，龟甲（先煎）15g，石决明（先煎）15g，生地12g，牡丹皮9g，牛膝9g，益母草9g；安宫牛黄丸或至宝丹，每次1丸，每日2次，鼻饲。

抽搐加僵蚕6g，全蝎3g，蜈蚣3g；痰多加胆南星12g，天竺黄9g，鲜竹沥水10ml；二便闭结加大黄（后下）6g，芒硝（冲服）6g；高热加赤芍15g，连翘9g。

（2）痰湿蒙塞清窍：神昏，半身不遂，牙关紧闭，口噤不开，两手握固，大小便闭，肢体强痉，面白唇暗，静卧不烦，四肢不温，痰涎壅盛，苔白腻，脉沉滑缓。治法：辛温开窍，豁痰息风。方选涤痰汤（《奇效良方》）加减合苏合香丸（《外台秘要》引《广济方》）鼻饲：制半夏10g，竹茹9g，茯苓15g，胆南星12g，石菖蒲10g，天麻9g，钩藤（后下）9g，僵蚕9g，枳实9g，橘红9g；苏合香丸，每次1丸，每日2～3次，鼻饲。

痰涎壅盛加皂角9g；抽搐可加重天麻12g，钩藤（后下）15g，僵蚕12g。

（3）元气败脱，神明散乱：神昏，肢体软瘫，目合口开，鼻鼾息微，手撒遗尿，肢冷汗出，舌萎不伸，脉细弱或脉微欲绝。治法：益气回阳，救阴固脱。方选参附汤（《正体类要》）合生脉散（《医学启源》）加减频服：人参（另煎兑服）15g，制附子（先煎

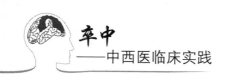

半小时）15g，麦冬15g，五味子15g。

汗出不止加生黄芪30g，山茱萸15g，生龙骨（先煎）15g，生牡蛎（先煎）15g；冷汗如油可加重麦冬20g，五味子20g。

2. 中经络

（1）肝阳暴亢，风火上扰：半身不遂，偏身麻木，舌强言謇或不语，口舌歪斜，眩晕头痛，面红耳赤，口苦咽干，心烦易怒，尿赤便干，舌质红绛，舌苔黄腻，脉弦有力。治法：平肝泻火，息风通络。方选天麻钩藤饮（《中医内科杂病证治新义》）加减：天麻9g，钩藤（后下）12g，生石决明（先煎）30g，川牛膝12g，黄芩9g，山栀9g，夏枯草9g。

头晕头痛加菊花9g、桑叶6g；心烦不寐加牡丹皮12g，白芍9g；便秘加生大黄（后下）9g。

（2）痰热腑实，风痰上扰：突然半身不遂，偏身麻木，口舌歪斜，言语謇涩，腹胀便秘，或见腹胀头晕，痰多，舌苔黄腻，脉弦滑。治法：化痰通腑，清热泻火。方选星蒌承气汤（王永炎方）加减：全瓜蒌30g，胆南星6g，生大黄（后下）9g，芒硝（冲服）6g，丹参15g，天竺黄12g。

热象明显，口干口苦，加黄芩9g，山栀子12g以清热泻火；年老体弱津亏者加生地黄15g，麦门冬15g，玄参15g以滋阴生津；以大便通泻，痰热积滞涤除为度，不宜过量。

（3）风痰瘀血，痹阻经络：半身不遂，口舌歪斜，言语謇涩或不语，偏身麻木，头晕目眩，舌质黯淡，舌苔薄白或白腻，脉弦滑。治法：活血化瘀，化痰通络。方选化痰通络汤（王永炎方）加减：法半夏9g，茯苓15g，天竺黄9g，胆南星6g，天麻15g，丹参20g，香附9g，酒大黄（后下）6g。

瘀血重，舌质紫黯或有瘀斑，加桃仁15g，红花15g，赤芍15g以活血化瘀；兼有热象，烦躁不安，舌苔黄，加黄芩15g，山栀子15g以清热泻火；头晕头痛，加菊花12g，夏枯草12g以平肝泻火。

（4）肝肾阴虚，风阳上扰：平时头晕头痛，耳鸣目眩，少寐多梦，腰酸腿软，或头重脚轻，突然发生口舌歪斜，言语謇涩，半身不遂，舌质红，苔薄腻，脉弦细数。治法：滋阴潜阳，镇肝息风。方选镇肝息风汤（《医学衷中参西录》）加减：代赭石（先煎）30g，生龙骨（先煎）15g，生牡蛎（先煎）15g，龟甲（先煎）15g，怀牛膝30g，生白芍15g，茵陈6g，天门冬15g，麦芽6g，玄参15g，川楝子6g，甘草6g。

兼有痰热去龟甲加胆南星15g，竹沥15g，川贝母9g以清热化痰；心中烦热加黄芩12g，生石膏（先煎）20g以清热除烦；失眠多梦加珍珠母（先煎）15g，生龙齿（先煎）15g，夜交藤15g，茯神15g以镇静安神；头痛头胀目眩较重，肝阳过亢酌加生石决明（先煎）25g，白蒺藜15g，夏枯草15g等以平息肝风；腰膝酸软舌红脉细数，阴虚较重酌加熟地30g，何首乌15g，女贞子15g，山茱萸15g等以滋养肝肾；面肌或四肢抽搐较重，肝风内动加僵蚕12g，蜈蚣9g以息风止痉。

（5）气虚血瘀，脉络闭塞：半身不遂，口舌歪斜，言语謇涩或不语，偏身麻木，起病缓慢，面色㿠白，气短乏力，自汗，心悸便溏，手足肿胀，舌质淡紫，脉细弱或弦细。治法：益气养血，通经活络。方选补阳还五汤（《医林改错》）加减：生黄芪30g，当归15g，桃仁15g，红花15g，赤芍15g，川芎9g，地龙12g，鸡血藤15g，川牛膝15g，全蝎（研末冲服）3g。

气虚明显加大补气药量，黄芪可渐加至120g以达气行血行；小便失禁加桑螵蛸15g，山茱萸15g，肉桂6g，益智仁12g，五味子15g以温肾固摄；言语不利加远志15g，石菖蒲15g，郁金15g以化痰利窍；下肢瘫软无力加续断15g，桑寄生15g，木瓜15g，鹿筋15g以补益肝肾；上肢偏废加桂枝12g，桑枝15g以通枝节。

（郭晋斌　马世民　杨宏勇）

第九章

蛛网膜下腔出血所致卒中

蛛网膜下腔出血（subarachnoid hemorrhage，SAH）所致卒中是指非外伤引起的进入蛛网膜下腔的出血导致的快速出现神经功能障碍的临床体征和（或）头痛。年发病率为10.5～31/10万，以30～40岁多见。与其他类型卒中相比，SAH死亡率最高，致残率最低。Dionis于1718年首先报道了2例经尸检证实的SAH。最常见病因为颅内动脉瘤，其次为脑血管畸形。其他原因中脑底异常血管网症约占SAH的1%，尚可见于动脉夹层、血管炎、脑静脉血栓形成、结缔组织病、血液病、颅内肿瘤、凝血障碍性疾病、抗凝治疗并发症等。青壮年以先天性动脉瘤或脑血管畸形为主，老年人以高血压动脉硬化性动脉瘤为主。

第一节　临床表现与诊断评估

一、临床表现与诊断

SAH的临床表现主要取决于出血量、积血部位、脑脊液循环受损程度等。患者多在情绪激动或用力等情况下（如排便、抬重物、剧烈运动、性交等）急骤发病。主要表现为突发剧烈头痛，持续不能缓解或进行性加重；多伴有恶心、呕吐；可有短暂的意识障碍及烦躁、谵妄等精神症状，少数出现癫痫发作。查体可见明显的脑膜刺激征，眼底可见玻璃体出血，少数可有局灶性神经功能缺损的征象，如轻偏瘫、失语、动眼神经麻痹等。剧烈头痛、脑膜刺激征表明脑脊髓膜受累。根据局灶性神经功能缺损可大致判断动脉瘤或脑血管畸形累及的部位。后交通动脉瘤压迫动眼神经可致其麻痹；颈内动脉海绵窦段动脉瘤易损伤走行于其中的Ⅲ、Ⅳ、Ⅵ及Ⅴ1脑神经，破裂引起颈内动脉海绵窦瘘；大脑前动脉瘤可出现精神症状；大脑中动脉瘤可出现偏瘫、偏身感觉障碍、癫痫发作；椎-基底动脉瘤

（多为梭形动脉瘤）可出现脑神经麻痹。血管畸形者多有癫痫发作、偏瘫、失语、视野缺损等定位体征。少数患者在发病前2～8周有头痛、头晕、视力改变或颈强直等前兆渗漏症状，与动脉瘤扩大压迫邻近组织或动脉瘤微量出血有关。外渗的血液可引起纤维化的粘连反应，有助于止血。有些患者发病后猝死，可能是SAH刺激下丘脑，大量儿茶酚胺释放引起致死性心律失常所致。

SAH的诊断不能单纯根据症状，而应根据影像学或脑脊液（在蛛网膜下腔内循环）标本证实蛛网膜下腔内存在出血。CT、CTA、MRI可以作为SAH发病1天内的常规检查，FLAIR序列可能较CT更为敏感。对于怀疑SAH而CT和（或）MRI结果为阴性时，可通过腰椎穿刺检查脑脊液标本以明确诊断，但需排除假阳性的穿刺出血。CTA阴性的SAH患者应进行DSA，首次CTA或DSA未发现动脉瘤的SAH患者，应复查CTA或DSA以免漏诊。

颅脑CT是首选的诊断性检查。Fisher根据CT表现进行了分级。Ⅰ级指未发现积血；Ⅱ级指积血层厚小于1mm，遍及整个蛛网膜下腔；Ⅲ级指积血层厚大于1mm；Ⅳ级指伴脑实质血肿或脑室积血。积血部位有助于推测出血来源。前半球间裂大量积血或侧脑室积血可能是前交通动脉瘤；一侧视交叉池积血提示颈内动脉瘤、后交通动脉瘤；外侧裂最外侧积血多为大脑中动脉瘤；第四脑室积血提示小脑后下动脉与椎动脉接合处动脉瘤；出血在脚间池和环池，一般无动脉瘤。动态观察有助于了解出血吸收、再出血、继发脑损害等。CT的阳性率随发病时间距CT扫描时间的延长而逐渐降低。发病12小时内CT阳性率可达98%～100%，24小时为95%，48小时为90%，5天后为80%，7天后为50%。

如临床表现典型，而CT无出血征象，可谨慎地进行腰穿检查脑脊液（CSF），以获得确诊。均匀血性脑脊液是SAH的特征性表现，且为新鲜出血，如CSF黄变或者发现吞噬

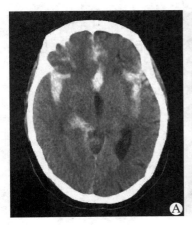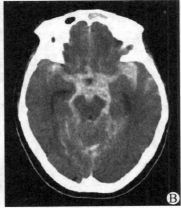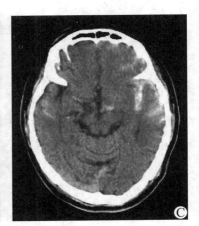

图 9-1-1 3例蛛网膜下腔出血患者的 CT 表现

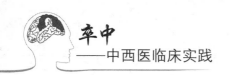

了红细胞、含铁血黄素或胆红素结晶的吞噬细胞等，则提示已存在不同时间的SAH。一般发病后1～2小时，脑脊液可完全正常；发病后6～24小时，呈均匀一致血性；发病后1～7天，呈粉红色；发病后1～2周，处于黄变期；发病后3周黄变消失。

CTA和MRA是无创性的脑血管显影方法，主要用于有动脉瘤家族史或破裂先兆者的筛查，动脉瘤患者的随访以及急性期不能耐受DSA检查的患者。DSA是诊断颅内动脉瘤最有价值的方法，阳性率达95%，可以清楚显示动脉瘤的位置、大小、与载瘤动脉的关系、有无血管痉挛等。条件具备、病情许可时应争取尽早行全脑DSA检查以确定出血原因和决定治疗方法、判断预后。但由于血管造影可加重神经功能损害，如脑缺血、动脉瘤再次破裂出血等，因此造影时机宜避开脑血管痉挛和再出血的高峰期，即出血3天内或3周后进行为宜。

二、脑动脉瘤

脑动脉瘤约占SAH的75%。粟粒样动脉瘤多发生于40～60岁。男性、女性发病率相近。动脉瘤性SAH（aSAH）的典型表现是突发异常剧烈的头痛，新发生的头痛最有临床意义，患者常描述为一生中经历的最严重头痛。发病多有诱因。出血常引起血压急骤上升，最初2周内脑膜刺激可引起体温升高达39℃。短暂意识丧失很常见，可伴呕吐、畏光、项背部或下肢疼痛，严重者突然昏迷并于短时间内死亡。先天性动脉瘤发生的部位按以下顺序依次递减：前交通动脉、大脑前动脉、颈内动脉和大脑中动脉、后交通动脉。动脉壁因内弹力层和肌层先天性缺陷，在血流冲击下逐渐向外突出，到成年后（40岁左右）出现浆果样动脉瘤。动脉硬化性动脉瘤多见于脑底动脉主干，动脉中的纤维组织代替了肌层，内弹力层变性、断裂，胆固醇沉积于内膜，破坏管壁，在血流冲击下，逐渐扩张形成与管壁纵轴平行的梭形动脉瘤。

aSAH的自然预后很差，未经正规治疗的aSAH随时间累积病死率分别为：1天25%～30%，1周40%～50%，1个月50%～60%，6个月55%～60%，1年65%，5年65%～70%，并有约12%的患者在接受医疗干预前死亡。虽然aSAH手术夹闭、介入栓塞以及围手术期管理有了显著进步，但预后仍不乐观。导致预后不良的主要因素有：①疾病相关并发症：如再出血、脑血管痉挛、脑积水；②医源性因素：如手术夹闭或介入栓塞动脉瘤的并发症；③长期卧床并发症；④疾病本身引起代谢异常综合征：如应激性高血糖、心肺并发症和血液凝固性增高。

一般采用Hunt和Hess分级法（表9-1-1）对aSAH的临床状态进行分级以选择手术时机和判断预后。根据格拉斯哥昏迷评分（Glasgow Coma Scale，GSC）和有无运动障碍制定的世界神经外科联盟（WFNS）分级（表9-1-2）也广泛应用于临床。

表 9-1-1　Hunt 和 Hess 分级法

分级	分级标准
0 级	未破裂动脉瘤
Ⅰ级	无症状或轻微头痛
Ⅱ级	中-重度头痛、脑膜刺激征、脑神经麻痹
Ⅲ级	嗜睡、意识混浊、轻度局灶神经体征
Ⅳ级	昏迷、中或重度偏瘫、有早期去脑强直或自主神经功能紊乱
Ⅴ级	深昏迷、去大脑强直、濒死状态

表 9-1-2　WFNS 分级法（1988 年）

分级	GCS	运动障碍
Ⅰ级	15	无
Ⅱ级	14～13	无
Ⅲ级	14～13	有局灶症状
Ⅳ级	12～7	有或无
Ⅴ级	6～3	有或无

三、脑动静脉畸形

脑动静脉畸形（AVM）约占SAH的10%，男性发生率为女性的2倍，多见于青年人，常在10～40岁发病。90%以上位于幕上，常见于大脑中动脉分布区。由于胚胎期发育异常形成畸形血管团，血管壁薄并处于破裂临界状态，激动或不明显诱因可导致破裂。动静脉畸形由异常血管交通形成，动静脉之间缺乏毛细血管，动脉血不经过毛细血管床直接进入静脉系统，颅内杂音相对较多。因破裂的多为静脉，故头痛常不剧烈，出血量相对较少，症状稍轻，昏迷时间短。常见癫痫发作，可因脑内出血引起偏瘫、失语，较少发生再出血。临床表现较轻，预后较好。

四、中脑周围非动脉瘤性蛛网膜下腔出血

荷兰的Van Gijn等于1980年发现出血局限在中脑前方脑池内的非动脉瘤性SAH患者的各方面特点与其他动脉瘤性或非动脉瘤性SAH患者有很多不同。Rinkel于1991年定义了中脑周围非动脉瘤性蛛网膜下腔出血（perimesencephalic nonaneurysmal subarachnoid hemorrhage，PNSH）：出血中心紧邻中脑前方，伴或不伴有出血向环池基底部扩展，未完全充满纵裂池前部，一般不向侧裂池外侧扩展，无明显脑室内血肿。此外，还可表现为

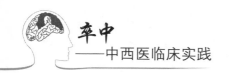

脑桥前池或四叠体池出血，或出血向延髓池蔓延。病因可能包括颅内静脉出血、动脉穿通支破裂和基底动脉壁内血肿的低压力下出血。起病方式与一般的aSAH相似，但临床表现较轻，很少有意识障碍、局灶性定位体征。PNSH很少发生再出血和脑血管痉挛，恢复期短，预后相对良好。在诊断时应注意与后颅凹动脉瘤鉴别，可采用CTA复查。

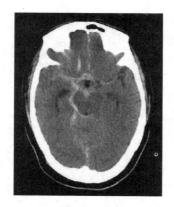

图 9-1-2　CT 示中脑周围非动脉瘤性蛛网膜下腔出血

（郭晋斌　史爱菊　孙小平）

第二节　蛛网膜下腔出血的主要并发症

SAH发病后的主要并发症包括再出血、脑血管痉挛、急性非交通性脑积水和正常颅压脑积水等。

一、再出血

再出血以5～11天为高峰，81%发生在1个月内。发病2天之内的早期再出血常因动脉破损处的血凝块不牢固，遇到疼痛刺激、情绪波动、用力排便、饮水呛咳、机体应激等使血压波动而瓦解所致。颅内动脉瘤初次出血后的24小时内再出血率最高，约为4.1%，至第14天时累计为19%，可能是动脉瘤反复破裂出血或渗血所致，特别是合并高血压而血压控制不良时。在出血后2周内由于正常的纤溶系统被激活，可使血凝块溶解，是再出血的危险时期。3周以后，血凝块机化形成较牢固的支持，再出血的机会即降低。

临床表现为在经治疗病情稳定好转的情况下，突然发生剧烈头痛、恶心呕吐、意识障碍加重、原有局灶症状和体征重新出现等。CT对比有新部位出血，或弥漫性蛛网膜下腔积血增厚是确定的依据。再出血的死亡率高达70%，三次出血死亡率近乎100%。

预防措施包括避免诱因、使用抗纤溶药物、外科手术、生活指导等。应绝对卧床，适当镇静镇痛，保持二便通畅，稳定情绪，调控血压。尼莫地平不扩张血管出血口的平滑肌细胞，故不增加出血口口径。静脉点滴尼莫地平，既可达到降血压目的，又可有效防止脑动脉痉挛。使用脱水药物降低颅内压可抑制反射性高血压。如平均动脉压＞125mmHg或收缩压＞180mmHg，可在血压监测下使用短效降压药物使血压下降，保持血压稳定在正常或者起病前水平。可选用钙离子通道阻滞剂（CCB）、β受体阻滞剂或血管紧张素转换酶抑制剂（ACEI）等。抗纤溶药物抑制纤维蛋白溶解原的形成，可降低再出血发生率，但同时增加脑血管痉挛和脑梗死发生率，应与CCB同时使用。常用6-氨基己酸（EACA），初次剂量4～6g溶于100ml 0.9%氯化钠注射液或者5%葡萄糖注射液中静脉滴注（15～30分钟）后一般维持静脉滴注1g/h，12～24g/d，使用2～3周或到手术前，也可用氨甲苯酸（止血芳酸）或氨甲环酸（止血环酸）。aSAH的Hunt和Hess分级≤Ⅲ级时，多早期行手术夹闭动脉瘤或者介入栓塞。

二、脑血管痉挛

1/3～2/3的SAH发生脑血管痉挛（CVS）。脑血管痉挛通常发生在出血后第1～2周，表现为病情稳定后再出现神经系统定位体征和意识障碍，因脑血管痉挛所致脑缺血性梗死所引起，腰椎穿刺或头颅CT检查无再出血表现。痉挛血管以大脑前、中动脉多见。主要是因血液分解后产生缩血管物质，其中氧合血红蛋白、一氧化氮（NO）是作用最明显的因素。最终导致细胞膜通透性改变，钙内流增加，细胞内钙超载，引起血管平滑肌收缩。脑组织损害以破裂动脉瘤附近最明显。DSA是诊断血管痉挛的金标准，可清晰显示脑血管各级分支，可观察到血管内径相对减小，但不适宜在出血后多次重复检查。

应用经颅多普勒超声（TCD）动态检测颅内主要动脉流速是及时发现CVS倾向和痉挛程度的最常用的方法，特异性较高但灵敏性较低。定时间断监测（通常每天检查1～2次），可以动态观察血管痉挛变化和治疗效果。TCD不能检测动脉瘤本身引起的血流改变，但是对动脉瘤破裂引起的血管痉挛诊断和观察治疗效果很有帮助。血流速度最快的血管常常是动脉瘤所在的血管。诊断标准：①大脑中动脉（M1段-主干，深度50～65mm）平均血流速度大于120～140cm/s；②椎动脉平均血流速度大于80cm/s或基底动脉平均血流速度大于95cm/s；③血管痉挛指数（Linde-gaard指数，即颅内大脑中动脉平均血流速度与颅外段颈内动脉平均血流速度的比值，正常人为1.7±0.4）＞3（≤3是全脑充血状态血流动力学改变）；④在没有全脑充血情况下，大脑中动脉平均血流速度每天增加25～50cm/s。

防治措施包括维持正常血压和血容量、早期使用尼莫地平、腰穿放CSF或CSF置换术

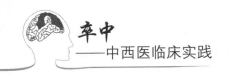

等。血压偏高给予降压治疗。在动脉瘤处理后，血压偏低者，首先应去除诱因如减或停脱水和降压药物；予胶体溶液（白蛋白、血浆等）扩容升压；必要时使用升压药物如多巴胺静滴。早期使用尼莫地平，常用剂量10～20mg/d，静脉滴注1mg/h，共10～14天，注意其低血压的不良反应。在早期（起病后1～3天）行CSF置换可能利于预防脑血管痉挛，减轻后遗症状。剧烈头痛、烦躁等严重脑膜刺激征的患者，可考虑酌情适当放CSF或采用CSF置换治疗。注意有诱发颅内感染、再出血及脑疝的危险。适应证是临床分级Ⅳ级以下者，第四脑室有积血者首选，急性期CT示脑室呈中度以上扩张者。首次放液量不超过4ml，一律选用高颅压腰穿法。每1～7天放液4～16ml。

三、急性非交通性脑积水

急性非交通性脑积水指SAH后1周内发生的急性或亚急性脑室扩大所致的脑积水（hydrocephalus）。机制主要为脑室内积血，血凝块阻塞或压迫第四脑室、室间孔、中脑导水管或积血覆盖蛛网膜颗粒，影响脑脊液循环。临床表现主要为剧烈的头痛、呕吐、脑膜刺激征、意识障碍等。

颅脑CT或MRI表现为早期侧脑室额角呈球形扩张，随后侧脑室对称性扩大、第三脑室圆形扩张，第四脑室也可扩大，严重者双侧脑室前角周围白质呈扇形低密度区。可采用下列参数进行诊断：①双尾指数（Hensson脑室指数，即尾状核头平面的侧脑室前角的宽度与同一平面颅内板间的宽度之比，正常上限36岁为0.16，36～45岁为0.17，46～55岁为0.18，56～65岁为0.19，66～75岁为0.20，76～85岁为0.21，86岁以上为0.25）超过正常上限诊断成立。②Huckman值（尾状核水平侧脑室前角间最大距离加尾状核头部间距离之和）16～21mm为脑室轻度扩大，22～29mm为中度扩大，30mm以上为重度扩大。③双侧侧脑室额角尖端距离＞45mm，或两侧尾状核内缘距离＞25mm，或第三脑室宽度＞6mm，或第四脑室＞20mm，除外原发性脑萎缩。

大约半数的SAH后急性非交通性脑积水可在24小时内缓解。轻中度者使用利尿剂、渗透性脱水剂、糖皮质激素等来改善脑积水。乙酰唑胺可减少CSF分泌。CSF外引流术适用于SAH后脑室积血扩张或形成铸型出现急性脑积水经内科治疗后症状仍进行性加剧，有意识障碍者；或患者年老，有心、肺、肾等内脏严重功能障碍，不能耐受开颅手术者。紧急脑室穿刺外引流术可降低颅内压、减少非交通性脑积水和脑血管痉挛的发生。引流术后应尽快闭塞动脉瘤。

四、正常颅压脑积水

正常颅压脑积水（NPH）出现于SAH的晚期，约占SAH的16%。主要是因SAH后红细胞分解产生含铁血黄素、胆红素及其所促进释放的凝血酶等，引起蛛网膜纤维化和粘连，导致蛛网膜下腔狭窄，蛛网膜颗粒吸收CSF障碍，使脑室慢性进行性扩张。表现为精神障碍/痴呆、步态异常和尿失禁三联征，或病情改善不明显，或短期好转后再次恶化。

　　CT显示大多数为中度至重度脑室扩张，特点是侧脑室前角明显变大变圆，脑脊液渗入脑室周围白质引起的相应白质改变。影像上与脑萎缩的鉴别要点是脑萎缩时脑室扩大但形状正常、脑沟明显增宽、不伴侧脑室周围白质改变。

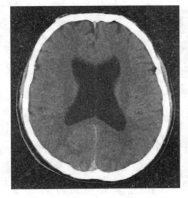 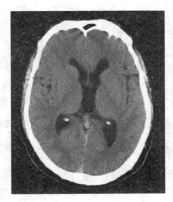 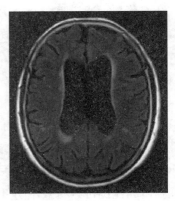

图 9-2-1　CT 示侧脑室扩大　　　　图 9-2-2　CT 示第三脑室扩大　　　图 9-2-3　FLAIR 示侧脑室扩大，周围有脑白质病变

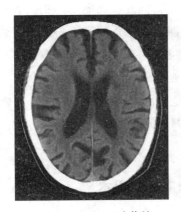 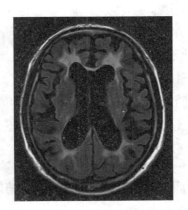

图 9-2-4　CT 示脑萎缩　　　　图 9-2-5　FLAIR 示脑萎缩与侧脑室扩大并存，有脑白质病变

　　治疗除使用药物外，可采用脑室腹腔分流术（V-P分流），一般在动脉瘤闭塞后或同时进行，手术时机应至少在SAH后2周CSF正常后。因为SAH后血性CSF的正常和蛛网膜纤维化至少需要10天。

（郭晋斌　史爱菊　孙小平）

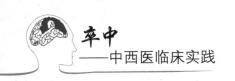

第三节　蛛网膜下腔出血所致卒中的治疗

积极的内科治疗有助于稳定病情和功能恢复。为防止再出血、继发出血等，可考虑抗纤溶药与钙通道阻滞剂合用。依据脑血管异常病变、病情及医疗条件等，来考虑选用血管内介入治疗、开颅手术或放射外科等治疗。

一、基础内科治疗

就地诊治，卧床休息4～6周，减少探视，避免声光刺激、用力和情绪刺激。给予高纤维、高能量饮食，保持尿便通畅。争取监护治疗，密切监测生命体征和神经系统体征的变化。保持气道通畅，维持稳定的呼吸、循环系统功能。注意液体出入量平衡，纠正水、电解质平衡紊乱，常见低钾血症、低钠血症。适当补液补钠、调整饮食和静脉补液中晶体胶体的比例可以有效预防低钠血症。适当限制液体入量、防治低钠血症、过度换气等，以及应用甘露醇、呋塞米、甘油果糖或甘油氯化钠、白蛋白等脱水药物都有助于降低颅内压。烦躁者给予镇静药物，头痛者给予镇痛药物，注意慎用阿司匹林等可能影响凝血功能的非甾体类抗炎镇痛药物或吗啡、哌替啶等可能影响呼吸功能的药物。癫痫发作时可以短期采用抗癫痫药物如地西泮、卡马西平或丙戊酸钠。意识障碍者可予鼻胃管，小心鼻饲慎防窒息和吸入性肺炎。尿潴留者留置导尿，注意预防尿路感染。采取勤翻身、肢体被动活动、气垫床等措施预防压疮、肺不张和深静脉血栓形成等并发症。

吸烟、酗酒、高血压史是aSAH可干预的危险因素，应给予指导。出院后规律起居，避免劳累，保证睡眠，稳定情绪，可选择适度规律的运动。育龄期女性2年内避免妊娠。有神经功能障碍者进行康复治疗。

二、防治再出血、脑动脉痉挛及脑缺血、脑积水

见本章第二节。

三、处理病变血管

目标是去除病灶，争取根治，防止再出血，挽救生命，改善预后。材料与技术的进步，使治疗方法逐渐从开颅手术转向血管内治疗为主。

需要综合考虑动脉瘤的复杂性、手术难易程度、患者临床情况的分级等以决定手术时机。aSAH倾向于早期（3天内）手术放置动脉瘤夹夹闭动脉瘤颈，将动脉瘤排除于循环

以外而不造成载瘤动脉的狭窄或闭塞和动脉瘤的残留，同时清除蛛网膜下腔积血，术后持续CSF引流。Hunt 和Hess 分级≤Ⅲ级时多主张早期手术；Ⅳ级、Ⅴ级患者经内科治疗恢复至Hunt 和Hess 分级Ⅰ～Ⅲ级再进行延迟性手术（大约发病后10～14 天）；对AVM 反复出血者，年轻患者、病变范围局限和曾有出血史的患者首选显微手术切除。早期手术的优点是可防止再出血，延迟手术的优点是出血后病情稳定，脑肿胀减轻，手术风险减少，但再出血率增加。

颅内动脉瘤血管内介入治疗的发展包括可脱性球囊技术、游离弹簧圈、机械可脱性弹簧圈（MDS）和电解可脱性弹簧圈（GDC，EDC）技术等几个阶段。特别是GDC 的问世，使颅内动脉瘤的血管内介入治疗有了历史性的突破。在此基础上又出现了再塑形（remodeling）等特殊的血管内介入治疗方法，使动脉瘤的治疗效果进一步改善。术前须控制血压，使用尼莫地平预防血管痉挛，行DSA 检查确定动脉瘤部位及大小形态，选择栓塞材料行瘤体栓塞或者载瘤动脉的闭塞术。几乎所有的动脉瘤都可采用血管内介入治疗。特别是高龄患者，合并心、肝、肾等严重疾患的患者，以及其他不适合外科治疗者。椎基底动脉系统动脉瘤应首选血管内介入治疗。宽颈动脉瘤、梭形动脉瘤或夹层动脉瘤，可采用再塑形技术或支架放置技术治疗。瘤体与瘤颈比大于1.5，小动脉瘤（<15mm）最适合血管内介入治疗。

是否需要对未破裂动脉瘤（unruptured intracranial aneurysms，UIA）进行手术或介入干预应考虑其自然病史。国际未破裂动脉瘤研究（International Study of Unruptured Intracranial Aneurysms，ISUIA）结果表明，排除颈内动脉海绵窦段动脉瘤，直径为7～12mm、13～24mm和>25mm动脉瘤，年破裂率分别为1.2%、3.1%和8.6%；直径<7mm动脉瘤，既往有aSAH史，年破裂率为0.4%，既往无aSAH史，年破裂率为0.15%。介入栓塞的长期疗效尚不肯定，结合手术风险，介入栓塞适用于高龄、基底动脉尖动脉瘤、窄颈动脉瘤和先前伴有脑梗死的患者。

脑动静脉畸形（AVM）的治疗仍以外科手术治疗为主，应进行充分的术前评估，包括患者的神经功能和临床状况、血管畸形的形态、大小和血流动力学等。畸形出血伴血肿形成或多次小量出血伴进行性神经功能障碍；药物不能控制的癫痫频繁发作者；无出血，但有进行性神经系统症状、体征加重，如头痛、精神或智力障碍等应考虑外科手术治疗。无法一次手术根治的巨大、高流量的动静脉畸形，一期行血管内栓塞或主要供血动脉结扎，准备二期病灶切除。手术时先切断供血动脉，游离畸形血管团，再结扎切断引流静脉，最后摘除畸形血管。外科手术容易切除的AVM，一般不推荐采用血管内介入治疗。不宜手术者，可选择血管内介入治疗或立体定向放射治疗。单纯应用血管内技术治疗AVM时，不主张应用固体栓塞材料，而应该用液体栓塞材料。对于伴有动静脉瘘的AVM，可用弹簧圈减低血流后再注射液体栓塞材料。手术或血管内栓塞治疗均可引起颅

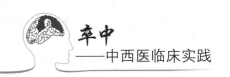

内血流动力学发生变化，如出现正常灌注压突破综合征（NPBB），致使颅内出血、脑肿胀、颅内压增高等。

立体定向放射治疗主要用于小型AVM以及栓塞或手术治疗后残余病灶的治疗。伽马刀（γ刀）于1968年在瑞典研制成功，20世纪70年代初Steiner开始用其治疗AVM，1996年开始应用旋转式γ刀。由^{60}Co源产生的γ射线通过通道后形成狭窄的γ射线束，并按圆形头盔的半径射向位于球心的靶点，直径小于25mm的靶区可一次覆盖。X刀于1982年相继在意大利、阿根廷应用，Colomho（1985）、Betti（1987）开始用其治疗AVM。由直线加速器在等中心距离旋转100°～140°形成扇形照射，使大量射线集中于AVM病灶。两者对AVN均有较好疗效。单次射线照射后畸形血管内皮细胞增生，血管壁增厚，使畸形血管闭塞。在应用立体定向放射治疗时，应高度重视继发的脑水肿的处理。

神经影像检查可检出隐匿性血管畸形特别是脑内海绵状血管瘤，对于无明显症状和位于深部者可保守治疗并进行动态观察。手术效果取决于病变部位，对于反复出血造成局灶性损伤，引发与本病相关的进行性神经功能恶化和顽固性癫痫，尤其是儿童和病变位于脑干者；急性出血形成血肿；脊髓海绵状血管瘤，可手术治疗。

（郭晋斌　史爱菊　孙小平）

第四节　中医对蛛网膜下腔出血所致卒中的认识

一、蛛网膜下腔出血所致卒中的病机

中医将SAH归属于真头痛、中风病。发作以头痛为主而无意识障碍者归属于真头痛，以意识障碍为主，伴有抽搐肢瘫者归属于中风病。情志内伤是最常见的诱因。本虚标实是其特征，本虚为脏腑功能失调，肝肾不足或气血亏虚，标实为风、火、痰、瘀，相激为患。急性期以标实为主，青壮年者多为心肝火旺，中老年者多为阴虚阳亢，共同病机为风动阳升或风火相煽，血随气升，逆乱于上，络破血溢，瘀水并存，风火瘀水相互影响，心肝俱病，甚至元神败脱、昏迷死亡。恢复期表现为肝脾肾受损，脏腑功能失调。

二、蛛网膜下腔出血所致卒中的辨证论治

急性期瘀和水是关键病理因素，活血、止血与破血、利水药物及早、合理、联合应用，对尽快清除蛛网膜下腔积血、改善剧烈头痛及降低颅内压，防止脑血管痉挛、脑水肿

及再出血等并发症有重要意义。常用水蛭、三七、花蕊石合用，破血逐瘀而无出血之虞，水蛭与白茅根并用则化瘀更兼利水。大黄与生牡蛎同用以通腑泄浊、清热解毒、活血化瘀，保持大便稀软，每日3～4次。如无便秘，可选酒大黄。

1. 肝阳暴亢　平素或有偏头痛或有周期性头痛，或有头晕、头胀、心烦易怒、偏侧肢体麻痒，在用力或活动等状态下突然剧烈头痛，伴呕吐，或痛在巅顶、后枕、项部或全头痛，面红目赤，烦躁不安，或肢体强痉拘急，或神识昏蒙，大便秘结，小便黄赤，舌红苔黄，脉弦紧。治法：辛凉开窍，镇肝息风。方选安宫牛黄丸（《温病条辨》）合羚羊角汤（《医醇剩义》）加减：羚羊角（先煎）3g，菊花18g，夏枯草12g，蝉蜕6g，白芍24g，龟甲（先煎）30g，生石决明（先煎）30g，生地30g，丹皮18g，川牛膝9g，益母草15g；安宫牛黄丸，每次1丸，每日2次，灌服或鼻饲。兼有痰热加牛黄粉6g，浙贝母18g以清热化痰；发热加生石膏（先煎）18g，知母12g；大便闭结加生大黄（后下）15g，枳实9g，由闭转脱，加参附汤（《正体类要》）。

2. 痰热内闭　突然昏倒，不省人事，项强，喉间痰鸣，呕吐痰涎，大便闭结，舌红苔黄腻，脉滑。治法：清热涤痰，通窍开闭。方选温胆汤（《三因极一病证方论》）合至宝丹（《苏沈良方》引《灵苑方》）加减：法半夏9g，陈皮12g，胆南星18g，枳实12g，黄芩15g，生大黄后下9g，钩藤后下15g，茯苓20g，石菖蒲15g，生甘草6g；至宝丹，每次1丸，每日2～3次，鼻饲。兼见抽搐加全蝎3g，僵蚕3g，生石决明（先煎）20g；兼见便秘、舌苔黄腻、脉弦滑之腑实表现则给予星蒌承气汤加减（王永炎方）以清热通腑，化痰通络。

3. 阳明火炽　头痛剧烈，以前额为主，可扩展至全头，颈强，面红，口气臭秽，恶心呕吐，口苦口干，渴喜冷饮，小便短黄，大便闭结，舌红苔黄，脉弦数或滑数。治法：泻火清脑。方选泻心汤（《金匮要略》）合牛黄清心丸（《痘疹世医心法》）加减：黄芩15g，黄连12g，生大黄后下9g，枳实9g，郁金24g，知母12g，竹茹12g，川牛膝9g，竹沥后下9g，生甘草9g；牛黄清心丸，每次1丸，每日2～3次。舌苔黄腻加胆南星9g，天竺黄12g；烦躁不安加生地15g，丹皮15g。通腑泄热以通为度，防止过泻损伤脾阳。

4. 痰浊蒙窍　头痛昏重，眩晕呕吐，甚则突然昏倒，喉中痰鸣，舌淡胖苔白腻，脉弦滑。治法：涤痰开窍。方选涤痰汤（《奇效良方》）合苏合香丸（《外台秘要》引《广济方》）加减：法半夏9g，胆南星15g，茯苓20g，陈皮12g，枳实12g，石菖蒲12g，竹茹9g，远志24g，川芎18g，郁金9g；苏合香丸，每次1丸，每日2～3次，鼻饲。纳差加炒白术9g，山药15g；痰多清稀加苍术9g，厚朴9g；项强四肢抽搐加僵蚕6g，蜈蚣6g，钩藤（后下）15g；夜寐不安加柏子仁24g，炒酸枣仁18g；神清之后常有伤阴之象，当佐养阴之品。

5. 瘀血阻络　头痛如针刺，固定不移，伴头昏目眩，项强，舌质紫黯或有瘀斑，脉细

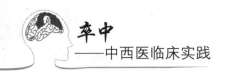

涩。治法：活血化瘀。方选通窍活血汤（《医林改错》）加减：当归24g，怀牛膝18g，川芎9g，赤芍24g，桃仁15g，红花12g，地龙12g，羌活18g，生地24g，生蒲黄18g。兼有痰浊加制半夏9g，陈皮12g；兼见血虚加女贞子18g，墨旱莲12g。

6. 肝肾阴虚　平素头晕头痛，耳鸣，失眠多梦，心烦易怒，腰膝酸软，或有肢体麻痹，在活动状态下突然头痛剧烈，恶心呕吐或头项强痛，烦躁不安，或兼偏侧肢体麻木乏力，重则肢体强痉拘急，抽搐，口干，舌红苔少，脉弦细数。治法：滋补肝肾。方选杞菊地黄丸（《麻疹全书》）加减：熟地30g，枸杞子24g，菊花18g，山茱萸18g，山药18g，丹皮9g，泽泻9g，生蒲黄12g，茯苓18g，墨旱莲9g，女贞子15g。阴虚火旺加知母9g，黄柏9g；兼见血瘀，舌黯或有瘀点加川芎12g，桃仁12g；心中烦热加黄芩9g，生石膏（先煎）18g以清热除烦；头痛较重加羚羊角（先煎）3g，生石决明（先煎）18g，夏枯草12g以清热平肝；失眠多梦加珍珠母（先煎）30g，生龙齿（先煎）30g，夜交藤18g以重镇安神。

（郭晋斌　史爱菊　孙小平）

第十章

脑静脉血栓形成所致卒中

脑静脉血栓形成（cerebral venous sinusthrombosis，CVST）所致卒中是指脑静脉结构血栓形成导致的脑、脊髓或视网膜的梗死或出血。不伴梗死或出血的可逆性水肿导致的症状或体征不归入卒中。Ribes于1825年首次报道了尸检证实的CVST病例。患者为45岁男性，因严重头痛、癫痫、谵妄6个月后死亡，尸检显示其上矢状窦、左侧横窦、顶叶皮质静脉血栓形成。CVST约占脑血管病的0.5%～1.0%，成年人发病高峰年龄多在20～30岁，男女之比为每年1:（1.5～5），育龄妇女产褥期CVST发生率较高。

病变部位可原发于脑内浅静脉、深静脉或静脉窦，其中单纯浅静脉血栓形成罕见，多由于脑静脉窦血栓延伸而来；深静脉血栓形成则以大脑内静脉和大脑大静脉多见；脑静脉窦血栓形成又可分为海绵窦、上矢状窦、横窦、乙状窦等血栓形成。60%以上患者病变累及多个静脉窦，其中以上矢状窦发生率居首位。在病变性质上，可区分为感染性和非感染性，前者常继发于头面部或其他部位化脓性感染或非特异性炎症，故又称化脓性静脉血栓形成或血栓性静脉炎及静脉窦炎；后者则多与高凝状态、血液淤滞及管壁损伤等有关，常见于衰竭、脱水、产褥期、服用避孕药以及颅脑外伤、内科多种疾病的患者，部分原因不明。由于脑静脉与静脉窦之间、静脉窦与静脉窦之间，以及静脉窦与颅外静脉之间在解剖上存在吻合、沟通，当静脉或静脉窦血栓形成时，血栓累及范围、侧支循环的差异因素导致临床表现复杂多样，可从无临床症状到病情严重，甚至死亡；由于凝血与纤溶状态的波动导致患者病情呈缓解与加重交替。本病远较脑动脉血栓形成少见，多数亚急性或慢性迁延起病，除海绵窦血栓形成外，其临床症状缺乏特异性，极易与良性颅内压增高、颅内占位病变、缺血或出血性卒中、脑脓肿、脑炎、代谢性脑病等多种疾病相混淆，故极易漏诊和误诊，其漏诊率可达73%，40%的患者平均诊断时间在10天以上。随着神经影像学的发展，尤其是CT、MRI和MRV的临床应用，为及时正确诊断提供了无创且可靠的检查手段。如同时发现有血栓形成倾向的易患因素，如V因子Leiden突变、蛋白C、蛋白S或抗凝血酶Ⅲ缺乏、慢性炎性病变、血液系统疾病、肾病综合征、癌肿或长期口服避孕药物等，有助于CVST的诊断，但仍有约20%的CVST病因不明。

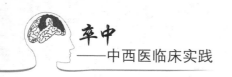

第一节　临床表现与诊断评估

CVST的起病方式以亚急性（48小时至30天）、慢性（30天以上）起病者占多数（73%），临床表现主要取决于静脉（窦）血栓形成的部位、性质、范围以及继发性脑损害的程度等因素，既可表现为单纯颅内压增高，也可为伴或不伴有颅内高压的局灶性脑功能受累的表现（瘫痪、癫痫、失语、偏盲、感觉障碍等），还可表现为以意识障碍为主颇似亚急性弥漫性脑病者。各年龄组均可发病，年轻患者居多；常无高血压、动脉硬化病史。

头痛是CVST的最常见症状，约90%的病例可出现头痛，部分性或全身性癫痫发作较动脉性卒中多见，40%的患者可有癫痫发作，围生期甚至高达76%。局灶性神经功能缺损是CVST的常见表现，由于脑静脉间吻合丰富，尤其是大脑皮质静脉受累时，症状体征波动多变，可为单侧、双侧、左右交替；分布也不符合动脉血栓形成致供血区功能障碍的特点，见于40%～60%的病例。20%左右的患者入院时就有意识障碍，入院时昏迷是预后不良的强烈预测因素。伴发脑实质出血（出血性梗死、皮质下血肿）和（或）蛛网膜下腔出血也较脑动脉闭塞为多。因此，对急性或反复发作的头痛、视物模糊、视乳头水肿、一侧肢体的无力和感觉障碍、失语、偏盲、癫痫发作、孤立性颅内压增高综合征，或不同程度的意识障碍或精神障碍者，均应考虑CVST的可能。

血液和脑脊液（CSF）检查对CVST本身的诊断虽无特异性，但炎症改变对感染性者有定性的价值，其细菌培养及药物敏感实验有助于查找病原菌及指导临床用药。与凝血机制相关的血液学检查，有利于发现患者有无高凝状态及监测抗栓治疗。对非感染性血栓形成者为确定病因尚应进行其他检查，特别是与内分泌、血液、免疫及肿瘤性疾患，如毒性甲状腺肿、真性红细胞增多症、血小板增多症、蛋白C及蛋白S或抗凝血酶Ⅲ缺乏、系统性红斑狼疮、白塞病及各种癌肿等疾病相关的特殊检查，以期发现病因。暂时难以查出确切病因者，则应追踪随访。

一、局灶部位CVST的临床表现特点

1. 海绵窦血栓形成　多继发于眶周、鼻及上面部"危险三角区"的化脓性感染，患者可有面部疖肿挤压史、鼻窦炎史等。常急性起病，多有全身感染中毒症状。由于眶内静脉回流受阻可出现眶内软组织、眼睑及结膜水肿、眼球突出。行于海绵窦侧壁的动眼神经、滑车神经、展神经及三叉神经的眼支、上颌支受累，可出现海绵窦综合征，表现为患侧眼睑下垂，眼球各方活动受限，甚至固定，瞳孔散大、对光反射消失，额、颊部痛觉减退、

角膜反射消失。视神经较少受累，如受累可出现视力障碍，眼底可见淤血、水肿、出血等改变。发病早期病变居一侧，但因双侧海绵窦经环窦左右相连，故可波及对侧，但多仍以始发侧为重。MRI和MRV检查有助诊断和排除其他原因所致的海绵窦综合征。若为感染引起者，腰椎穿刺检查脑脊液可见白细胞增高等炎性改变。常见并发症有脑膜炎、脑脓肿、颈内动脉病变、垂体和下丘脑功能病变等。

2. 上矢状窦血栓形成　大多为非感染性，以婴幼儿、产褥期妇女和老年患者居多。临床表现与血栓形成部位、引流区受累范围以及基础病变有关。常为急性或亚急性起病，早期即可出现颅内压增高的表现，如头痛、呕吐、视乳头水肿等。婴幼儿可见喷射状呕吐，颅骨缝分离，囟门隆起，面、颈、枕静脉怒张。血栓部位靠上矢状窦后方者，颅内高压更为明显，可出现不同程度的意识障碍，嗜睡甚至昏迷。如累及脑皮质静脉，可出现局限或全身性癫痫、偏瘫、偏身感觉障碍、双下肢瘫伴膀胱功能障碍、失语、偏盲等表现，或精神症状。CT增强扫描、MRI、MRV及DSA等有助诊断。

3. 横窦、乙状窦血栓形成　多为感染性，常继发于化脓性中耳炎、乳突炎，可有全身感染、局部乳突区周围水肿、静脉曲张的表现。血栓向远端延伸，累及上矢状窦或直窦；向对侧延伸，形成双侧横窦、乙状窦血栓。血栓向近端延伸，导致颈静脉血栓形成。除原发疾病特点，如局部皮肤红肿、疼痛、压痛外，主要表现为头痛、呕吐、视乳头水肿等颅内高压症状和体征，也可伴有精神症状。如炎症向岩窦扩展，可出现三叉神经和展神经受累表现；向颈静脉扩展，可出现颈静脉增粗、压痛、舌咽神经、迷走神经、副神经受累的颈静脉孔综合征；少数可累及上矢状窦而出现癫痫、偏瘫、偏身感觉障碍等。主要并发症有脑膜炎、脑脓肿、硬膜下或硬膜外脓肿等。颅内同时或先后多个静脉窦血栓形成，病情往往更加危重。腰椎穿刺检查脑脊液压力增高，可见白细胞增高等炎性改变。压颈（Quecken-Stedt）试验有助于判断一侧横窦和乙状窦是否受累，但实施应谨慎。压迫对侧颈内静脉脑脊液压力显著上升，压迫患侧颈内静脉则压力不上升或上升甚少（Tobey-Ayer征）；压迫对侧颈内静脉出现面部和头皮静脉扩张（Crowe征）。两者均提示患侧横窦和乙状窦受累。CT增强扫描、MRI、MRV及DSA等有助诊断。

4. 直窦血栓形成　多为非感染性，导致小脑、脑干、丘脑、基底节等深部结构受损，临床少见但病情危重。多为急性起病，病情进展快，迅速累及大脑大静脉和基底静脉，主要表现为无感染征象的高热、意识障碍、颅内高压、癫痫发作、脑疝等，常很快进入深昏迷、去大脑强直、去皮质状态甚至死亡，部分以突发幻觉、精神行为异常为首发症状。存活者多遗留有手足徐动、舞蹈样动作等锥体外系症状。大脑大静脉血栓形成的影像学间接征象为大脑大静脉引流区如双侧丘脑、基底节区较对称性改变，CT示低密度灶，MRI示长T1、长T2信号；直接征象为大脑大静脉CT示高密度条索征，MRI示T1、T2高信号血栓。

5. 单纯脑静脉血栓形成　单纯大脑皮质静脉血栓形成少见，多表现为皮质局部水肿或

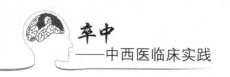
出血，导致局灶性神经功能障碍（如癫痫），临床易误诊为肿瘤等占位病变。

二、影像学评估

疑似CVST者，CT或CTV以及MRI或MRV都可作为首选的影像学检查方法。MRI和MRV可显示大多数CVST，可作为诊断和随访CVST的最佳无创性手段。对比增强MRV（CE-MRV）可作为MRV的首选成像方法。应用DSA诊断CVST时应考虑到其有创性和导致颅内压增高的操作性风险。

1. 数字减影脑血管造影（DSA） DSA是CVST诊断的"金标准"，但不是常规和首选的检查手段。经动脉顺行性造影既可直接显示静脉窦血栓累及的部位、范围、程度和侧支代偿循环状况，还可以通过计算动静脉循环时间，分析脑血流动力学障碍的程度。研究分析表明，远期预后不良组患者动静脉循环时间超过23s。经静脉窦逆行造影可进一步证实血栓的存在、累及范围、血栓的松软程度和窦内各段压力变化，为是否需要进行接触性血栓干预提供详细资料。同时，可以发现并存的微小动静脉瘘，指导临床有效治疗和预防复发。DSA具有CT或MRI等无法比拟的优势，但其不能显示血栓本身和静脉窦血栓形成继发的脑组织的病理改变及其程度，而有创性及应用高压注射器施行窦内造影等操作导致颅内压增高的风险限制了其普遍应用。在其他检查不能确定诊断或决定同时施行血管内治疗时可实施DSA。局部皮质静脉血栓不是DSA诊断的优势。

2. 头颅CT和CTV CT作为神经系统最常用的检查手段，在静脉窦血栓的诊断中同样发挥着重要作用。尤其是近年来多排、高分辨率CT的应用，使CVST早期诊断率明显提高。怀疑后颅窝静脉窦血栓形成时，为了减少扫描伪影，需行以静脉窦为中心的连续薄层扫描，易于发现位于静脉窦（横窦、乙状窦或直窦）走行部位条带状高密度静脉窦血栓影，以免误诊为蛛网膜下腔出血，误导治疗。静脉窦血栓者CT平扫的直接征象为与静脉窦位置一致的高密度条带征（cord sign），诊断正确率与CT扫描技术相关。单纯皮质静脉血栓者CT扫描直接征象为位于脑表面蛛网膜下腔的条索状或三角形密度增高影（dense triangle）。CT平扫间接征象包括：弥漫的脑组织肿胀（脑回肿胀、脑沟变浅和脑室受压），静脉性梗死和特征性的脑出血（位于皮质和皮质下脑组织之间，常双侧对称）。增强CT呈现典型的δ征（中间低密度，周边高密度）。但是CVST者头颅CT扫描中20%～30%正常，表现为单纯颅内压增高者中高达50%头颅CT无异常发现。脑CT静脉血管成像（CTV）具有良好的空间分辨力，且无血流相关伪影，具有较高的敏感度和特异度，可同时显示静脉窦闭塞和窦内血栓。CT结合CTV多能对静脉窦血栓做出确定诊断，可以观察脑动、静脉血管病变，也可观察脑组织改变，在脑静脉血栓性病变与脑肿瘤的鉴别诊断中具有MRI和DSA不可替代的优势，可作为CVST疑似者的首选影像学方法，其敏感度可达75%～100%，特异度可达81%～100%。但增强扫描所用对比剂过敏和X线辐射限制了其反复用于随访检查，MRI或MRV具有不可替代的长期随访优势。

3. 头颅MRI和MRV　头颅MRI可直接显示颅内静脉和静脉窦血栓，以及继发于血栓形成的各种脑实质损害，较CT更敏感和准确。血栓信号具有特异性是诊断的可靠直接征象，但随发病时间不同而有相应变化，其中亚急性期的血栓高信号对CVST诊断较为可靠。急性期（0～3天）表现为T1加权像等信号、T2加权像低信号；亚急性期（4～30天）表现为T1、T2加权像高信号；慢性期（30天以后）可因不同程度的再通在脑静脉（窦）内重现血液流空现象。MRI所显示的脑实质病变比CT更为敏感和准确，而且还能反映颅内静脉系统血栓的病理生理过程，病变早期表现为脑肿胀，MRI影像上T1加权像可见脑沟变窄、脑室变小，T2加权像没有异常信号。病变进一步发展表现为脑水肿，MRI影像上T2加权像见脑室旁及丘脑、基底节区高信号，边缘模糊，T1加权像上病灶为等信号。病变继续进展可表现为静脉性的梗死和出血。磁敏感加权成像（SWI）或T2加权梯度回波（T2*GE）等序列较MRI常规序列对显示颅内出血更加敏感，对诊断CVST比常规系列成像更具敏感度和特异度。

脑磁共振静脉血管造影（MRV）可发现相应的静脉窦主干闭塞，皮质静脉显影不良，侧裂静脉等侧支静脉扩张，板障静脉和头皮静脉显像等征象。直接征象为发育正常的脑静脉（窦）高血流信号缺失或表现为边缘模糊且不规则的、较低的血流信号。前者代表血栓充盈整个脑静脉（窦）腔，血流完全梗阻；后者说明尚有部分血流通过，可能系窦内血栓未填满整个窦腔，或为梗阻后的部分再通。间接征象为梗阻处静脉侧支形成和其他途径引流静脉异常扩张。在大多数情况下，MRI或MRV已可对CVST进行准确诊断，可在一定程度上替代DSA，被认为是诊断和随访CVST的最佳手段。但局部单纯的皮质静脉显示能力较弱，以及不能判断静脉血流方向是其主要不足之处。MRV包括时间飞跃MRV（TOF-MRV）、相位对比血管成像（PCA）和对比增强MRV（CE-MRV）3种成像方法。与TOF-MRV和PCA相比，CE-MRV消除了血管内湍流，使颅内静脉和静脉窦显示更为清晰，如同时结合数字减影MRA（DSMRA）和最大密度投影（MIP）重建等技术，可多角度显示静脉血管的三维影像，故CE-MRV可作为MRV的首选成像方法。

（郭晋斌　任素莲　杨文斌）

第二节　脑静脉血栓形成所致卒中的治疗

总体上CVST少见，大宗病例临床治疗研究资料不多，其临床表现、病因、病程及预

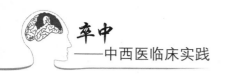
后等差异也较大，所以应针对具体患者给予个体化的综合治疗，包括病因、对症及抗栓治疗等。卒中单元有助于降低CVST的病死率和致残率。

一、病因治疗

必须积极查找引起CVST的可能病因，如各类感染性疾病、血液高凝状态、结缔组织疾病、自身免疫性疾病等，并给予相应的积极治疗。如为感染性血栓，应及早、足量使用敏感抗生素治疗，在未查明致病菌前宜使用多种抗生素联合或使用广谱抗生素治疗。疗程宜长，一般2～3个月，或在局部和全身症状消失后再继续用药2～4周，以有效控制感染、防止复发。在抗生素应用的基础上，可进行外科治疗彻底清除原发部位感染病灶。对于非感染性血栓，也应在原发疾病治疗基础上，积极纠正脱水、降低血液黏度、改善局部血液循环。

二、抗栓治疗

1. 抗凝治疗　CVST进行抗凝治疗的目的在于防止血栓扩展，促进血栓溶解，预防肺栓塞和深静脉血栓形成。临床研究证实抗凝治疗并不增加CVST的颅内外出血风险。常用的抗凝药物包括肝素（UFH）和低分子肝素（LMWH）。与UFH相比，按体质量调整剂量的LMWH皮下注射可能引起的出血风险较小，且无须监测凝血指标，但如果患者需要急诊手术治疗，应注意到后者对凝血系统的作用持续时间较长的问题。对于无抗凝禁忌的CVST应及早进行抗凝治疗，急性期使用LMWH，通常为180IU/（kg·24 h），皮下注射2次／天；如使用UFH，应使活化部分凝血活酶时间（APTT）延长至少1倍。伴发于CVST的少量颅内出血和颅内压增高并不是抗凝治疗的绝对禁忌证。肝素有时可诱发血小板减少和血小板减少性血栓形成，应注意监测血小板数目和血小板功能。急性期的抗凝时间尚不统一，疗程可持续1～4周。急性期抗凝治疗后，一般应继续口服抗凝药物。常用药物为华法林。为了防止更换抗凝药物过程中出现患者病情波动，原则上华法林与肝素重复使用3～5天，在凝血酶原时间国际标准化比值（INR）达到2～3后撤销肝素使用，并定期根据监测指标调整华法林用量。口服抗凝治疗持续时间应根据个体遗传因素、诱发因素、复发和随访情况，以及可能的出血风险等综合考虑。对于原发性或轻度遗传性血栓形成倾向的CVST，口服抗凝治疗应持续6～12个月；对于发作2次以上或有严重遗传性血栓形成倾向的CVST，可考虑长期抗凝治疗；对于有可迅速控制危险因素的CVST，如妊娠、口服激素类避孕药物，抗凝治疗可在3个月内。目标INR值保持在2～3。

2. 溶栓治疗　全身静脉溶栓治疗CVST尚无支持证据。目前缺乏CVST患者溶栓治疗的随机对照试验，但越来越多的非对照病例研究提示局部溶栓治疗对CVST有肯定疗效。研究均通过股静脉将微导管置入血栓部位，单次注射rt-PA后持续输注。与抗凝治疗相比，尽管局部溶栓能迅速实现血管再通，但出血性并发症风险较高，特别是治疗前存在颅内出血的患者。对于少数经足量抗凝治疗无效，且无颅内出血的重症患者，尤其是昏迷和深静脉系统血栓形成时，可谨慎地在有监护的条件下实施局部溶栓，最佳的药物种类、剂量和给药方式目前尚不清楚。

3. 抗血小板和降纤治疗　对于伴有血液成分异常者，如血小板增多症或高纤维蛋白原血症的CVST者，可能从抗血小板或降纤治疗中获益。

4. 经导管机械取栓术或手术取栓术　对于治疗前已存在颅内出血或其他方法无效的CVST患者，在有神经介入治疗条件的医院经导管机械取栓术可以作为一种可供选择的治疗方法。对抗凝治疗开始后症状持续加重，或经溶栓治疗出现新发症状性出血或入院时有严重颅内出血的CVST者，在有神经介入条件的医院可以施行机械血栓碎取治疗。对少数虽经其他方法积极治疗，但仍伴有严重神经功能缺损或恶化的CVST者，可以考虑外科血栓去除术。

三、对症治疗

1. 降低颅内高压和视神经保护　大多数伴发于CVST的轻度脑水肿无须特殊处理，抗凝治疗对静脉回流的改善可有效降低颅内压，应避免过度限制液体入量，以免血液黏稠度增高。严重颅内压增高可给予头高脚低位，过度换气，甘露醇、呋塞米等降颅压治疗，但应注意在静脉回流未改善的情况下使用渗透性药物可能加重局部损害。进展性视力丧失常提示预后不良，需紧急处理。采取有效措施积极降低颅压，是保护视神经最有效的治疗手段。同时可辅助神经保护药物治疗。对于颅压持续升高、视力进行性下降、短期内无法降低颅压的患者，可尽早施行微创视神经鞘减压术。术前停用肝素12小时，术后即可恢复抗凝治疗。严重颅内压增高内科治疗无效时可考虑手术治疗。孤立性颅内高压患者可考虑腰椎穿刺放脑脊液、口服乙酰唑胺等碳酸酐酶抑制剂抑制脑脊液分泌或行脑脊液分流术。

2. 抗痫治疗　抗痫治疗适用于存在局灶性神经功能缺损以及影像学提示有脑实质损害的癫痫发作者，常用药物包括丙戊酸钠、卡马西平等，在首次发作后应尽快使抗癫痫药物达到有效血药浓度以控制发作。急性期过后可逐渐减量，一般不需要长期抗癫痫治疗。

四、中医的认识

东汉张仲景（约150～154—约215～219）在《金匮要略》中论述妇人产后三病就涉及了"新产血虚，多汗出，喜中风，故令病痉"，这里的"痉"有可能包括CVST。人类能够精确识别出CVST的历史并不长，中医对CVST的系统研究尚未建立，需要开展相关研究来总结经验，拓展认识。由于中医传统多以症状为主来进行病症诊断，故相关论述散见于头痛、中风、癫痫、狂证、痉证、痿证以及湿温、暑温等温病中，需要深入挖掘和研究。

（郭晋斌　任素莲　杨文斌）

第十一章

卒中康复

从卒中发生的那一刻起，患者就面临许多全新的问题。这些问题有的是卒中引起的脑损害所引发的，有的是与患者的社会适应性有关的，有的是与治疗相关的。卒中后患者的生活质量（quality of life，QOL）均有不同程度下降。影响卒中患者生活质量的因素有性别、发病年龄、病灶部位、卒中类型（出血或缺血）、神经功能缺损、社会心理障碍、精神状态、经济条件、各种治疗干预措施、康复、护理方法等。卒中患者需要包括医疗在内的各方面帮助来解决身体水平、活动水平、参与水平上的诸多问题以改善功能，提高生活质量。卒中康复是降低致残率最有效的方法，也是卒中组织化管理模式中不可或缺的关键环节。现代康复理论和实践证明，有效的康复治疗能够减轻患者功能上的残疾，加速卒中的康复进程，降低潜在的护理费用，节约社会资源。卒中康复的根本目的是最大限度地减轻障碍和改善功能，防治废用综合征和误用综合征等并发症，充分强化和发挥残余功能，通过代偿和使用辅助工具等提高日常生活活动能力（activities of daily living，ADL），通过生活环境改造、精神心理再适应等最终使患者回归家庭，融入社会。卒中的三级康复体系是我国现阶段适合推广的卒中康复治疗体系。一级康复是指患者早期在医院急诊室或神经内科的常规治疗及早期康复治疗；二级康复是指患者在康复病房或康复中心进行的康复治疗；三级康复是指在社区或家中的继续康复治疗。卒中后遗症期的工作重点是定期检查评估，指导功能维持训练和日常生活活动能力训练，使用手杖、助行器、轮椅、支具等，对家庭环境进行必要的改造。加强卒中尤其是偏瘫的治疗和康复护理，改善患者的躯体功能，鼓励家属给予更多的关心和支持，是促进卒中患者早日康复的重要保证。

目前的研究表明，中枢神经系统损伤后的功能恢复除了与急性期水肿减轻、循环改善等因素有关外，主要源于中枢神经系统的可塑性变化。可塑性是指神经系统具有在外界环境和经验的作用下不断塑造自身结构和功能的能力。卒中康复需要从早期开始，在康复评定的基础上，综合应用康复治疗技术，循序渐进，分期实施。康复评定包括运动功能评定、ADL评定、语言评定、认知功能评定、心理评定等。康复治疗技术包括物理治疗（physical therapy，PT，包括运动治疗、物理因子治疗）、作业治疗（occupational therapy，OT，包括维持日常生活所需的活动、治疗性活动、生产劳动性活动、心理和社会性活动）、传统康复治疗技术（包括针灸、推拿、拔罐、气功、导引等）、言语矫治、心理治疗、应用矫形器等。

第一节 卒中早期康复

在卒中急性期最重要的是预防再发卒中和并发症，鼓励患者重新开始自理活动，并给予患者及其家属精神支持。初期评定应包括对患者病情严重程度的评价，对并发症的评价和预防，以及对功能残疾的评价。患者病情的基础评价包括卒中危险因素评价、并发症评价、意识和认知功能评价、吞咽功能评价、深静脉血栓危险性评价和情绪评价等。对并发症的评价和预防包括是否存在吞咽障碍、营养不良和脱水、皮肤破溃、深静脉血栓、尿便障碍，是否有疼痛、骨质疏松、癫痫，以及预防摔倒。作为临床医疗的组织者，尤其要掌握技术要点。所有有利于卒中患者恢复的措施应根据实际情况尽量提供给卒中患者。病情过于严重或正在进行性加重，或伴有严重的合并症，或有严重的系统并发症，均需强化临床治疗措施积极救治。

卒中早期康复一直是康复领域专家推崇的理念，目前认为卒中患者应尽早接受全面的康复治疗，在病情稳定后即可开始实施康复评定和康复护理措施，以期获得最佳的功能水平，减少深静脉血栓、皮肤病变、关节挛缩、便秘和肺炎等并发症。病情稳定是指卒中患者生命体征稳定，症状体征不再进展保持48小时。卒中患者的康复训练强度要考虑到患者的体力、耐力和心肺功能情况。所以对于基本生命体征稳定、神经系统功能稳定、保留一定认知功能、具备基本体力的患者，应接受系统的康复治疗。早期康复治疗多在发病后14天以内开始。此阶段多为卧床期，需要评定关节活动度、运动功能、感觉功能、平衡功能等，主要进行良肢位摆放，关节被动活动，早期床边坐位保持和坐位平衡训练，还应当包括鼓励患者重新开始肢体活动、改善日常生活活动能力和参与社会活动（表11-1-1和表11-1-2）。如果经过早期康复，患者日常生活大部分仍需要他人帮助，或者出院后得不到康复指导或社区康复训练，就需要在康复医学科或专门的康复中心继续进行康复治疗。对于意识障碍或呈植物状态者需积极处理可逆性影响因素，同时可增加各种刺激输入来促进意识恢复，如深浅感觉刺激、声音刺激、视觉刺激等。

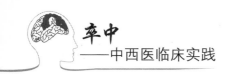
一、急性期体位与关节活动度的维持

1. 急性期体位　急性期的良肢位能够预防和减轻上肢屈曲、下肢伸直的典型痉挛模式的发生。任何舒适体位均不应超过2小时，以防发生压疮。应多从患侧给予刺激，非对称性紧张性颈反射有助于患侧伸展。

健侧卧位是患者自觉最舒适的体位。在患者胸前放置支撑枕，使患肩前伸，患侧肘关节伸展，腕、指关节伸展放在枕上。患侧下肢屈曲向前，下垫支撑枕，髋、膝关节自然屈曲。支撑枕高低适宜，以患者舒适为度。健侧肢体自然放置。

患侧卧位是最重要的体位，对患侧有很好的感觉刺激。躯干稍向后仰，腰背部放置支撑枕以确保患侧肩胛前伸。患侧肘关节伸展、前臂旋后。患侧下肢髋、膝关节屈曲。健侧上肢放在身体上或后边的支撑枕上，下肢放在舒适体位。健侧上肢放在身体前面则患肩不易保持前伸。

表 11-1-1　上肢主要关节正常活动范围及测量方法

| 关节 | 运动 | 受检者体位 | 量角器放置位置 | | | 正常活动范围 |
			轴心	固定臂	移动臂	
肩	屈、伸	坐或站立位，臂置于体侧，肘伸直，手掌朝向内侧	肩峰	与通过肩峰的垂直线平行	与肱骨纵轴平行	屈0°～180° 伸0°～50°
	外展	坐或站立位，臂置于体侧，肘伸直，手掌朝向内侧	肩峰	与通过肩峰的垂直线平行	与肱骨纵轴平行	0°～180°
	内、外旋	仰卧，肩外展90°，肘屈90°，前臂中立位	鹰嘴	与腋中线平行	与前臂纵轴平行	各0°～90°
肘	屈、伸	仰卧、坐或站立位，前臂旋后	肱骨外上髁	与肱骨纵轴平行	与桡骨纵轴平行	屈0°～145° 伸0°～5°
桡尺	旋前、旋后	坐位，上臂置于体侧，肘屈90°，前臂中立位	桡骨茎突	与地面垂直	腕关节背面（测旋前）或掌面（测旋后）	各0°～90°
腕	屈、伸	坐或站立位，前臂完全旋前	腕关节	与前臂纵轴平行	与第二掌骨纵轴平行	屈0°～90° 伸0°～70°
	尺、桡侧偏移（尺、桡侧屈）	坐位，肘屈，前臂旋前，腕中立位	腕背侧中点	前臂背侧中线	第三掌骨纵轴	桡偏0°～25° 尺偏0°～55°

仰卧位在不能耐受其他体位时采用，多为重症患者。患侧肩胛下、骨盆下应垫高2～3cm，以防止肩胛回缩和髋关节外旋。上肢各关节采用伸展位，下肢各关节采用屈曲位，以防止痉挛模式。患侧膝外放置支撑枕，使髋外旋限制在60°以内。不应在足底放置支撑物试图纠正跖屈，因其可诱发足底阳性支撑反射。仰卧位时紧张性颈反射和迷路反射的影响最强，且骶尾部及外踝等处受压明显增加压疮风险，故应尽量缩短仰卧位时间。不应抬高床头或采用半卧位，因迷路反射影响可使下肢伸肌肌张力增高。患手内不应放置任何物体，以避免引起抓握反射使指屈肌痉挛。

2. 关节活动度的维持　被动活动可以帮助保持患者的运动觉，保持关节活动度，预防挛缩的发生。多数情况下被动活动可在仰卧位下完成。先从近端关节开始，从近至远依次进行。治疗师一手固定关节的近端，另一手活动同一关节的远端，但不能跨越数个关节握住肢体的末端。除肩关节外每个关节均要平滑、有节律地进行全关节范围的被动活动。对于肩关节要注意避免牵拉和超出正常范围的被动活动，以免引起韧带松弛破坏、肩关节半脱位。卒中后早期每天2次，每次每个关节3～5遍。伴有关节痛者运动幅度以患者感到轻度的可忍受的疼痛为度。

表 11-1-2　下肢主要关节正常活动范围及测量方法

关节	运动	受检者体位	量角器放置位置			正常活动范围
			轴心	固定臂	移动臂	
髋	屈	仰卧或侧卧，对侧下肢伸直	股骨大转子	与身体纵轴平行	与股骨纵轴平行	屈膝0°～125° 伸膝0°～90°
	伸	侧卧，被测下肢在上，或俯卧	股骨大转子	与身体纵轴平行	与股骨纵轴平行	0°～15°
	内收 外展	仰卧	髂前上棘	左右髂前上棘连线的垂直线	髂前上棘至髌骨的连线	外展0°～45° 内收0°～30°
	内旋 外旋	仰卧，两小腿于床缘外下垂	髌骨下端	与地面垂直	与胫骨纵轴平行	各0°～45°
膝	屈伸	仰卧或俯卧	股骨外侧髁	与股骨纵轴平行	与胫骨纵轴平行	屈0°～130° 伸0°
踝	背屈 跖屈	仰卧或坐位，膝屈曲，踝处于中立位	腓骨纵轴线与足外缘交叉处	与腓骨纵轴平行	与第5跖骨纵轴线平行	背屈0°～20° 跖屈0°～45°
足	内翻 外翻	坐位，膝关节屈曲，踝关节中立位	踝关节前方中点	小腿长轴	踝关节前方中点与第2趾尖的连线	内翻0°～30° 外翻0°～20°

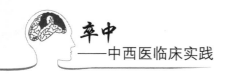

上肢活动：治疗师一手放在患肩腋下上托肩关节或固定肩关节施加保护，另一手握住患侧上肢做肩关节的屈曲、伸展、外展、内收、外旋、内旋等活动。患者双手交叉抓握（Bobath握手），患侧拇指放在上面，用健手带动患手上举，伸直患臂。治疗师一手握住肘关节后部，另一手握住腕部做屈肘和伸肘前伸上肢活动。被动屈伸腕关节、指关节，控制好拇指的外展功能。

下肢活动：治疗师一手托患膝下方，另一手握患足，进行患侧下肢的髋关节的屈曲、伸展、外展、内收、外旋、内旋运动，膝关节的屈曲、伸展运动。当患者可控制一定角度的屈膝动作后，脚踏住支撑面，进行主动踝背屈练习。可应用毛刷轻刷患肢前臂、胫骨前部，或拍打、震动等促进技术，促进伸腕和踝背屈动作的出现。

二、床上活动、坐位保持与平衡

利用躯干肌的活动，通过联合反应、共同运动、姿势反射等，促进肩胛带和骨盆带功能的部分恢复，达到床上翻身、卧坐立转换及平衡的目标，同时要贯穿预防和控制痉挛。

1. 床上活动　指导患者尽快学会由仰卧位向两侧翻身。向健侧翻身时，双手交叉，患手拇指位于健手之上，屈膝，再将交叉的双手举起，偏向患侧，再向健侧摆动，借助惯性翻向健侧。需要帮助患者转动骨盆或肩胛。向患侧翻身时，举起交叉的双手，先向健侧偏，再向患侧摆动，借助惯性翻向患侧。

桥式运动的目的是训练腰背肌群和伸髋的臀大肌，为站立做准备。先练习双桥式运动，仰卧位下双腿屈曲，足踏床，慢慢抬起臀部，维持一段时间后慢慢放下；在患者能较容易完成双桥式运动后，使患者悬空或伸展健腿，仅患腿屈曲，足踏床抬臀进行单桥式运动。需帮助固定下肢并叩打患侧臀大肌促进其收缩。动态桥式运动可促进下肢内收和外展的控制能力。仰卧屈膝，双足踏床，双膝平行并拢，健腿保持中立位不动，患腿做小幅内收和外展交替动作，注意控制幅度和速度。之后患腿保持中立位，进行健腿练习，并可与双桥式运动结合。桥式运动还可用来在床上移动。

卧床者需采用肺功能康复训练来改善和增强肺功能，预防肺炎的发生。进行腹式呼吸训练时，患者腹肌放松，双手置于胸骨下角，用鼻吸气，同时双手随腹部膨胀上升，用口呼气，同时双手随腹部缩小而降低，并尽可能延长呼气时间。可采用叩打或震颤手法来协助排痰。

2. 卧坐位转换　尽早让患者坐起，有助于改善心肺功能，预防肺部感染。先练习从床边坐起。治疗师站在患者健侧，将患侧手放在治疗师肩上，扶起双肩，患者用健侧肘撑起上身；患者健腿插入患腿小腿下方使双下肢移至床边放下，健侧肘关节伸展，坐起。

患者独立坐起时，用健手握住患手，健侧脚插到患侧腿下，将患侧下肢移至床边。同时前屈颈部，身体转向健侧，双腿放至床下，健手松开患手，用健侧肘于体侧撑起身体，抬头，健侧肘关节伸展，坐起。

3. **坐位保持及坐位平衡** 在床边坐起后即可开始进行坐位保持，逐渐延长坐位时间。同时可通过被动摆动患者的躯干（前后左右及旋转）、下肢（左右上下）和上肢（前后左右上下）进行坐位平衡训练，头应始终保持直立。平衡功能评价可采用Fugl-Meyer平衡功能评定（见本书第五章）。

重心向患侧或健侧倾斜：治疗师站在患者前面，一手扶托患者颈后部增强其安全感，另一手帮助患肢保持肘关节伸直向患侧支撑到床上。治疗师通过放在颈后部的前臂向下加压，促进头的直立反应。患者重心逐渐向患侧倾斜，使上肢逐渐负重，可促进肩周肌群共同收缩，加强肩关节的稳定性。同时练习耸肩可增强冈上肌的力量，防止肩关节半脱位。重心向健侧倾斜时，应避免健侧肘关节支撑以调动患侧的主动调节能力。

不伴上肢支撑的重心转移：治疗师坐在患者患侧，一手放在患侧腋下使患肩向上并拉长患侧躯干肌，另一手放在健侧躯干肌指示侧屈肌收缩，重心向患者倾斜，鼓励患者主动保持这一体位。重心向健侧倾斜时，治疗师一手放在患侧躯干肌指示收缩，另一手向下压患肩促进患侧躯干肌缩短。治疗师逐渐减少帮助。

三、床椅转移与长坐位平衡训练

1. **床椅转移** 从床边将患者移动到椅凳，椅凳应放在患者健侧。

患者床边坐位，双脚平放在地上。治疗师用膝部抵住患者膝关节，注意防止患者膝关节倒向外侧，将患者前臂放在治疗师肩上。治疗师的手放在患者肩胛部使患者向前，用伸直的上肢托住患者上肢。将患者重心前移至其腿上，转身把患者放在椅凳上坐下。

患者双手交叉、前伸，使重心前移至腿上站起，转身坐在椅凳上。治疗师把手放在患者的两侧大转子部位，协助重心前移、转身，维持平衡。

患者站起，健手扶椅凳，以健腿为轴转身、坐下。正确的坐姿为患者头、颈、躯干保持左右对称，躯干伸直无扭转，髋、膝、踝关节保持90°屈曲位，患侧小腿与地面保持垂直，避免患侧髋关节外展外旋、踝关节内翻、足下垂。

2. **长坐位平衡训练** 患者移动到普通凳子上进行长坐位平衡训练。治疗师在患者身后，用身体和双手扶助患者保持平衡；在患者身前，双手拉住患者保持平衡；患者双手扶腿保持平衡；患者单手扶腿保持平衡；双上肢外展位保持平衡；双上肢前屈位保持平衡；双上肢上举位保持平衡等。治疗时患者坐位时不向患侧倾倒表明躯干肌有一定的控制能力，达到Ⅰ级坐位平衡。治疗师可施加向前后左右的力度不定的外力，让患者保持平衡，慢慢恢复到中立位。反复训练，直到将患者轻轻推前推后都不倒即达到Ⅲ级坐位平衡。

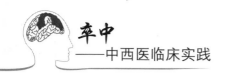

四、站立负重与站位平衡训练

1. 站立负重训练　应使患者尽早负重，软瘫期就可使用斜板床站立以获得立位感觉刺激。患者站起训练时，双足平放于地面上，分开约一脚宽，患足在前。

治疗师用膝部抵住患者膝关节，注意防止患者膝关节倒向外侧，将患者前臂放在治疗师肩上。治疗师的手放在患者腰部。患者躯干前倾、重心前移，在治疗师帮助下伸髋伸膝慢慢站起。

患者双手交叉，Bobath握手，双上肢向前充分伸展，身体前倾。当双肩向前超过双膝位置时，立即抬臀，伸展膝关节，独立站起。患膝不能充分屈曲者站起时，全部体重往往置于健腿上，应逐渐将健足前移。由立位向坐位的转换顺序与之相反，先屈髋屈膝，重心下移，臀部接触座位后，重心再后移。向座位上"跌落"的瞬间是患者最难控制的，可通过练习站起一点再向下坐，但又不实际坐下并逐渐增大中间控制幅度来获得完全控制。

2. 站位平衡训练　静态（Ⅰ级）站位平衡训练时在患者站起后，让患者松开双手，上肢垂于体侧，治疗师逐渐除去支撑，让患者保持站位。注意避免膝过伸。患者能独自保持静态站位后，开始自动态（Ⅱ级）站位平衡训练。让患者重心逐渐移向患侧，训练患腿的持重能力，同时让患者双手交叉的上肢或仅用健侧上肢伸向各个方向并逐渐增加距离，以便患者不得不转身、弯腰、屈腿并伴随躯干重心相应的摆动。被动态（Ⅲ级）站位平衡训练能提高平衡反应的速度，诱发姿势反射活动，如在受到突发外力的推拉时仍能保持平衡，表明达到被动态站位平衡。

五、恢复上肢功能的作业治疗

1. 上肢分离运动与控制能力训练　患者仰卧位，支持患侧上肢于前屈90°，嘱患者上抬肩部使手伸向天花板或患者的手随治疗师的手在一定范围内活动；让患者用手触前额、嘴或患肩外展成90°；嘱患者屈肘用手触嘴，再缓慢返回肘伸展位，治疗师给予最少的辅助。

2. 肩胛骨运动训练　患者坐位，治疗师一手扶持患侧上肢近端，一手托住肩胛骨下角，辅助患者完成肩胛骨上举-外展-下降-内收运动，随着患者主动运动的出现，逐渐由被动运动过渡至辅助主动运动、主动运动。患者健手搭在患肩上，嘱患者肩关节向鼻子方向运动，使肩胛骨前伸。患者立位，患侧上肢肘关节伸展、腕关节背伸，手指外展伸展置于治疗台上；治疗师协助控制肘关节伸展，患者身体向患侧倾斜使肩胛骨上举。

3. 肩胛骨负重训练　患者面向治疗台，双手支撑于治疗台上，治疗师协助控制肘关节伸展，患者腕关节背伸，手指伸展，患者重心前移以上肢支撑体重，然后完成重心向左、右交替转移，骨盆前倾、后倾，练习肩关节各方向的控制。患者背向治疗台，双侧上肢伸展、外旋，腕关节背伸，手指伸展，支撑在治疗台上，髋关节、膝关节伸展，使臀部离开治疗台，上肢充分负重；骨盆前倾、后倾，调整肩关节的负重。患者膝手卧位，治疗师协助控制肘关节伸展，根据患侧上肢负重水平，用移动重心的方法调整负荷；治疗师可在肩胛骨处施加外力，垂直向下或前后、左右轻轻摆动，使上肢远端固定，活动近端，缓解上肢痉挛。

4. 肩胛带抗阻力训练　患者健侧卧位，双下肢屈曲，患侧肩关节屈曲，肘关节伸展，前臂旋后，腕关节背伸；治疗师握患手，沿上肢纵轴向肩关节施加压力，患者予以对抗。患者立位，治疗师协助患者完成肩关节外展、肘关节伸展、腕关节背伸；治疗师一手握患手沿上肢纵轴向肩关节施加压力，另一手协助控制肘关节伸展。

5. 抑制痉挛模式的被动运动　在充分活动肩胛骨的基础上，治疗师一手使患手四指伸展，另一手拇指抵于患手手背，其余四指压迫患手大鱼际肌，并将拇指外展伸展；治疗师用前臂固定患者肘关节下方，保持患侧上肢呈肘关节伸展、腕关节背伸、手指伸展，轻提上肢使肩关节向前伸，同时完成肩关节上举动作。如患者可完成上举动作，治疗师维持患者上肢呈抑制痉挛体位并向水平外展方向运动；当达到90°外展时，稍停片刻后嘱患者屈曲肘关节，治疗师协助患手完成触摸前额动作。其后训练肩关节屈曲90°的训练。当卧位训练完成较好时，可开始坐位或立位的训练，并逐渐转换为辅助主动运动。

6. 肘关节屈曲触头训练　患者坐位，患手搭在健肩上，患侧肘关节上举触头，然后放下肘关节触胸，以强化肩关节内收内旋状态下肩关节的屈曲。在肩关节内收内旋状态下，治疗师协助患手轻拍健侧肩关节以缓解上肢痉挛。

7. 上肢分离运动强化训练　患者面对墙壁，双手抵住墙壁使肩关节屈曲90°，肘关节伸展，腕关节背伸；然后健侧手离开墙壁，身体旋转90°，使患侧肩关节外展90°，肘关节伸展。

8. 作业器械训练　患者坐于治疗台前：①双手交叉，患侧拇指在健侧拇指上方，双腕关节置于滚筒上，将滚筒推向前再退回来，使肩关节屈曲、伸展-肘关节伸展、屈曲-前臂旋后、旋前-腕关节背伸；②患侧上肢肘关节伸展、腕关节背伸、手指外展伸展，支撑在凳子上，患者旋转躯干，使用健手取患侧身旁放置的木钉放在健侧身旁的木钉板上，再将木钉放回原处。

患者坐位，健手放在膝关节上方，将患手置于球上，利用肘关节的屈曲、伸展尽最大可能将球滚向前方；治疗师立于患侧，双手扶持肩关节矫正姿势。患者坐在磨砂板前方，手握把手，利用健侧上肢带动患肢完成肩关节屈曲、肘关节伸展、腕关节背伸运动；治疗师协助患手固定在把手上，另一手促进肘关节伸展。

（杨路庭）

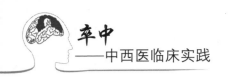

第二节　中医传统康复治疗技术

中风病的中医康复治疗体系正在建立中，它综合了多种干预措施和康复方法，体现了中医康复治疗的多向性、个体化、综合性治疗发展趋势，有望促进中风病的早期康复，降低致残率、病死率、复发率。其中，中风病的中医传统康复治疗技术包括针刺、艾灸、推拿、拔罐、药浴熏洗、气功导引等。目前国际上普遍接受的循证医学理论不完全适合用来衡量具有自身独特性的中医疗法的疗效。中医结合现代康复方法治疗卒中是普遍被接受的观点，中医在治疗偏瘫、吞咽障碍、失语症等方面都有一定疗效。

一、针灸疗法

针灸疗法是在经络学说等中医理论指导下，运用针刺和艾灸等对人体一定穴位进行刺激，通过疏通经络、调节脏腑、运行气血等作用，达到扶正祛邪、治疗疾病的目的。目前已证实针灸通过特定穴位或部位的刺激，可直接扩张血管，增加缺血区氧和血液的供应，提高机体抗氧化能力，减轻脑病对脑细胞的形态和功能的损害，针灸还可有效防止和减轻脑病造成的误用综合征、废用综合征。针刺和早期康复的联合是脑病早期康复较为理想的方法。

针刺取穴原则包括近部取穴、远部取穴、随证取穴，要熟悉穴位的近治作用、远治作用和特异性治疗作用。可采取各种配穴方法来加强协同治疗作用。结合解剖和康复理论选穴可提高疗效。比如麻痹早期针刺有神经干通过的穴位，可产生强烈针感，有利于激发经气。一般早期强刺激，随病情好转减轻刺激量。

毫针刺法是临床最常用的方法，应按针刺规范进行操作。针刺治疗的效应是针刺的物理刺激及继发的化学刺激通过人体体表特定位置输入人体后产生的反应。疗效取决于外周和本体感受器传入冲动的有效性，并形成有功能的突触联系。一定要细心体察针感及得气情况，良好的得气是取效的关键。头针通过针刺大脑皮层功能在头皮上的相应投射区，发挥调整脏腑、躯干和四肢功能的目的。全息论指导下的眼针、耳针等各种微针方法也有利于脑病的康复。

艾灸具有温通经络等作用。采用艾炷或艾条施治，可改善局部和脑部血液循环。经气不足者，先灸再针，可促进得气。阳气虚脱，采用隔姜或隔附子饼灸关元、气海可回阳救逆；灸天窗、百会可改善肢体运动功能和失语；灸夹脊穴、背腧穴可改善肢体感觉功能；灸足三里、悬钟可预防脑病复发。艾灸对于中风后尿失禁、尿潴留、痉挛状态有一定帮助。

针刺治疗可在中风病的各个阶段病情稳定的情况下使用。相关研究显示不论是缺血性中风还是出血性中风，在患者病情稳定的前提下，都可以在早期开始针刺治疗。缺血性中风的针刺治疗开始时间可以早至发病3小时。出血性中风患者如果生命体征及神经功能缺失情况稳定，可以及早开始针刺治疗。针刺通过牵张反射不断向高级中枢输入促通信号，逐步实现功能重塑，抑制低级中枢控制的异常活动，促进高级中枢控制的独立性。

按照经络理论，可根据不同分期、不同证候选择合理的穴位配伍和适宜的手法进行治疗。临床可分为中脏腑、中经络，采用传统针刺方法辨证取穴和循经取穴。常用穴位包括肩髃、肩髎、肩贞、极泉、曲池、手三里、外关、合谷、阳池、后溪、环跳、白环俞、风市、委中、阳陵泉、足三里、悬钟、解溪、昆仑。闭证点刺十二井穴、十宣放血，加刺百会、四神聪、合谷、太冲、水沟、丰隆；脱证加灸关元、气海、神阙，加刺百会、内关、足三里。吞咽困难加翳风等；尿失禁或尿潴留加中极、曲骨、关元，局部施灸、按摩或热敷；言语謇涩加廉泉、承浆、通里；口舌歪斜加下关、廉泉、地仓、颊车。肘部拘挛加尺泽、曲泽；腕部拘挛加大陵、腕骨；手指拘挛加八邪；上肢抬举时疼痛加天柱；膝部拘挛加曲泉、阴谷；踝部拘挛加太溪、照海；足趾拘挛加八风、涌泉。风痰阻络可选百会、风池、风府、丰隆、足三里、血海、膈俞；风火上扰可选百会、四神聪、曲池、足三里、阳陵泉、行间、太冲；痰热腑实可选百会、风池、足三里、曲池、丰隆、内庭、解溪；气虚血瘀可选关元、气海、足三里、血海、膈俞、地机；阴虚风动可选百会、风池、足三里、悬钟、三阴交、太溪。病久可针刺五脏俞加膈俞。目前针灸治疗已经注意到避免对上肢屈肌和下肢伸肌进行强刺激（多上肢取阳经穴，下肢取阴经穴），可采用拮抗肌取穴法，上肢屈肌痉挛选天井、清冷渊、臑会、中渎、三阳络、外关、支沟；下肢伸肌痉挛选殷门、委中、委阳、合阳、承山、承筋。毫针深刺偏瘫侧拮抗肌肌腹部穴位，通过本体感觉神经启动牵张反射引起相应的拮抗肌收缩，使痉挛侧亢进的肌张力降低，达到抑制痉挛的目的。

石学敏认为中风病的病机为窍闭神匿，神不导气，提出了以醒脑开窍、调神导气为主要治法的针灸法，配合平肝息风、活血化痰、通腑泄热、滋阴潜阳、回阳固脱等治法，并进行了手法量学研究。以内关（双）、水沟（3天后改为印堂或神清者取印堂）、三阴交为主穴，以极泉、尺泽、委中及双侧风池、完骨、天柱为辅穴，配穴根据症状或证候选择，吞咽障碍加风池、完骨、天柱；手指握固加合谷；语言不利加上廉泉，金津、玉液放血；足内翻加丘墟透照海。肝阳暴亢者，加太冲、太溪；风痰阻络者，加丰隆、合谷；痰热腑实者，加曲池、内庭、丰隆；气虚血瘀者，加足三里、气海；阴虚风动者，加太溪、

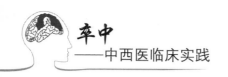
风池；口角歪斜者，加颊车、地仓；上肢不遂者，加肩髃、手三里、合谷；下肢不遂者，加环跳、阳陵泉、阴陵泉、风市。中脏腑闭证加十二井穴（点刺出血）、太冲、合谷；脱证加灸关元、气海、神阙。操作方法为先刺双侧内关，直刺0.5～1寸，采用捻转提插相结合的泻法，操作1分钟；再刺水沟，在鼻中隔下向上斜刺0.3～0.5寸，或刺印堂向鼻根斜刺0.3～0.5寸，用重雀啄泻法，以眼球湿润或流泪为佳；刺三阴交时，沿胫骨内侧缘与皮肤成45°角，斜刺1～1.5寸，使针尖刺到三阴交穴，用提插补法，使下肢抽动3次。刺极泉时，沿心经在原穴位置下移1寸取穴，避开腋毛，直刺1～1.5寸，用提插泻法，以患者上肢抽动3次；尺泽屈肘成120°角，直刺1寸，提插泻法，使前臂和手指抽动3次；委中采用仰卧直腿抬高取穴，直刺0.5～1寸，用提插泻法使下肢抽动3次。风池、完骨、天柱均针向喉结，进针1～1.5寸，采用小幅度高频率捻转补法1分钟，使局部产生酸胀感。合谷针向三间穴，进针1～1.5寸，采用提插泻法，使患者第二手指抽动或五指自然展开。上廉泉针向舌根1.5～2寸，用提插泻法；金津、玉液用三棱针点刺出血1～2ml。丘墟透照海穴1.5～2寸，使局部产生酸胀感。每日针刺2次，十天为一个疗程，持续治疗3～5个疗程。

贺普仁采用三通法针灸治疗中风病。治法为开窍启闭、疏通经络、调和气血。中脏腑痰热内闭心窍者取穴四神聪（急性期放血）、曲池、合谷、足三里、阳陵泉、太冲、中脘、天枢、丰隆；元气败脱心神散乱者隔盐灸神阙。中经络肝阳暴亢、风火上扰者取穴百会（急性期放血）、四神聪、曲池、合谷、太冲；风痰瘀血、痹阻经络者取穴金津、玉液、曲泽、委中（急性期放血），四神聪、中脘、曲池、天枢、合谷、丰隆、太冲；气虚血瘀者取穴百会、气海、曲池、合谷、阳陵泉、足三里、太冲。配穴法：①神志昏蒙血压正常者取水沟，血压高者交替十二井放血、十宣放血，躁扰、失眠、乱语取本神；②失语取通里、照海、哑门；③眩晕急性期四神聪放血、血压高者灸神庭，头痛取合谷、太冲，目失灵动、视物成双取臂臑，饮水发呛、吞咽困难取天突、内关，牙关紧闭取下关、地仓、颊车，伸舌歪斜、舌强语謇取金津、玉液放血，舌体萎缩或卷缩取风府、风池、哑门，流涎取丝竹空；④上肢不遂取条口，下肢不遂取环跳，足内翻取绝骨、丘墟，肢体强痉以火针局部取穴，肢体抖动取少海、条口、合谷、太冲，肢体麻木取十二井放血；⑤大便秘结取支沟、丰隆、天枢，小便癃闭取关元、气海，二便自遗灸神阙。急性期除气虚血瘀者外均用强通法，百会、四神聪、金津、玉液、十宣、十二井放血，均采用三棱针速刺法；曲泽、委中采用三棱针缓刺法；余穴用毫针刺，穴取患侧，平补平泻，留针30分钟，每日1次。恢复期、后遗症期诸穴以细火针点刺，之后毫针留针治疗；穴取患侧，平补平泻，留针30分钟，每日1次。急性期采用放血强通针对气血上逆、痰火内闭、瘀血阻痹的病机特点来治血调气，同时配合毫针微通畅行气血。恢复期以血瘀痰凝、气机不畅致经脉失养为主，主要采用微通法通调经脉，并根据需要配以火针温通。后遗症期多气虚血瘀、脉络痹阻致肢瘫痿废或拘挛不伸，主要采用火针以温通经脉、行气活血。

我们认为针灸治疗中风病引起的偏瘫，早期应重视有神经干分布的穴位，重在激发经气，取穴如下极泉、尺泽、内关、环跳、委中、三阴交等。恢复期采用电针，重在给予正确模式的信息输入。上肢取肩髃、臂臑、手三里、外关，下肢取居髎、髀关、外丘、丘墟。患者仰卧位，患肢上臂略外展，前臂旋前，手心向床面，取上述穴位常规皮肤消毒，选用直径为0.35mm，长度为25mm毫针刺入，手法得气后留针。留针期间肩髃-臂臑、手三里-外关、居髎-髀关、外丘-丘墟分别接电针仪，给予每秒2次的疏波刺激，强度以患者能耐受，并引起偏瘫侧上肢有外展趋势，前臂外伸、手背伸，下肢内旋，足背伸外展为度，每次30分钟，1次/天。

二、拔罐疗法

拔罐疗法古称"角法"，是使用各种可形成负压的罐具吸附于体表穴位、皮部等部位，造成局部充血以扶正祛邪的外治方法。《素问·皮部论》："百病之始生也，必先于皮毛。"拔罐疗法具有散寒除湿、温经通络、舒筋解痉、活血化瘀等作用。研究证实拔罐能改善局部血液循环，增强大脑皮层兴奋性，促进脑功能恢复。

临床最常用的是玻璃罐。一般用闪火法操作，留罐10~15分钟。还可采用走罐、闪罐方式，或与放血、针刺等方法结合。

三、推拿疗法

推拿疗法是在中医理论指导下，采用手法或器械在人体特点部位进行的具有规范技巧并带有流派和个人风格的治疗方法。推拿手法作用于经络系统，通过刺激腧穴、激发经气、推动气血运行发挥疏通经络、活血化瘀、调整脏腑功能的作用。研究证实推拿手法作用于特定的经络或神经，其机械性刺激直接发挥局部治疗作用，促进组织血液循环和新陈代谢，其机械性刺激所产生的信息通过经络或神经-体液机制对人体的神经、循环、消化、内分泌、运动等系统及机体镇痛机制等发挥调节神经系统和内脏功能、改善血液循环、促进组织修复、调节免疫功能等作用。

常用推拿手法分为作用于软组织类手法和作用于骨关节类手法。作用于软组织类手法包括滚、按、揉、拿、摩、擦、捻、搓、抖、拍、点等，可促进血液循环、调节神经和内脏功能；作用于骨关节类手法包括摇、搬、拔伸等，可改善关节活动，发挥剥离粘连、理筋整复作用。凡用力轻浅、操作柔和、频率缓慢、时间较长、顺经行方向施术为补；凡用力深重、刚中寓柔、频率稍快、时间较短、逆经行方向施术为泻。

卒中后偏瘫的推拿治疗应以增加关节活动度、缓解疼痛、抑制痉挛为主要目标，避免对痉挛肌群强刺激及对关节的过度拔伸。一般先以滚、按、揉、拿等手法充分放松肌肉后，再用摇、搬、拔伸等手法处理关节。卒中后早期（Brunnstrom Ⅰ～Ⅱ期）手法应柔

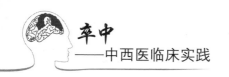

和、时间宜长，可在患侧肢体肌肉丰厚处施揉法于上肢，施滚法于下肢。上肢重点处理肩前、肩髃、极泉、臂臑、曲池、手三里、内关、合谷等穴；下肢重点处理环跳、风市、委中、阳陵泉、足三里、三阴交等穴。Brunnstrom Ⅱ～Ⅲ期肌张力渐高，出现联合反应时，手法应刚柔相济、由轻渐重，避免引起肌肉痉挛收缩；出现协同运动，上肢屈肌、下肢伸肌痉挛时，可在患侧肢体施滚法于痉挛屈侧肌腹，轻拍伸肌，施擦法于痉挛伸侧至皮肤有温热感，通过重手法点按相关腧穴可有效抑制痉挛，降低肌张力。Brunnstrom Ⅳ～Ⅴ期出现分离运动，进一步以轻重交替、刚柔相济的手法缓解痉挛，改善肢体功能。

四、熏洗疗法

熏洗疗法是在中医理论指导下，选配适当的中药，经煎煮取汤液洗浴或煮沸产生蒸汽熏蒸全身或局部以达到治疗疾病目的的外治方法。《素问·阴阳应象大论》："其有邪者，渍形以为汗。"《史记·扁鹊仓公列传》："疾之居腠理也，汤熨之所及也。"唐孙思邈在《千金要方》中记载了许胤宗用大剂黄芪防风汤熏蒸治疗柳太后中风不语促使苏醒的案例。元齐德之在《外科精义》中阐述了熏洗疗法的作用机理和具体操作方法。熏洗疗法"切于皮肤，彻于肉理，摄于吸气，融于渗液"（清·吴尚先《理瀹骈文》），具有疏通经络、祛风散寒、活血化瘀、消肿止痛、调整脏腑功能等作用。

卒中后常用药物有益气活血的黄芪、党参、川芎、丹参、红花、赤芍、鸡血藤、伸筋草、当归、牛膝等，祛风通络的蜈蚣、地龙、僵蚕、全蝎、土鳖虫、穿山甲、水蛭等，化痰开窍的菖蒲、远志、郁金、天麻、半夏、南星、陈皮等，补益肝肾的杜仲、山药、熟地、肉桂、巴戟天、山茱萸等，活血通络的丝瓜络、透骨草、千年健、海风藤等。

五、气功导引等传统功法

《庄子·外篇·刻意》即载："吹呴呼吸，吐故纳新，熊经鸟伸，为寿而已矣。此导引之士，养形之人，彭祖寿考者之所好也。"气功是以呼吸、身体活动和意识的调整（即调息，调形，调心）为锻炼方法，达到强身健体、健康身心、抗病延年、开发潜能等目的的疗法。气功主要可分为动功和静功。静功是指身体不动，只靠意识、呼吸的自我控制来进行的气功；动功是指以身体的活动为主的气功，强调与意气相结合的肢体操作，即导引。导引是导气令和、引体令柔之意。长沙马王堆出土的西汉墓中就有"导引图"，三国时期的华佗模仿虎、鹿、熊、猿、鸟的运动，创立了五禽戏导引术。

后期康复，患者具备一定条件的可配合传统功法锻炼，如松静功、八段锦、太极拳等。应因人而异，循序渐进。练功前选清洁安静之场所，宽衣松带，调整呼吸，入境安神，浴面（两手轻轻摩擦面部做洗脸动作，重点是印堂、太阳、迎香）擦颈（重点是玉枕、风池、翳风、大椎），吞津（唾液满口时分次缓缓咽下）搅海（舌头按一定顺序在口腔内搅动）。练功完毕，收势之后，应继之摩腹，以脐为中，双手相按，顺时针方向进行，之后做放松活动。

松静功在早期取卧式，患者能坐时取端坐位，能站时取自然站位，放松心身，宁静神志，意守丹田或意守外景，使意识由清醒状态逐渐进入似睡非睡、似醒非醒的状态，从而达到大脑皮层主动抑制状态。随意运动差者可采用意行法促进肌肉的主动运动；痉挛者可采用意守法促使肌肉放松。大约在北宋末年出现了"八段锦"，简便易行，其术势口诀最先被北宋末南宋初人曾慥《道枢》所记录："两手擎天理三焦，左右开弓似射雕，调理脾胃臂单举，五劳七伤望后瞧，摇头摆尾除心火，背后七颠百病消，攒拳努目增气力，两手攀足固肾腰"。太极拳则要求较高，杨式太极拳较陈式太极拳舒缓，可以从简化杨式太极拳入手练习。

（杨路庭）

第三节　物理因子治疗

物理因子治疗是物理治疗的组成部分，可使用的物理因子包括力、电、光、声、磁、水等。力学应用有运动治疗、按摩、牵引、压力等。电的应用有直流电治疗（包括药物直流电治疗）、低频电治疗、中频电治疗、高频电治疗。光的应用有红外线治疗、可见光治疗、紫外线治疗、激光治疗。超声波的应用有高频超声波治疗、低频超声波治疗、超声雾化、超声透药等。磁场的应用有恒定磁治疗、脉动磁治疗、交变磁治疗、磁电联合治疗。冷疗有局部冷喷、冷敷、冷包裹等。热疗有热包裹、热敷、石蜡疗法、矿泥疗法、火山泥疗法、砂疗法、热蒸汽治疗。水的应用包括各种温度水浴、药浴、喷射、水中运动等。

一、电治疗

1. 直流电治疗　直流电治疗是利用方向恒定不变的电流作用于人体，使组织内离子移动产生理化反应的改变以治疗疾病的方法。直流电具有镇静、兴奋、消炎、调节自主神经等作用，可促进溃疡和骨折愈合。电极可对置或并置，应当注意电极的纯棉纱布衬垫至少应有1cm厚，且应紧密接触皮肤，以防止电极周围组织电解产物聚集导致阳极的酸灼伤、阴极的碱灼伤。电流宜小，逐渐增加，以不引起疼痛为宜，一般电流密度为$0.03\sim0.1\mathrm{mA/cm^2}$。每天1次，每次20～30分钟。利用直流电的单向电流可使药物离子经过皮肤或黏膜进入人体以治疗疾病，称为直流电离子导入治疗。

2. 低频电治疗　低频电治疗是应用频率在1000Hz以下的脉冲电流治疗疾病的方法。脉冲电流来回振荡使人体内离子往返运动，对神经有强烈刺激作用。1～10Hz可引起肌肉收缩、交感神经兴奋，10～50Hz可引起迷走神经兴奋，20～30Hz可使肌肉不完全强直收缩，50Hz可引起完全强直收缩，100Hz可使感觉神经抑制产生镇痛和镇静作用。电流形态有方波、三角波、锯齿波、正弦波、梯形波等。

（1）神经肌肉电刺激（nerve muscle stimulating current therapy，NES）应用低频脉冲电流刺激失神经支配的肌肉以促进其功能恢复。一般采用三角波进行较大肌肉的运动点双极刺激，阴极置于被刺激肌肉远端；小肌肉则以单阴极刺激其运动点，电流强度以能引起肌肉明显收缩为度。每天1次，每次20分钟。治疗肌肉痉挛时采用痉挛肌、拮抗肌的交替电刺激。采用双极法，使用两组频率（0.66～1Hz）和波宽（0.2～0.5ms）相同，但出现时间有先后（相隔0.1～1.5s）的方波分别刺激痉挛肌的肌腱和拮抗肌的肌腹（即两个电极的位置）。电刺激兴奋痉挛肌的高尔基腱器，反射性地抑制痉挛肌；刺激拮抗肌肌腹通过脊髓交互抑制机制抑制痉挛肌。电流强度为运动阈上，每天1次，每次20分钟。

（2）感应电治疗利用电磁感应原理产生一种双相、不对称的低频脉冲电流。频率为60～80Hz。其兴奋运动神经（运动阈）和肌肉、抑制感觉神经末梢（感觉阈）的作用可用于防止肌肉萎缩、软组织粘连、镇痛。

（3）间动电治疗应用间动电流（将50Hz正弦交流电整流后叠加在直流电形成的低频脉冲电流）。采用的6种波型各有特点：密波有止痛、促进局部血液循环、抑制交感神经的作用；疏波有止痛作用；疏密波有明显止痛、促进渗出液吸收、降低肌张力的作用；间升波有显著止痛作用；断续波和起伏波有使正常肌肉强直收缩作用。用于止痛治疗时以直径1.6～2.0cm的小圆电极连接阴极置于痛点，阳极置于痛点近端距阴极2～3cm处，电流1～2mA，每个波型5分钟，每日1次。

（4）经皮神经电刺激（transcutaneous electrical nerve stimulation，TENS）应用低频脉冲电流控制疼痛。通用型TENS采用频率75～100Hz，脉宽＜0.2ms，波型为单向或双向不对称方波。电极可并置或对置于痛区，每次30～60分钟，每日1次至数次。有双通道时可采用4个电极交叉对置。

（5）功能性电刺激（functional electrical stimulation，FES）应用低频脉冲电流刺激丧失功能的肢体产生即时效应来代替或纠正肢体功能。FES兴奋运动神经直接控制肌肉的收缩，还可通过感觉传入促进协同肌运动、抑制拮抗肌活动。最常用的是偏瘫时使用的垂足刺激器，可置于腰部，采用0.3～0.6ms方波，电极置于腓神经处，触发开关在鞋底，步行摆动期通电使患足踝背伸离开地面，足跟着地时停止刺激。

3. 中频电治疗　中频电治疗是应用频率在1～100kHz的电流治疗疾病的方法。采用交流电没有正负极的区别和电解作用，可避免电极灼伤；中频电流的皮肤阻抗低于低频电流，可采用较大电流强度达到较大深度，有明显的镇痛和促进局部血液循环作用。

（1）正弦调制中频电治疗采用频率为2000～5000Hz，调制频率为10～150Hz，调制幅度为0～100%，调制方式为连续调制、断续调制、等幅调制、变频调制。电极可并置或对置，电流强度以能耐受为度，每日1次，每次20分钟。

（2）干扰电治疗是将两组频率相差0～100Hz的中频正弦交流电（4000Hz左右）交叉输入人体，在交叉处形成干扰场并产生0～100Hz的低频调制波，以治疗疾病。有镇痛、改善局部血液循环、促进渗出液吸收等作用。4个电极交叉对置，电流强度以能耐受为度，每日1次，每次20分钟。

（3）等幅中频正弦电治疗应用音频范围（1000～5000Hz）中频正弦交流电（常用2000Hz），主要用来软化瘢痕、松解粘连。电极可并置或对置，电流强度以能耐受为度，每日1次，每次20分钟。

4. 高频电治疗　高频电治疗是应用频率大于100kHz的电流治疗疾病的方法。临床多应用短波、超短波和微波。高频电对神经肌肉无兴奋作用，其热效应有镇痛、改善局部血液循环、消炎等作用；小剂量高频电有明显的非热效应，促使急性炎症消散、加速神经及肉芽组织再生，主要用于控制急性炎症、促进伤口愈合。治疗时患者和操作者均不得接触接地的金属物，治疗部位保持干燥、没有化纤衣物或药膏阻隔。根据患者感受调整电极与肌体的间隙。

（1）短波频率为3～30MHz，波长为100～10m。临床常采用13.56MHz、27.12 MHz，波长22.12m、11.26m的短波。连续短波主要有热效应；脉冲短波主要有非热效应。

（2）超短波频率为30～300MHz，波长为10～1m。临床常采用40.68MHz、波长7.37m的超短波。主要是非热效应，用以控制急性炎症、促进组织再生。

（3）微波频率为300～300 000MHz，波长为1m～1mm。临床常采用2450MHz、波长12.24cm的厘米波和915 MHz、433 MHz，波长33cm、69cm的分米波。小剂量用于急性炎症和损伤；中等剂量用于慢性疼痛。

二、光治疗

1. 红外线治疗　红外线波长0.4mm～760nm，>1.5μm为远红外线，<1.5μm为近红外线。主要是热效应，具有加速局部代谢、改善血液循环、促进吸收、松解粘连、缓解痉挛、消散慢性炎症、镇静镇痛及增强免疫力作用。照射距离一般为30～50cm，每日1次，每次20～30分钟。照射时应保护眼睛。

2. 可见光治疗　可见光波长400～760nm。红光穿透组织较深，可使深部组织血管扩张，增强循环；蓝紫光具有镇静、抑制作用。在蓝紫光与氧作用下，胆红素分解成无毒的胆绿素及水溶性低分子化合物排出体外，主要用于高胆红素血症（黄疸）。

3. 紫外线治疗　紫外线波长180～400nm。主要是化学效应，具有改善局部血液循环、促进组织再生、镇静镇痛、杀菌、消炎、脱敏、增强免疫力、促进维生素D_3形成的作用。主要用于预防感染和处理难以愈合的创口。

4. 激光治疗　处于高能量级的电子在外来光的诱发下回到低能量级的同时发出激光。低能量激光可用来刺激穴位和神经；中能量激光可产生热效应，用来止痒、镇痛、消炎、消肿、促进愈合；高能量激光用来烧灼、止血、凝固组织。

三、超声波治疗

超声波频率在20 000Hz以上，临床多采用800～1000kHz，具有机械作用、热作用、理化作用，可增强新陈代谢、改善血液循环、促进渗出吸收和组织再生。可采用接触或非接触治疗方法。将药物拌于耦合剂中用接触法可使药物渗入体内，称为超声波药物透药治疗；超声波的振动使药物雾化，分解为细微颗粒，经呼吸道起解痉、排痰作用，称为超声波雾化吸入治疗。采用低、中频电流附加超声波同时进行治疗优于两种方法的单一使用。

四、磁治疗

磁场作用于人体改变生物电流大小和方向并可感应产生弱涡电流影响细胞内外离子分布，产生镇痛、镇静、消炎、消肿、松解粘连等作用。可使用恒定磁场法（包括穴位法、磁带法）、交变磁场法（包括电磁场疗机、异名极旋转磁疗机）、脉冲磁场法、磁处理水疗法等。

五、传导热治疗

传导热治疗使用泥、蜡、砂、蒸汽、热空气、坎离砂、化学热袋、中药热袋等热源，将热直接传导于人体。主要是热效应，可改善血液循环、镇痛、促进炎症消散、降低肌张力、促进组织再生。

六、冷治疗

冷治疗以低于人体温度的制冷物质作用于人体，使局部或全身皮肤或黏膜一过性降温。卒中后常用局部冷治疗，具有镇痛、减轻渗出、降低局部代谢、减轻肌肉痉挛等作用。

七、水治疗

水治疗利用水的温度、静压、浮力及所含成分，以不同方式作用于人体。水具有良好的热效应和机械作用，水内溶解的物质还具有一定的化学作用。采用水中运动治疗、气泡浴、涡流浴等方式，还可加入食盐（1%～2%，水温38～40℃）、苏打（300～600g苏

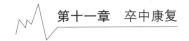

打、150g氯化钙、100g氯化镁，水温36～38℃）、松脂（松脂浸膏或松脂粉50～75g，水温36～38℃）、中药等。

（杨路庭）

第四节　运动功能的康复

康复医师对患者进行运动、感觉、交流、认知、日常生活能力训练（ADL）及社会支持度等方面的筛查。根据筛查结果，决定康复小组的成员。康复小组成员分别对患者进一步检查，确定其障碍的性质和程度。康复小组召开评定会，综合患者的情况，制定康复计划并开始实施治疗。恢复期训练内容主要是坐位平衡、移乘、站立、重心转移、跨步、进食、更衣、排泄等以及全身协调性训练、立位平衡、实用步行、手杖使用及上下楼梯等。经过反复的评价-训练过程为患者进入社区或回家做三级康复做好准备。

对卒中患者影响最显著的是运动功能障碍，也是致残的主要方面。运动功能障碍的康复训练方法包括传统的肌力增强训练、关节活动度训练，神经生理学方法如Bobath技术、神经肌肉本体感觉促进技术等，以及新兴的康复训练技术如强制性运动疗法、减重步行训练、运动再学习方案等。各种技术都有其理论基础和临床应用实践，并且都有其侧重点和优缺点。治疗师应根据各自掌握的理论体系和卒中患者具体的功能障碍特点，综合应用这些理论和技术，制定个体化的治疗方案，采用以具体任务为导向的训练手段，提高卒中患者实际的功能和能力。传统的神经发育促进技术强调对痉挛的控制，把干预重点常放在功能训练上，对肌肉无力重视不足。目前认为对于卒中造成的偏瘫肌力差的患者，在康复过程中针对相应的肌肉给予适当的渐进式抗阻训练，进行肌力强化训练，结合功能电刺激治疗可以更好地改善上肢运动功能和步行能力。

一、传统神经发育促进技术

人类的基本运动活动发育过程遵循个体发育学原则。偏瘫恢复的规律也是先躯干后四肢、先肢体近端（肩胛带、骨盆带）后远端（手和脚趾），所以康复训练应按躯干、肢体近端、肢体远端的顺序进行。运动功能训练可通过增加感觉传入冲动促进脑功能可塑性发展，促进丧失的功能重新恢复。20世纪40年代以后，康复治疗人员开展了脑损伤后运动控制障碍治疗的技术与方法的临床研究，提出了许多治疗脑损伤运动障碍的技术与方法，逐渐形成了神经发育促进技术（neurodevelopment facilitation，NDT）体系，简称为促进技术

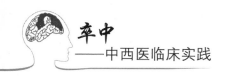

或促通技术。

1. Brunnstrom技术（运动治疗技术）　　20世纪50年代瑞典物理治疗师Signe Brunnstrom 归纳出了卒中后肢体功能恢复的六阶段理论，提出了治疗卒中的Brunnstrom技术。后来北欧学者发展出了Fugl-Meyer评定法，日本学者发展出了上田敏评定法。该技术认为脑损伤后中枢神经系统失去了对正常运动的控制能力，重新出现了在发育初期才具有的运动模式，如肢体的共同运动、姿势反射以及联合反应，并出现一些原始反射和病理反射，如紧张性颈反射、紧张性迷路反射，而深肌腱反射等正常反射则被加强。该技术认为肢体的共同运动和其他异常的运动模式是偏瘫患者在恢复正常自主运动之前必须经过的一个过程，故可利用各种正常或异常的运动模式来诱导患者肢体的运动反应，再从异常模式中引导、分离出正常的运动成分，最终脱离异常的运动模式，逐渐向正常、功能性模式过渡。

阶段Ⅰ为卒中急性期，由于锥体束急性断联休克而表现为患肢弛缓性瘫痪。阶段Ⅱ约在发病后2周，联合反应、痉挛和肢体共同运动开始出现。阶段Ⅲ可随意进行共同运动，痉挛加重。阶段Ⅱ、Ⅲ约持续2周。阶段Ⅳ出现一些脱离共同运动的分离运动，痉挛开始减弱。阶段Ⅴ以分离运动为主，痉挛明显减弱。阶段Ⅳ、Ⅴ相当于发病后第5周至3个月。阶段Ⅵ共同运动消失，痉挛基本消失，协调运动大致正常。恢复过程依患者病情不同而有一定差异，某些患者可能停留在某一阶段不再进展（表11-4-1）。

联合反应是出现在瘫痪恢复早期的脊髓水平的异常随意运动反应模式。表现为患肢无随意运动，健肢的运动引起患肢的肌肉收缩。对称性联合反应时，上肢呈现对称性；下肢的内收外展运动为对称性，而屈伸运动为相反的表现。同侧性联合反应时，上肢屈曲，下肢伸展；上肢伸展，下肢屈曲。可利用联合反应来诱导肢体的随意运动。打哈欠、打喷嚏、咳嗽可诱发出联合反应。但在某些患者睡醒后，坐起前伸懒腰打哈欠时，患侧上肢可伸展开，手指张开。我国明代王纶在《明医杂著》中有与联合反应相似的描述，"不时打寒噤喷哈欠，便牵动手足"。

共同运动是出现在瘫痪恢复中期的脊髓控制的原始性运动，在患侧上下肢运动模式中各有两种：伸肌共同运动模式、屈肌共同运动模式。无论在何种共同运动模式中，踝关节均无外翻运动。成人的伸肌共同运动模式中难以产生髋关节的内旋。

姿势反射是脊髓控制的由于体位改变而引起的四肢屈肌、伸肌张力按一定模式发生改变的原始反射。偏瘫早期高级中枢的整合作用减弱，有可能出现姿势反射，随后高级中枢的整合作用增强，姿势反射减弱。

阶段Ⅰ～Ⅱ治疗目的是通过对健侧肢体的活动施加阻力引出患侧肢体的联合反应或共同运动。用近端牵拉引起屈曲反应，轻扣上、中斜方肌，菱形肌和肱二头肌引起屈肌的共同运动。轻叩三角肌，牵拉前臂肌群以引起伸肌的共同运动。迅速牵张瘫痪的肌肉并抚摸

表 11-4-1　Brunnstrom 卒中偏瘫恢复六阶段

阶段	肩　臂	手	下　肢
Ⅰ	弛缓，无随意运动	弛缓，无随意运动	弛缓，无随意运动
Ⅱ	开始出现痉挛、肢体共同运动或其成分，不一定引起关节运动	稍出现或无主动手指屈曲	最小限度地随意运动，开始出现共同运动或其成分
Ⅲ	痉挛显著，可随意引起共同运动或其成分，并有一定的关节运动	能全指屈曲，勾状抓握，但不能伸展，有时可反射性引起伸展	随意引起共同运动或其成分。坐位和立位时，髋、膝、踝有共同性屈曲
Ⅳ	痉挛开始减弱，出现一些脱离共同运动模式的分离运动：手能置于腰后部；上肢前屈90°（肘伸展）；屈肘90°前臂能旋前、旋后	能侧捏及拇指松开，手指能半随意地、小范围地伸展	开始出现脱离共同运动模式的分离运动：坐位，足跟触地，踝能背屈；坐位，足可向后滑动，使屈膝大于90°
Ⅴ	痉挛明显减弱，基本脱离共同运动，能完成更复杂的分离运动：上肢外展90°（肘伸展，前臂旋前）；上肢前平举及上举过头（肘伸展）；肘伸展位，肩前屈30°～90°，前臂能旋前和旋后	用手掌抓握，能握圆柱状及球形物，但不熟练；能随意全指伸开，但范围大小不等	能完成更复杂的分离运动：立位，髋伸展位，能屈膝；立位，膝伸直，足稍向前踏出，踝能背屈
Ⅵ	痉挛基本消失，协调运动正常或接近正常，但速度比健侧慢≤5s	能进行各种抓握；全范围地伸指；可进行单个指活动，但比健侧稍差	协调运动大致正常：立位髋能外展；坐位，髋可交替地内、外旋，并伴有足内、外翻

其皮肤引起反应，先引出屈肌反应或共同运动，接着引出伸肌反应或共同运动，通过被动的屈伸共同运动来维持关节的活动范围。早期应用视觉和本体刺激。

　　进入阶段Ⅲ，肩和肘的治疗目的是学会随意控制屈、伸共同运动，促进伸肘，并将屈、伸共同运动与功能活动和日常生活活动结合起来。

　　（1）先从屈曲共同运动模式中的肩胛带上提开始，颈向患侧屈曲，当头肩接近时，对头肩施加分开的阻力，加强屈颈肌群和斜方肌、上提肩胛肌的收缩。不能主动进行时，可以通过叩击或按摩上斜方肌来促进。将患者健侧上臂外展45°后让患者将臂向中线内收，治疗师在健臂近端内侧加阻力，以诱发患侧胸大肌收缩。

　　（2）利用紧张性迷路反射，在仰卧位促进伸肌群的收缩。利用非对称性紧张性颈反射，使头转向患侧，降低屈肌群的张力，增加伸肘肌群的张力。前臂旋前促进伸肘，旋后促进屈肘。利用紧张性腰反射，即躯干转向健侧，健肘屈曲，患肘伸直。轻叩肱三头肌肌腹，在皮肤上刷擦，刺激肌肉收缩。治疗师与患者面对面双手交叉相握做划船动作，通过联合反应促进伸肘。

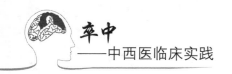

（3）把共同运动应用到功能活动中，如患手拿外衣、手提包，患手握牙刷健手上牙膏等屈曲共同运动；穿衣时患手拿衣服让健手穿入健侧衣袖中等伸展共同运动；擦桌子、熨衣服、编织等联合交替应用共同运动；进食、洗脸、梳头、洗健侧肢体等与ADL结合起来的共同运动。

手的治疗目的是对抗异常的屈腕、屈指，诱发手指的抓握。可以利用近端牵引反应、抓握反射和牵引内收肩胛肌等。利用伸肌的共同运动模式可保持伸腕，如治疗时支托和上抬臂时叩击腕伸肌；或将臂保持在外展90°左右的位置，对手掌近端施加阻力；也可轻拍伸腕肌并让患者做伸腕动作，如患者能握拳并能维持时，治疗师轻叩伸腕肌使握拳与伸腕同步，或者伸腕握拳时伸肘，屈腕放松时屈肘。

进入阶段Ⅳ，肩和肘的治疗目的是促进上肢共同运动的随意运动。

（1）患者转动躯干，摆动手臂，抚摸手背及背后；在坐位上被动移动患手触摸骶部，或试用手背推摩同侧肋腹，并逐渐向后移动，也可以用患手在患侧取一物体，经后背传递给健手。

（2）被动活动患侧上肢到前屈90°，并让患者维持住，同时在其前中三角肌上轻轻拍打；如能保持住，让患者稍降低上肢后再慢慢一点一点地前屈，直至达到充分前屈。在接近前屈90°的位置上小幅度继续前屈和大幅度地下降，然后再前屈。前臂举起后按摩和刷擦肱三头肌表面以帮助充分伸肘。

（3）伸肘时先对前臂旋前施加阻力，再逐步屈肘；或屈肘90°时翻转扑克牌，取牌时旋前，翻牌时旋后。

手的治疗目的主要是促进手的功能活动（伸、屈、抓握及其放松）。患者前臂旋后，治疗师将其拇指外展并保持这一位置。被动屈掌指关节及指间关节，以牵拉伸指肌，并在伸指肌皮肤上给予刺激；肩前屈90°可促进伸指，反复练习直到肩前屈小于90°时仍能伸指。保持肩前屈位，前臂旋前时可促进伸第4、第5指，前臂旋后可促进伸拇指，如能同时刷擦尺侧缘背面则效果更好，当能反射性伸指后，可练习交替握拳及放松。

阶段Ⅴ的治疗目的是脱离共同运动，增强手部功能。通过上肢外展抗阻来抑制胸大肌和肱三头肌的联合反应。被动肩前屈90°～180°，推动肩胛骨的脊柱缘来活动肩胛带。当肩前屈90°时让患者抗阻向前推，并逐渐增加肩前屈的活动范围，来加强前锯肌作用。用类似于Ⅳ期中旋前/旋后的训练方法，训练在肩前屈30°～90°时伸肘并旋前和旋后。当手能随意张开，拇指和各指能对指时，开始练习手的抓握。

阶段Ⅵ的治疗目的是恢复肢体的独立运动。要按照正常的活动方式来完成各种日常生活活动，加强上肢协调性、灵活性及耐力的练习，以及手的精细动作练习。

2. Bobath技术（神经发育治疗技术）　20世纪40年代英国物理治疗师Berta Bobath将其治疗偏瘫的方法应用于临床运动功能康复中，获得很好效果。从20世纪70年代开始，

Bobath技术广为流传，成为偏瘫运动功能康复技术中最为普及的治疗技术之一。该技术认为运动是人类固有的特性，运动的感觉可以通过后天不断地学习而获得，正确的运动感觉对发展运动控制能力是不可缺少的，强调在治疗中鼓励患者体会和掌握肢体运动时的感觉，而不是运动时的动作本身；主张按照正常个体发育的顺序，通过利用正常的自发性姿势反射和平衡反应来调节肌张力，诱导正常的运动反应和模式，然后逐渐转变为日常生活中复杂的功能性、技巧性动作，治疗的重点在于改变患者的异常姿势和异常运动模式。

对关键点的控制是该技术中手法操作的核心，常与反射性抑制综合应用。关键点是对身体其他部位或肢体的肌张力具有重要影响的某些特定部位，包括中央关键点如头部、躯干、胸骨中下段，近端关键点如上肢的肩峰、下肢的髂前上棘，远端关键点如上肢的拇指、下肢的拇趾。治疗者通过在关键点上的手法操作来抑制异常的姿势反射和肌张力，引出或促进正常的肌张力、姿势反射和平衡反应。如控制胸骨的关键点时，患者坐位或站立位，治疗者面对患者或站在患者背后，一手放在胸骨中下端，一手放在背部相应水平，让患者身体放松，放在胸骨上的手向后推，放在背部的手向前推，两手一推一松，患者相应地塌胸、挺胸，重复数次，即可降低躯干肌肌张力。控制拇指的关键点时，治疗者一手握住患手拇指，使其伸直、外展，一手握住其余四指，持续片刻，即可降低手部屈肌张力。

反射性抑制是用来抑制肌张力和姿势的一种有效方法，可以防止异常的感觉输入。身体屈肌张力增高时，把头部放置在过伸位，可以降低屈肌张力，增加伸肌张力；身体伸肌张力增高时，把头放置在屈曲位，可以降低伸肌张力，增加屈肌张力；躯干屈肌与伸肌张力均增高时，可以通过旋转躯干（保持骨盆不动）来抑制；肢体屈肌张力增高可取肢体外旋位；肢体外展肌张力增高，可取肢体内旋位；上臂屈肌痉挛，取肢体的对称性伸展（保持头在中立位，以排除不对称紧张性颈反射）；颈、臂及手出现屈曲痉挛时，可取上臂水平外展来抑制；躯干与髋出现痉挛时，可将臂上举过头，以促进躯干及髋的伸展；躯干、头、肢体的伸肌张力均增高时，使髋屈曲外展并屈膝即可抑制。

平衡反应是当人体突然受到外界刺激引起重心变化时，四肢和躯干出现的以使重心恢复到原有稳定状态的自动运动。如患者坐位或站立位，治疗者一手向一个方向推患者，使其失平衡，另一手抓住患者，在相反方向上将其推回中线。开始时缓慢推动，当患者能适应时可加快推动速度或增加推动幅度。当患者能在稳定的平面上完成平衡反应时，就可将其放在可移动的平面上，然后移动或倾斜这一平面以引出平衡反应。

通过加压或负重、放置及保持、压迫性轻推、抑制性轻推、交替性轻推来给予感觉刺激。偏瘫急性期强调良肢体位。逐步由被动运动过渡到主动运动，如患侧上肢上举至90°时，治疗师用手通过患者的手掌向患侧上肢施加挤压，诱导患者反向推并学会控制这一位置。痉挛期抑制异常运动模式，诱导患者学会放松痉挛的肢体，逐步学会在放松状态下控制肢体，进行分离运动。注意避免联合反应，如采用Bobath握手，健手带动患手，使之伸

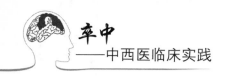

展过头保持在伸展位，来抑制训练下肢时上肢出现的痉挛。

3. 神经肌肉本体感觉促进技术　神经肌肉本体感觉促进技术（proprioceptive neuro-muscular facilitation，PNF）由美国内科医生和神经生理学家Herman Kabat在20世纪40年代创立，物理治疗师Margaret Knott和Dorothy Voss于20世纪50年代先后参加了这一技术的发展和完善工作。该技术主要是应用本体感觉刺激促进肌肉收缩、增强肌力和耐力、扩大关节活动范围、增强功能活动的方法；治疗师在活动中施加阻力、本体感受性刺激、牵拉肌肉、外感受器辅助等刺激，激发尽可能多的感受器兴奋，从而增强肌肉活动、促使功能性运动实现。该技术易引起患者疲劳和肌张力增高，活动量以轻中度为宜。

PNF强调机体运动的整体性，其特征是肢体和躯干的螺旋形和对角线主动、被动、抗阻力运动，类似于日常生活中的功能活动，并主张通过手的接触、语言命令、视觉引导来影响运动模式。该技术在治疗中强调发挥患者的能力和挖掘体内的潜能，如偏瘫患者可利用健侧肢体来帮助患侧肢体活动，或在负重活动中利用头、颈、躯干的肌肉来增强患肢的作用；正常的运动发育是按照由头向足或由近端向远端的顺序发展的，故应注意头、颈部的位置，并借助于视觉、听觉和前庭感觉器来促进肢体远端的运动，如治疗时先改善头、颈、躯干功能，然后改善四肢功能，只有在控制了头、颈、躯干的运动之后，才有可能恢复精细的运动；早期的动作以反射活动占优势，成熟的运动可以通过姿势反射来维持或增强，如伸肘肌力较弱时，可让患者注视患侧，通过非对称性紧张性颈反射来增强；早期动作的特征是一种节律性的、可逆转的、自发性的屈、伸运动，故在治疗中要注意到两个方向的动作，即训练由坐站起的同时也要训练由站立到坐下，学习穿衣的同时也要学习脱衣；动作发展的顺序是按照整体的动作模式和姿势顺序发展，起初手在良好姿势下如仰卧位和俯卧位才能拿取或抓握物体，随着姿势控制的发展，开始学习在侧卧位、坐位和站立下使用手；动作的发展具有在屈肌和伸肌分别占优势中交替移动的趋势，偏瘫患者上肢多以屈肌占优势应以训练伸肌为主，下肢多以伸肌占优势应以训练屈肌为主；正常运动的发育有一个顺序，但并非按部就班，期间可以有跳跃，如果一种技能发育性姿势的学习不能达到预计的结果，也可以尝试另外一种发育性姿势的活动；运动取决于屈肌和伸肌的交互性收缩，维持姿势需要不断调整平衡，而相互拮抗的运动、反射、肌肉和关节运动则影响着动作或姿势，即当存在痉挛时，先抑制痉挛，后促进拮抗肌收缩，最后促进反射和姿势；动作能力的改善取决于动作的学习，治疗中的语言、触觉、听觉和视觉等多种感觉输入会促进患者动作的学习和掌握，到了没有这些外部信号的输入也能正确完成这一动作时，该动作的学习即告完成；反复刺激和重复动作可以促进和巩固动作的学习，发展力量和耐力，一旦学会即成为生活中的一部分，可以自动使用这一动作，并根据需要而调整；使用有目的的活动，借助于促进技术来加快生活自理活动的学习，通过手的接触和促进预期反应的技术来纠正错误。

　　PNF最常用的是螺旋对角线运动模式。人体运动是屈伸、内外旋、内外展这三对拮抗肌的组合运动，头颈和躯干的对角线模式为屈曲伴右旋或左旋，伸展伴右旋或左旋；肢体的对角线模式在肩和髋关节有3个方向的运动：屈-伸，内收-外展，内旋-外旋。屈、伸的参考点上肢为肩关节，下肢为髋关节。在功能性活动中，并不需要每一种动作模式的所有成分都参加或关节的全范围运动。对角线运动存在相互影响，可以从一种模式向另一种模式转变，或两者结合起来。这些模式包括：

　　（1）单侧模式：上肢对角线1屈曲（对角线1伸展的拮抗模式）为肩胛骨上抬、外展、旋转，肩关节前屈、内收、外旋，肘关节屈或伸均可，前臂旋后，腕桡侧偏，拇指内收，其余手指屈曲、内收。如吃饭时手伸到嘴边；用手摸对侧脸或梳对侧头；从仰卧位翻成俯卧位；打网球时的反手扣球等功能活动。上肢对角线1伸展（对角线1屈曲的拮抗模式）为肩胛骨下降、内收、旋转，肩关节后伸、外展、内旋，肘关节屈或伸，前臂旋前，腕尺侧偏，拇指内收，其余手指伸直、外展。如从俯卧位翻成仰卧位；从汽车内打开车门；打网球时的正手抽球等功能活动。上肢对角线2屈曲（对角线2伸展的拮抗模式）为肩胛骨上抬、内收、旋转，肩关节前屈、外展、外旋，肘关节屈或伸，前臂旋后，腕桡侧偏，拇指伸，其余手指伸、外展。如用手摸同侧脸或梳同侧头；仰泳时的上肢摆动等功能活动。上肢对角线2伸展（对角线2屈曲的拮抗模式）为肩胛骨下降、外展、旋转，肩关节伸、内收、内旋，肘关节屈或伸，前臂旋前，腕尺侧偏，拇指对掌，其余手指屈曲、内收。如用手摸对侧膝；用手系对侧裤带的扣子等功能活动。下肢对角线1屈曲（对角线1伸展的拮抗模式）为髋关节屈曲、内收、外旋，膝关节屈或伸，踝背伸、内翻，伸趾。如仰卧位翻成俯卧位；驾腿（交叉腿）穿鞋，用足的内侧踢足球等功能活动。下肢对角线1伸展（对角线1屈曲的拮抗模式）为髋关节伸、外展、内旋，膝关节屈或伸，踝跖屈、外翻，屈趾。如从俯卧位翻成仰卧位；穿裤子时将腿伸入裤腿中等功能活动。下肢对角线2屈曲（对角线2伸展的拮抗模式）为髋关节屈曲、外展、内旋，膝关节屈或伸，踝背伸、外翻，伸趾。如骑自行车从后面上、下车；蛙泳中蹬腿等功能活动。下肢对角线2伸展（对角线2屈曲的拮抗模式）为髋关节伸、内收、外旋，膝关节屈或伸，踝跖屈、内翻，屈趾。如下肢伸直交叉而坐；行走时足跟离地等功能活动。

　　（2）双侧模式：四肢动作可以通过双侧对角线模式而增强。对称性模式为双侧肢体同时完成相同的动作。如双手推椅子由坐位站起来（双上肢对称性对角线1伸展）；双手脱套头毛衣（双上肢从对称性对角线2伸展到对称性对角线2屈曲）；双手从较高的地方拿一样东西（双上肢对称性对角线2屈曲）。不对称性模式为双侧肢体在身体的一侧同时完成相同的动作。如双手戴左侧耳环（双上肢不对称屈曲模式，右上肢为对角线1屈曲，左上肢为对角线2屈曲）；网球运动员双手反手击球（左上肢为对角线1伸展，右上肢为对角线2伸展）。交叉模式为双侧肢体同时完成反方向的动作，具有稳定头、颈、躯干的作

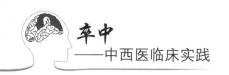

用，使头、颈保持中线，肢体反方向运动。当动作要求较高平衡时，交叉模式发挥作用。如行走；仰泳时上肢打水（一侧肢体对角线1伸展，另一侧肢体对角线2屈曲）。

（3）上、下肢结合模式：同向模式为一侧上、下肢同时向同一个方向运动。异向模式为一侧上肢和对侧下肢同时向同一个方向运动。对角线交叉模式为一侧上肢和对侧下肢同时做异向运动。如爬行，行走。在动作发育上，同向模式比异向模式更原始。在治疗患者时，通常由同向模式向异向模式转化，最终过渡到对角线交叉模式。

使用对角线模式可以促进患侧忽略症的患者注意双侧肢体。每块肌肉都有一个最佳功能模式来训练，如拇指对掌比较弱的患者可以练习上肢对角线2伸展。对角线运动是肌群运动，是典型的功能活动，如吃东西时的手、嘴运动（上肢对角线1屈曲模式）是几组肌肉的同时运动，比单一关节所能完成的动作更有效。对角线模式中总是有旋转成分（躯干向左或右旋转，前臂旋前或旋后），可以通过对角线模式来改善旋转功能。

治疗师还通过手法鼓励有目的的运动，采用等张及等速主动肌肉收缩、牵拉，关节表面挤压等来刺激姿势反射。患者先在所应用的运动模式内做肌肉的等长收缩，治疗师再拉长肌力较弱的肌肉并让患者放松，然后让患者做推或拉的主动活动。在运动模式的任何位置上，保持关节不运动，先使主动肌等长抗阻收缩，再使拮抗肌等长抗阻收缩，然后再回到主动肌等长抗阻收缩，如此交替反复进行。当拮抗肌的力量明显强于主动肌时，先使拮抗肌做抗阻等张收缩，然后主动肌做非抗阻等张收缩，重复多次。当主动肌能抗阻等张收缩后（缓慢逆转），再做等长收缩（保持）。

4. Rood技术（多种感觉刺激技术）　物理治疗师和作业治疗师Margaret Rood创立了多种感觉刺激技术，她认为感觉刺激可以对运动产生促进或抑制作用，中枢神经系统损伤后运动功能按照运动发育的顺序恢复。适当的感觉刺激可以保持正常的肌张力，并能诱发所需要的肌肉反应；正确的感觉输入是产生正确运动反应的必要条件，有控制的感觉输入可以反射性地诱发肌肉活动；感觉性运动控制是建立在发育的基础之上，并逐渐发展起来的。该技术强调选用有控制的感觉刺激（冷、热、刷、振动、叩打、牵拉、压迫等），按照个体的发育顺序，通过应用某些动作的作用引出有目的的反应，从而诱导出皮质下中枢的动作模式。治疗必须根据患者个体的发育水平，循序渐进地由低级感觉性运动控制向高级感觉性运动控制发展。所获得的反射性肌肉反应又可以用来发展脊髓以上中枢对这些反应的控制能力。常用的基本方法有利用感觉刺激来诱发或抑制肌肉反应，应用个体发育规律促进运动的控制能力。

诱发肌肉反应的感觉刺激有：

（1）触觉刺激，包括快速刷擦和轻触摸。快速刷擦是用软毛刷在治疗部位的皮肤上做逆毛发生长方向的快速刷擦，也可以在相应肌群的脊髓节段皮区刺激。在诱发不能配合者的肌肉活动时，2次刷擦之间至少间隔30秒以上；其他情况下可连续刷擦，小肌肉每次2～3秒，间隔2～3秒，持续1分钟左右，大肌肉可不停顿地连续刷擦。一般在刺激后15～30秒出现促通效应，治疗30～40分钟达最大效应。轻触摸是用轻手法触摸手指或脚趾间的背侧皮肤、手掌或足底部，以引出受刺激肢体的回缩反应，对这些部位的反复刺激则可引起交叉性反射性伸肌反应。

（2）温度刺激常用冰，因冰具有与快速刷擦和触摸相同的作用。具体方法是将冰放在局部3～5秒，然后擦干，直至皮肤发红，可以引起与快速刷擦相同的效应。因冰可引起交感神经的保护性反应（血管收缩），因此应避免在背部脊神经后支分布区刺激。用冰快速刺激手掌与足底或手指与足趾之间背侧皮肤时，可引起与轻触摸相同的效应，当出现反射性回缩反应时对运动的肢体适当加阻力以提高刺激效果。

（3）轻微快速牵拉肌肉可引起肌肉收缩，这种作用即刻可见。牵拉内收肌群或屈肌群，可以促进该群肌肉而抑制其拮抗肌群；牵拉手或足的内部肌肉可引起邻近固定肌的协同收缩。如用力抓握可牵拉手部的内在肌，如这一动作在负重体位下进行（肘、膝跪位），则可以促进固定肘、膝肌群的收缩。

（4）轻叩肌腱或肌腹可以产生与快速牵拉相同的效应。

（5）挤压肌腹可引起与牵拉肌梭相同的牵张反应；用力挤压关节，可引起关节周围的肌肉收缩。故各种支撑位，如仰卧位屈髋屈膝的桥式体位、屈肘俯卧位、手膝4点跪位、站立位时抬起一个或两个肢体而使患侧肢体负重等，都可以产生类似的效应。对骨突处加压具有促进与抑制的双向作用，如在跟骨外侧加压，可促进踝背伸肌，抑制小腿三头肌，产生踝背伸动作；在跟骨内侧加压则相反。

（6）特殊感觉刺激可促进或抑制肌肉。如听觉和视觉刺激可用来促进或抑制中枢神经系统；节奏明快的音乐具有促进作用，节奏舒缓的音乐具有抑制作用；治疗者说话的音调和语气可以影响患者的行为；光线明亮、色彩鲜艳的环境可以产生促进效应。

抑制肌肉反应的感觉刺激有：

（1）轻微挤压关节可以缓解肌肉痉挛。在治疗偏瘫患者疼痛肩时，治疗者可以托住其肘部，使上肢外展35°～45°，然后把上臂向肩胛盂方向轻轻地推，使肱骨头进入关节窝，并保持片刻，可以使肌肉放松，缓解疼痛。轻压背部骶棘肌可以放松全身肌肉。如患者俯卧位，治疗者双手交替由颈后部开始从上而下轻压脊柱两侧肌肉，直至骶尾部，一般3～5分钟后可出现肌肉的放松效应。加压肌腱，如在手的屈肌腱上持续加压可引起该肌肉的放松。

（2）持续牵拉或将已经延长的肌肉保持在该位置数分钟、数天甚至数周，可以抑制或减轻痉挛。如屈肌明显痉挛的患者，可用系列夹板或石膏托使痉挛的屈肌处于延长的位置持续牵拉数周，然后再更换新的夹板或托使肌腱保持较长状态。

从个体发育的规律来说，运动控制能力的发育一般是先屈曲、后伸展；先内收、后

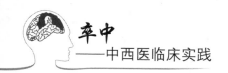

外展；先尺侧偏斜、后桡侧偏斜；最后是旋转。Rood将个体运动控制的发育水平分为关节的重复运动；关节周围肌群共同收缩；远端固定，近端活动；近端固定，远端活动4个阶段。在治疗运动控制障碍的脑损伤患者时，应用个体发育规律促进运动的控制能力。Rood常采用个体发育顺序的8个运动模式是：①仰卧屈曲：上肢在胸前交叉，双手伸展，手背接触面部，下肢屈曲外展；②转体或滚动：同侧上、下肢屈曲，转动或滚动身体；③俯卧伸展：俯卧位，颈、躯干、肩、髋、膝伸展，同时肩外展、外旋，这种姿势最稳定，其他姿势均取决于这一模式；④颈肌协同收缩：俯卧位，抗重力抬头，这是促进头部控制的模式；⑤俯卧屈肘：俯卧位，肩前屈，屈肘负重，这是伸展脊柱的模式；⑥手膝位支撑：当颈和上肢已经能保持稳定时，可用这一体位促进发展下肢与躯干的协同收缩。支撑时由静态到动态，支撑点由多到少，如先双侧手膝着地，然后抬起一个或两个支撑点（一手或一膝），最后发展到爬行；⑦站立：先双下肢站立不动，然后单腿站立，再重心转移；⑧行走：是站立的技巧阶段，包括支撑、抬腿、摆动、足跟着地等。

二、新兴的训练方法

传统的中枢神经系统运动功能障碍的治疗方法是基于反射或分级运动控制的模型。现代康复理论多是任务导向的训练方法，强调多系统的相互作用。强制性运动疗法、运动再学习方案、减重步行训练等属于新兴的训练方法。

1. 强制性运动疗法　强制性运动疗法（constraint-induced movement therapy，CIMT 或 CIT），又称强制性治疗，是20世纪80年代开始兴起的一种新的康复治疗方法。该方法通过限制健侧上肢活动，达到强制使用和强化训练患肢的目的。自从用于治疗慢性卒中患者上肢运动功能障碍以来，强制性运动疗法得到较大发展，其原则在神经康复多个领域得到应用并获得成功，受到越来越广泛的关注。特别是近些年来，大量有价值的临床应用研究证明了强制性运动疗法治疗卒中亚急性期、慢性期上肢运动功能障碍的有效性。卒中患者必须符合基本的运动标准：患侧腕关节伸展达到10度以上，每个手指伸展达到10度以上；没有感觉和认知功能的缺损。治疗方法是每天6 小时，每周训练5 天，同时使用手套和吊带限制健侧上肢的使用，连续进行两周强化训练。改良的强制性运动疗法治疗方案与标准的强制性运动疗法治疗主要在强制训练持续时间和限制健手使用时间方面有差异。

2. 运动再学习方法　运动再学习方案（motor relearning programme，MRP）是20世纪80年代由澳大利亚学者J. Carr 和R. Shepherd提出，其理论基础是生物力学、运动生理学和神经心理学。该方法认为，卒中患者的功能恢复主要依靠脑的可塑性，重新获得运动能力是一个再学习的过程，注重把训练内容转移到日常生活中去。在促进卒中后运动功能障碍的恢复训练方面，运动再学习方案显示出一定的潜力。

针对脑损伤后的运动再学习方案由7部分组成，治疗师可根据患者情况选择最适合于

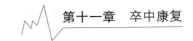

患者的任何一部分开始治疗。每一部分分为4个步骤进行：分析患者运动中存在的问题；练习丧失的运动成分；练习任务导向性功能；练习转移到实际生活环境中。

（1）上肢的功能训练：①上肢功能训练：训练上肢肌肉收缩并伸向物体的运动控制；肌肉牵拉训练以维持肌肉长度，防止肌挛缩，诱发手功能运动控制训练，如伸腕、抓握物体、拇指外展、拇指对指等。②日常生活动作练习：将训练转移到日常生活中，鼓励患者多使用患肢，限制健肢的代偿活动等。

（2）口面部功能训练：用冰刺激患者的口腔、双唇和颊部，帮助患者闭颌闭唇，在患者嘴张开时提醒闭嘴，用手指下压患者舌头前1/3同时做小幅度震动等。

（3）从仰卧到床边坐起训练：①翻身坐起练习：旋转、屈曲头部，屈伸肩、前臂，屈髋屈膝，侧屈颈部等。②日常生活动作练习：翻身坐起，床上搭桥等。

（4）坐位平衡训练：①坐位平衡练习：身体重心侧屈、前屈；患侧上肢负重。②日常生活动作练习：在床上或轮椅上训练身体向前、向后移动，两侧臀部交替抬起、放下等。

（5）站起与坐下训练：①站起坐下练习：从不同高度不同硬度的床上正确的站起与坐下。②日常生活动作练习：重心前移、扶物站起；在轮椅上扶物站起等。

（6）站立位平衡训练：①站立位平衡练习：屈曲髋关节；屈曲膝关节；伸展膝关节；身体重心前后移动；患侧下肢负重支撑等。②日常生活动作练习：患侧下肢负重支撑；坐下与站立相结合训练。

（7）行走训练：①行走练习：站立伸髋；站立膝关节小范围屈伸、踏步，加强骨盆水平前移动作；膝关节屈曲控制、迈步、行走。②日常生活动作练习：上下楼梯；利用手杖、平衡杠等行走。

3. 减重步行训练　减重步行训练（body weight support treadmill gait training，BWSTT）最早应用于截瘫的步行训练中，20世纪90年代开始应用于偏瘫的治疗。卒中急性期患者有大约一半以上不能行走，需要一段时间的功能康复才能获得一定的步行能力。减重步行训练通过支持一部分的体重使得下肢负重减轻，为双下肢提供对称的重量转移，使患肢尽早负重，并重复练习完整的步行周期，延长患侧下肢支撑期，同时增加训练的安全性。减重步行训练用于卒中3个月后有轻到中度步行障碍的患者，可以作为传统康复治疗的一个辅助方法。如卒中早期病情稳定，轻到中度步行障碍的患者在严密监护下可以试用减重步行训练作为传统治疗的一个辅助方法。

三、肌肉痉挛与关节挛缩

痉挛即持续的肌张力增高，是速度依赖的紧张性牵张反射过度活跃的表现，可以导致肌肉短缩、姿势异常、疼痛和关节挛缩。挛缩会限制受累关节的活动，引起疼痛，妨碍康

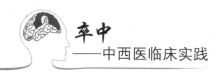

复并限制患者恢复的潜力。目前评价时多采用主观评定方法，改良Ashworth量表（Modified Ashworth Scale，MAS）是目前最常用的痉挛评定方法（表11-4-2）。应用时，双手放置位置、被动关节活动范围、次数、速度等应标准化。同时应当注明测试的体位，是否存在异常反射、影响评定的外在因素（如环境温度、评定时间、药物等）及痉挛分布部位等。Ashworth量表是Ashworth于1964年提出的，Bohannon和Smith于1987年总结了他们使用该量表的经验，发现被定义为Ⅰ级的太多，故增加了Ⅰ⁺级，并对各级重新区分，形成了MAS。

表 11-4-2　改良 Ashworth 痉挛评定（MAS）

级别	评定标准
0级	无肌张力的增加
Ⅰ级	肌张力轻度增加，受累部分被动屈伸时，关节活动度之末出现突然的卡住，然后释放或出现最小的阻力
Ⅰ⁺级	肌张力轻度增加，被动屈伸时，在关节活动度后50%范围内突然出现卡住，当继续把关节活动度检查进行到底时，始终有小的阻力
Ⅱ级	肌张力明显增加，通过关节活动度的大部分时，阻力均较明显地增加，但受累部分仍能较容易地移动
Ⅲ级	肌张力严重增高，进行关节活动度检查有困难
Ⅳ级	僵直，受累部分不能屈伸

　　痉挛的治疗应该是阶梯式的，开始采用保守的疗法，逐渐过渡到侵入式疗法。早期治疗是关键，抗痉挛肢位的摆放、痉挛肌肉的牵拉和伸展、关节活动度训练可以缓解痉挛，而且每天应该进行数次训练，可联合应用抗痉挛药物治疗。抗痉挛肢位的摆放特别适合于早期痉挛尚不明显时。替扎尼定、巴氯芬、丹曲林是可选择的治疗全身性肌肉痉挛的口服药物。A型肉毒毒素注射治疗可以选择性治疗卒中患者的局部痉挛。如果不进行运动治疗，单纯应用抗痉挛药物只能暂时降低肌张力，不能改善肢体功能。以下肢为主的难治性肌肉痉挛患者，在条件允许的情况下，可试用鞘内注射巴氯芬，或选择性脊神经后根切断术、脊髓背根入口区破坏等。挛缩的矫正方法还包括夹板疗法、连续性造模和手术纠正。
　　中医缺乏对卒中后从弛缓向痉挛转变的连续性描述，但对于不同状态的诊治有不少记载。明代张景岳在《景岳全书》中指出："凡血中无气，则病为纵缓废弛；气中无血，则病为抽掣拘挛。……故筋缓者，当责之无气；筋急者，当责之无血。"王永炎着眼于养血柔肝，舒筋缓急，制"舒筋缓痉饮"治疗卒中后痉挛状态。方由白芍30g，炙甘草6g，木瓜15g，萆薢10g组成。白芍平肝敛阴，养血柔肝，缓急止痛，甘草补脾益气，缓急止痛，二药共为君药，养血柔肝治其本；木瓜、萆薢俱能祛湿舒筋活络，治疗卒中后肢体挛急；或可加赤芍15g，伸筋草15g。临床还可选用当归、僵蚕、虎杖、桑枝、萆薢、土茯苓与鸡血藤、忍冬藤、天仙藤、络石藤、海风藤、夜交藤、钩藤等煎汤外洗，养血通络。外治采用"复元通络液"熏洗，方由川乌10g，草乌10g，红花10g，桑枝10g，桂枝10g，忍冬藤30g，鸡血藤30g组成，每天熏洗浸浴2次。

针刺治疗已有许多探索。醒脑开窍针刺法以醒脑开窍、滋补肝肾、疏通经络、柔肝缓急为治法，在主穴、辅穴基本操作基础上，上肢痉挛患侧取穴肩髃、合谷、上八邪、痉挛阿是穴，下肢痉挛患侧取穴阳陵泉、足三里、丘墟透照海。肩髃向下斜刺1.5～2寸，提插补法1分钟，使针感缓慢下传至合谷，同时缓慢外展上肢，使痉挛的上肢变软，肌群放松；合谷针向三间1～1.5寸，提插泻法，使患者第二手指抽动或五指伸展；八邪穴上1寸为上八邪穴，向手指方向斜刺0.5～1寸，提插泻法，使针感传导至各手指末端，手指伸展；痉挛阿是穴即痉挛肌群最紧张处，直刺1～1.5寸，提插平补平泻，使痉挛肌群放松、上肢伸展。阳陵泉沿皮肤呈45°角向下斜刺2～2.5寸，使针感缓慢传导至足小趾；足三里沿皮肤呈45°角向下斜刺2～2.5寸，使针感缓慢传导至足三趾；丘墟进针向照海透刺，从踝关节的诸骨缝间缓慢逐渐透过，约2～2.5寸以照海部皮肤可见针尖蠕动即可，左侧逆时针右侧顺时针捻转用力，针体自然退回，捻转泻法30秒，将针体提出1～1.5寸。

四、卒中患者运动功能的进一步训练

1. 步行训练与上下楼梯　一般应在患者达到自动态站位平衡、患腿持重达体重的一半以上，并可向前迈步时才开始步行训练。使用支持性稳定性好的皮底或胶底低跟鞋。由于老年人易出现废用综合征，有的患者静态站立持重改善缓慢，故可适当提早进行步行训练。早期训练量要小，避免患者过度费力出现足内翻并加重全身痉挛。不宜过早使用拐杖，但年老体弱、平衡差及预测步行能力差者可提早练习挂拐步行以避免废用加重。在步行训练前，先练习双腿交替前后迈步和重心转移。多数患者不必经过平行杠内步行训练就可直接进行监视下或少许扶持下步行训练。针对训练早期常见的膝过伸和膝打软（突然屈曲），应进行膝控制训练。注意加强踝背屈、伸髋屈膝的控制训练，逐渐提高步行速度、稳定性和耐力。

上下楼梯是日常生活中重要且较难的活动，可采用两脚交替向前或两脚上同一台阶的方法。治疗师站在患者患侧，一手置于患膝前面防止膝屈曲，另一手绕过腰部置于健侧髋部，协助维持平衡、骨盆旋转、重心转移。患者使用健手扶扶手，控制能力改善后尽量不扶扶手。当患者能主动控制下肢时，治疗师仅在骨盆两侧支持，以后逐渐减少支持直到患者能独立上下楼梯。

上楼梯时，患者先将重心转移到患侧下肢，用健侧脚上第一个台阶；当患者将重心充

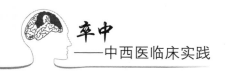

分前移至前面的健足上时，治疗师置于患膝的手滑到胫骨前面，协助患腿屈曲并将患足放在第二个台阶上，患足放好后，治疗师把手上移至患膝上面，膝前移至足的前方；重心转移到患侧下肢，健脚上第三个台阶。两脚上同一台阶为健腿先上台阶，然后患腿迈上。

下楼梯比上楼梯困难。健腿下台阶时，患者先将重心转移到患侧下肢，治疗师向前拉患膝，使患膝充分屈曲，重心移向前下方，以便健足能够着下一个台阶；健足放稳后，将重心转移到健侧下肢，治疗师协助患腿移向下一个台阶，并防止其内收，患足放稳并开始负重时，治疗师协助重心前移、防止膝过伸。两脚下同一个台阶为患腿先下台阶，然后健腿迈下。

拄拐步行时拐杖的高度以患者股骨大转子的高度为宜。健手持拐向先伸出，与健侧下肢共同负重；患侧下肢向前迈出，由患侧下肢和拐杖共同负重；健足跟上。

2. 贯穿痉挛的控制　痉挛期一般持续3个月左右，主要是控制痉挛和异常运动模式，促进分离运动的出现。良姿体位的摆放使患侧上肢伸展、外旋、上举，下肢屈曲。尽早负重，完成坐站转移及站立位平衡训练，步行训练，加强躯干、上肢、下肢的控制能力训练，进行作业治疗，包括使用药物都是有效的措施。

进行躯干控制能力训练时，患者仰卧位双下肢屈曲，治疗师双手固定患者膝关节，让患者头肩转向一侧，下肢与髋向另一侧反方向运动。患者健侧卧位，治疗师一手置于患肩，另一手置于髋关节处，两手做反方向运动，保持片刻后再做反方向运动。

进行上肢控制能力训练时，患者仰卧位伸肘，前屈肩关节（上肢伸向前方）保持上肢不动，治疗师注意保护肩并纠正肘屈曲。治疗师一手握住患手四指，另一手握住患手拇指，将手指及腕关节置于伸展位。患者坐位或仰卧位，保持上肢上举过头，要求患者屈肘时用手摸头顶，增大主动性。双手交叉，手掌朝前，手背朝脚，伸展上肢超过头，再回到脚端。

进行下肢控制能力训练时，患者仰卧位，治疗师一手控制住患足，保持患足背屈外翻，另一手控制膝部，协助下肢屈曲、伸展，逐渐加大自主活动范围，最后达到可在不同角度停留。患足支撑在床面，治疗师一手固定患侧踝关节，另一手协助做踝背屈外翻。

3. 出现分离运动后的促进治疗　包括通过手的训练来改善手功能，进一步练习坐立位转换、坐立位平衡、负重、重心转移、步态训练来改善步态。

进行伸腕练习时，患者坐位，前臂放在桌上采用中立位，腕伸出到桌前沿的前方，让患者握住一个杯子，治疗师固定前臂，让患者用腕将杯子上举下放。练习拇指与其他手指对掌时，前臂旋后，练习拇指与各手指在掌对合，成功后让患者用拇指分别与各手指配合拾起桌子上的物品，放在盒内。

可使用促进技术。患者前臂旋后，治疗师将其拇指外展并保持。被动屈掌指关节及指间关节，以牵拉伸指肌，并在伸指肌皮肤上给予刺激，促进伸指。

训练患者独立站起、独立坐下；训练施加外力下的坐位平衡；训练手膝位平衡、跪位平衡；训练自动态和被动态站位平衡。协助步行时治疗师位于患者患侧，一手握住患手，使手指伸展、腕背屈、患肩保持外旋位，另一手通过患者腋下放于其胸前，使其保持躯干竖直。

（杨路庭）

第五节　日常生活活动能力训练

作业治疗将治疗和训练的理念贯穿于患者的全部生活中，对改善偏瘫患者日常生活活动能力非常重要，在卒中后早期即可开始，首先进行改善上肢功能的作业治疗。在训练室之外的所有时间和活动都应与治疗相联系。患者在训练室已学习掌握了的动作应尽可能应用到日常生活中。先训练进食、个人卫生等，以后逐步训练穿衣、床椅转移、洗澡等。还可以通过编织、绘画、陶瓷工艺、橡皮泥塑等训练双手协同操作，通过打字、砌积木、拧螺丝、拾小铜珠等训练手的精细动作，通过进行与家务劳动有关的作业训练提高患者的综合能力。作业治疗师的工作一半在医疗机构内，另一半应在社区延伸到患者家中。卒中后早期及恢复期的日常生活能力训练主要包括如下内容。

一、进食训练

正确的进食姿势是坐位进食。患者只要能坐起来，有一定的平衡能力，就应当坐位进食，坐轮椅进食更为安全。早期进食时，患侧上肢以伸展位平放于餐桌上，掌心向下，健手进食，同时需克服对偏瘫侧食物的忽视。

对吞咽障碍者进行基础训练。鼓腮、按摩双侧面部、舌向各个方向运动以改善口、面、舌、下颌的运动功能；用大棉棒蘸少许冰水轻轻刺激患者软腭、舌根及咽后壁，并嘱患者做吞咽动作以强化吞咽反射；进食时坐位，身体前倾约20°，颈部稍向前弯曲，使舌骨张力增高、喉上抬，食物易于进入食管。选择易在口腔中移动、密度均匀不易引起误吸的食物，如香蕉等，再过渡到糊状食物；进食前先进行冰刺激；选择小而浅的勺，从健侧喂食，尽量把食物送到舌根以利于吞咽；吞咽与空吞咽交替进行。可使用吸管饮水。

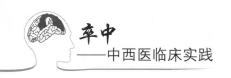

二、更衣训练

患者一旦能坐稳，即开始穿脱衣服训练。先穿患肢，再穿健肢；先脱健肢，再脱患肢。先练脱再练穿，先上衣再裤子，拉链改黏扣，坐位穿袜子。①穿开衫衣服时，患者将衣服横放于双膝上整理，让衣袖悬垂于双膝之间，使患手易于穿入其中，然后将衣袖沿手臂上拉到肩。肘关节保持伸展，肩胛前伸。健手从身后绕过抓住衣服，拉向健侧，直到健臂穿入另一只袖子。②穿套头衫时，患者在双膝上整理好衣服，使领子在远端，颈部标签在上方，患手伸进衣袖，健手将袖子拉到肩。健臂穿入另一袖子，抓住套头衫背面套过自己的头，同时身体前倾使患臂保持伸直。③穿裤子时，患者先将患腿放在健腿上，用健手辅助将患腿穿入裤腿，患足平放于地上；用健手辅助健腿穿入裤腿，双膝负重站立，将裤腰拉至腰部。裤子以松紧带为宜。整个过程患侧上肢保持充分前伸。④穿鞋时，患者先将患腿放在健腿上，用健手穿好患侧的鞋，患足平放于地上，用健手穿好健侧的鞋。应选择鞋底较硬、鞋帮较高、有尼龙扣带的鞋为宜，如旅游鞋，可稳定踝关节。

三、个人洗漱卫生

患者具有一定立位平衡能力后应到卫生间洗脸、刷牙；不能站立者可坐椅子或轮椅。站立洗漱时，患侧上肢伸直，患手扶于洗手池边或治疗师帮助患者肘部伸直；坐位洗漱时，患手放于洗手池。清洗健侧手臂时，将浸过清洁液的毛巾固定于水池边上缘，健侧手臂在毛巾上擦洗，用健手擦洗患侧；擦干健侧手臂时，可将毛巾放在腿上，健侧手臂在毛巾上擦干，用健手擦干患侧。对洗手池、水龙头等设备按需进行改造，使用淋浴专用椅子、加长刷子、改良浴巾、台式指甲剪、纽扣器、穿袜器、鞋拔等工具。洗脸时可借助水龙头拧毛巾；香皂可用网兜挂在水龙头上便于使用等。

四、如厕

如厕要求患者达到基本的坐立位平衡、身体转移等能力；最好选择较高的坐便器，墙壁上按需安装扶手。患者站立位，双脚分开；一手抓住扶手，一手解开腰带，脱下裤子；身体前倾，借助扶手，缓慢坐下；便后自我清洁，使用尿垫或月经垫；一手拉住裤子，一手牵拉扶手，身体前倾，伸髋伸膝，站立后系上腰带。

五、参与家务及社会活动

家务活动非常丰富，包括洗衣、做饭、购物、清洁卫生、经济管理、照料小孩等。训练前了解患者的家庭组成和环境，患者的家庭角色及需要解决的问题。家庭中的辅助用具包括进餐自助具（在两根筷子间安装弹簧片的弹性筷子；把手加粗的勺、刀、叉）、服饰自助具（手握纽扣器粗木柄，细端插入扣眼解开或扣住纽扣；穿袜器将袜子撑开，脚穿进去，将棉带上拉即可穿上袜子；鞋拔下端垂直放入鞋内紧贴后跟，患脚穿鞋时顺鞋拔滑进鞋内，将鞋拔抽出）、梳洗修饰自助具（长柄梳适用于肩不能上举、肘屈曲障碍者；改良浴巾是在浴巾两端配上套环，患者将手掌插入可进行背部擦浴；台式指甲剪用腕部按压替代手指按压）、如厕自助具（马桶增高座适用于髋膝关节功能障碍者）、书写阅读自助具（使用持笔器写字；使用阅读架阅读）、行走自助具（助行器；手杖、臂杖、腋杖等拐杖）等。

帮助和指导患者学习新的知识和技能，充分利用闲暇时间丰富生活，应用交流技巧与他人交往，接触更多层次的人群，指导社交中必需的功能活动，如上街购物、使用交通工具、进餐馆就餐、到公共场所娱乐等。家庭和工作场所的环境应根据患者实际情况对通道、设施、家具等进行重新安置和改造。

（杨路庭）

第六节　其他功能的康复

一、感觉障碍

触觉和本体感觉是进行运动的前提，卒中常导致偏身感觉障碍，它对躯体的协调、平衡及运动功能有明显影响。同时由于感觉的丧失和迟钝，还易造成烫伤、创伤以及感染等。感觉功能的评定可采用Fugl-Meyer感觉功能评定和Fugl-Meyer关节活动度和疼痛评定。

触觉（浅感觉）和肌肉运动知觉（深感觉）可通过特定感觉训练而得以改善，感觉关联性训练有助于患者功能的改善。深感觉障碍训练须将感觉训练与运动训练结合起来，如在训练中对关节进行挤压、负重；充分利用健肢引导患肢做出正确的动作并获得自身体会。浅感觉障碍训练以对皮肤施加触觉刺激为主，如使用软毛刷快速刷擦或采用轻触摸进行触觉刺激、冰-温水交替温度刺激、选用恰当的姿势对实物进行触摸筛选等，也可使用Rood疗法对患肢进行治疗。经皮电刺激可能改善感觉障碍患者的感觉功能。感觉功能改善的同时也可以改善患者的运动功能。

中医认为以偏身麻木为主者，多是肝经郁热、肝阴不足，常伴急躁易怒、心烦口苦，治法应清肝散风、活血通络，方选清肝熄风饮加减：夏枯草，黄芩，天麻，胆南星，菊花，钩藤，赤芍，红花，鸡血藤，地龙，乌蛇，薄荷，防风。梅花针可能有助于感觉功能的恢复。

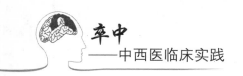
二、语言和交流障碍

语言和交流障碍［例如说、听、读、写、做手势和（或）语言运用的问题］及其相关的认知损害存在于高达40%的卒中患者中。卒中后最常见的交流障碍是失语症和构音障碍。必要的干预措施有助于最大限度地恢复交流能力，并且可以防止习惯性废用或不适当的代偿行为。语言治疗的目标是：促进交流的恢复；帮助患者制定交流障碍的代偿方法；教育并促进患者周围的人们与患者进行交流，减少患者的孤独感，并满足患者的愿望和需求。言语治疗师对存在交流障碍的卒中患者从听、说、读、写、复述等几个方面进行评价，对语音和语义障碍的患者进行针对性的治疗。卒中后失语症患者早期进行康复训练，并适当增加训练强度。集中强制性语言训练有助于以运动性失语为主的患者的语言功能恢复。对构音障碍的卒中患者，采用生物反馈和扩音器提高语音和改变强度，使用腭托代偿腭咽闭合不全，应用降低语速、用力发音、手势语等方法进行代偿。对严重构音障碍患者可以采用增强和代偿性交流系统，来提高和改善交流能力。国内研究显示，康复训练与发音肌肉电刺激的联合治疗对卒中后遗症期运动性痉挛型构音障碍患者可能有效。

中医认为急性期多为风痰阻络，常伴舌苔白腻、脉弦缓滑，治法为祛风化痰、宣窍活络，方选《医学心悟》解语丹加减：天麻，全蝎，白附子，胆南星，天竺黄，菖蒲，郁金，远志，茯苓，太子参，半夏、陈皮。后遗症多表现为舌体萎软，腰膝酸软，心悸气短，便秘遗尿，舌质暗淡，苔薄白，脉细无力，两尺脉弱，治法为滋阴补肾，方选《景岳全书》左归饮加减：熟地，山茱萸，山药，茯苓，枸杞子，菖蒲，郁金，丹参，当归，炙甘草。

针灸治疗也有一定效果。如在醒脑开窍针刺法基础上加刺上廉泉，金津、玉液放血。或采用病灶头皮反射区围针治疗。CT片示病灶同侧头皮的垂直投射区的周边为针刺部位，用28～30号1～1.5寸不锈钢毫针，围针平刺，针数视病灶大小而定，针尖皆刺向投射区中心。得气后以180～200次/分的频率捻转1～2分钟，留针30分钟，中间行针1次。配穴哑门、廉泉、通里穴用平补平泻手法。头针治疗可取言语一区、言语二区、言语三区。用1.5寸毫针刺入皮下，快速捻转，每分钟200次左右，留针30分钟，期间捻针2次，每次2分钟左右。或毫针刺入后接电针仪，采用频率200次/分的连续波，每次30分钟，每日1次。运动区上点在前后正中线中点后0.5cm处，下点在眉枕线和鬓角前缘相交处。两点连线的下2/5为言语一区，用于治疗运动性失语。从顶骨结节引一与前后正中线之平行线，从顶骨结节沿该线向后2cm处向下引3cm为言语二区，用于治疗命名性失语。从耳尖直上1.5cm，向后引4cm水平线为言语三区，用于治疗感觉性失语。

三、吞咽障碍

吞咽障碍是卒中患者的常见症状，其发生率在22%～65%。吞咽障碍常对患者的生理、心理健康造成严重影响。在生理方面，吞咽功能减退可造成误吸、支气管痉挛、气道阻塞、窒息、脱水和营养不良。卒中后误吸可能与发生肺炎的高危险性有关。对于有吞咽障碍的卒中患者需要及时正确的评价，采取适当的有针对性的康复治疗措施及营养支持。吞咽障碍的诊断包括筛查与系统评估。所有急性卒中患者均应进行吞咽功能的筛查，对筛查异常的患者应由专业人员进行临床系统评估，以确定诊断及制定治疗方案。

1. 吞咽障碍的筛查与评价　尽管筛查不足以确保安全的吞咽过程，但对尽早发现可能有吞咽障碍的患者至关重要。床旁筛查的目的是发现有误吸、营养不良、脱水风险及需要专业人员进一步评价的患者。吞咽功能的筛查通常在患者入院24小时内完成。筛查能帮助临床医生识别高风险吞咽障碍患者，确定患者是否需要进一步评价。筛查的方法种类较多，目前尚无一种既敏感又特异的方法。

卒中后首次进食前可采用饮水试验进行吞咽功能筛查评估（表11-6-1）。进行洼田饮水试验时，请患者端坐，喝下30ml温开水，观察所需时间内喝水呛咳情况。正常为1级，5秒之内；可疑为1级，5秒以上或2级；异常为3级、4级、5级。评定疗效时，治愈为吞咽障碍消失，饮水试验评定1级；有效为吞咽障碍明显改善，饮水试验评定2级；无效为吞咽障碍改善不显著，饮水试验评定3级以上。

表 11-6-1　洼田饮水试验的分级

1级（优）	能顺利地1次将水咽下
2级（良）	分2次以上，能不呛咳地咽下
3级（中）	能1次咽下，但有呛咳
4级（可）	分2次以上咽下，但有呛咳
5级（差）	频繁呛咳，不能全部咽下

筛查发现有误吸风险的患者，不应经口进食、进水，应进行进一步临床系统评价。对吞咽功能进行系统评价的目的是明确吞咽障碍及障碍产生的机制并制订治疗计划等。吞咽功能的评价分为临床评价及仪器评价。临床评价存在不能发现隐匿性误吸的缺点，评价结果的信度也较低，并且目前尚无标准的临床床旁评价（CBA）工具。临床评估还包括评价卒中患者是否存在营养不良及脱水风险。

电视透视下吞咽能力检查（video fluoroscopic swallowing study，VFSS）是采用电视透视X线检查动态评估口、咽和食管上部吞咽功能的方法。可以对吞咽功能进行全面评估，

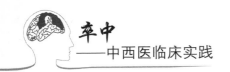

明确患者是否发生误吸及其原因，试验性吞咽不同结构的食物、采用不同的姿势和方法来改善吞咽的安全性和有效性。但VFSS实施方案尚未标准化，多种参数正常值尚未完全建立，不能进行床边检查，因存在辐射不适于短期内反复检查，有认知障碍的患者不能配合检查，不能完全模拟日常进食状态。纤维光学内镜吞咽评估（fiberoptic endoscopic examination of swallowing，FEES）可以作为价格便宜、便于携带、结果可靠的VFSS的替代方法。在检测渗透、误吸和滞留方面，该方法同VFSS同样有效。对于检测渗透和误吸的敏感性和特异性最好，对于观察食团经过下咽部的运动过程和评估气道保护方法也很有效。但FEES不能评估吞咽的口腔预备期、口腔期异常及吞咽过程中食团的运动情况。

2. 吞咽障碍的治疗与管理　吞咽障碍的治疗与管理最终目的是使患者能够达到安全、充分、独立摄取足够的营养及水分，避免误吸、营养不良及脱水，尽可能恢复正常进食。吞咽障碍的治疗应是个体化的，包括心理支持、护理干预、调整食谱及代偿性方法和治疗性方法。代偿性方法包括保持口腔卫生、进食姿势的改变、食物性状的调整等。治疗性方法主要是通过直接（有食）及间接（无食）训练来改变吞咽的过程，改善患者的运动及感觉，包括温度触觉刺激、吞咽手法及两者的结合使用。对不能经口维持足够的营养和水分的患者应考虑肠内营养。需长期胃肠营养者（大于4周）应给予经皮内镜下胃造瘘喂养。需要长期管饲者应该定期评估营养状态和吞咽功能。

改善口面部肌群运动训练可增强口面肌功能及运动协调性，减少流涎，增强口腔对食团的控制能力。用指尖叩击或用冰块轻击唇周，用压舌板反复刺激唇中央训练口轮匝肌；用冰块、刷子刺激颊部训练颊肌；将软硬适中的物品插入切牙间，嘱患者咬牙，逐渐牵引下颌关节，使其张口，持续数秒或数分，轻按咬肌，降低其紧张性，或抗较大阻力下开口/闭口。增强舌肌运动训练可增强舌对食团控制能力，防止食团过早通过口腔、引起吞咽前误吸。嘱患者做舌的主动水平后缩和侧方运动，抬高舌背，卷舌运动，或用压舌板给予阻力，使舌做抗阻运动。增强吞咽反射训练可防止误吸。用冰块、冰喉镜刺激上腭基部，或做空吞咽训练，或吸气时闭口，呼气时开口伸舌呈爆破状。声带内收训练可增强声带闭锁肌功能，达到屏息时声带闭合。经鼻深吸气，双手置于胸前紧扣，保持肘关节屈曲90°，尽力下压手掌，闭唇屏气5秒钟，反复数次；或屏气时做双手支撑椅面做推压运动，突然松手，呼气发声。增强喉上抬能力可增强使食管上括约肌开放的被动牵引力。嘱患者头前伸，颏下肌伸展2～3秒，在颏下加阻力，使其做抗阻低头动作；或抬高舌背，上抵硬腭，发辅音。咽收缩训练可改善咽闭合，增强清咽能力。可做唇舌肌的抗阻训练。吸吮及抬高训练可促进吞咽动作。嘱患者体验吸吮及咽喉抬高动作。以上训练结束前做空吞咽动作数次。

体位调整可使食物在重力作用下利于吞咽，减少误吸。口腔期吞咽障碍者头后倾，便于食团向后入咽；咽期吞咽障碍者屈颈、头前倾，可助喉上提、闭合以保持气道；一侧咽功能障碍者训练时头转向功能差的一侧可利于患侧梨状窝关闭，同时屈颈以提高声门闭合功能；头侧向健侧有利于食团由健侧通过。经口进食前给予特殊手法训练，如指导患者做吞咽动作，当喉上提时治疗师用手握住患者的甲状软骨，保持数秒（mendelsonhn，门德尔松手法）。嘱患者吞入食物后多次进行空吞咽，或先颈部后仰挤出会厌残留食物，再做点头动作的同时进行吞咽，可清除咽部残留食物。吞咽功能治疗仪、中频电治疗仪等也有一定帮助。

针灸治疗有一定效果。如在醒脑开窍针刺法基础上加刺风池、完骨、天柱，均针向喉结，进针1～2.5寸，采用小幅度高频率捻转补法1分钟，使局部产生酸胀感；或采用咽后壁点刺微出血。高维滨提出的项针治疗假性延髓麻痹有较好疗效。患者取坐位，取0.40mm×50mm毫针，取项部双侧风池、翳明、供血，刺入约1～1.5寸，针尖稍向内下方，施以每分钟100次转捻转手法各约15秒，留针30分钟，期间行针3次后出针。再取颈部廉泉、外金津玉液，用60mm长针向舌根方向刺入1～1.5寸，吞咽、治呛、发音分别直刺刺入0.3寸，上述各穴均需快速捻转行针15秒后出针，不留针。供血在风池下1.5寸，平下口唇处，操作时刺向对侧口唇处，该穴位平颈2、3椎体之间，针经皮肤、皮下组织、胸锁乳突肌、头半棘肌，经颈2、3椎体之间，达椎动脉前。翳明位于乳突下缘，翳风与风池连线中点，操作时直刺向咽喉部，针经皮肤、皮下组织，穿过胸锁乳突肌上端，头夹肌和茎突根部，到达颈静脉孔后方，浅层布有枕小神经和耳大神经的分支及耳后动、静脉，深层有颈内动、静脉及迷走神经。吞咽位于舌骨与喉结之间，正中线旁开0.5寸凹陷中，操作时押手轻向外推开颈总动脉，针刺向外侧约3分，避免伤及外侧的甲状腺上动脉，该穴平颈4、5椎体之间，针经皮肤、皮下组织、颈阔肌、肩胛舌骨肌、甲状舌骨肌后缘，达咽缩肌，内有喉上神经内支。治呛在舌骨与甲状软骨上切迹之间，操作时向舌根部刺，针经皮肤、甲状舌骨正中韧带、舌骨会厌韧带、达会厌，内有喉上神经内支，针刺时患者发生面红、呼吸困难，应立即出针。发音位于喉结下0.5寸，正中线旁开0.2寸，甲状软骨与环状软骨之间，操作时向外侧稍斜不宜深刺，以免伤及外侧的甲状腺上动脉，或伤及血管形成血肿发生呼吸困难，该穴平5、6颈椎间，针经皮肤、皮下组织、舌骨下肌群达环甲肌、咽下缩肌，内有喉上神经外支和喉返神经分支。廉泉位于喉结上方舌骨上缘凹陷处，操作时向舌骨方向斜刺，针经皮肤、皮下组织，穿过下颌舌骨肌、颏舌肌，达到舌根部舌肌中，布有舌下神经及舌咽神经分支。外金津玉液位于廉泉旁开0.5寸，操作时针尖向舌根方向。

（杨路庭）

第十二章

卒中的合并症与并发症

卒中时可合并一些疾病，卒中后也可并发一些疾病，这些疾病与卒中一起造成了患者的功能障碍。其中，较常见的是感染、深静脉血栓形成、血管性认知障碍、肩部问题、焦虑与抑郁等。废用综合征（disuse syndrome）是因长期卧床不活动或活动量不足、失重及各种刺激减少等引起的以生理功能衰退为主要特征的综合征。包括废用性肌萎缩、关节挛缩、心肺功能下降、骨质疏松、压疮、肩部问题、直立性低血压、深静脉血栓形成等。中医学将这些继发的情况称之为中风变证。卒中后偏瘫使活动减少引起肌容积缩小、肌力和耐力下降称为废用性肌萎缩。保持肌力，防止肌萎缩最好的办法是主动运动。由于关节、软组织、肌肉缺乏活动或被动运动范围受限导致关节挛缩，造成关节变形，诱发疼痛，增加跌倒风险，使患者肢体功能下降、信心丧失。在卒中急性期，良肢位摆放、体位变换、被动运动是重要的预防关节挛缩措施。卒中患者的心肺功能明显下降，使运动耐力下降，易发生肺部感染。卒中后卧床和自主神经功能障碍患者常出现直立性低血压，应尽可能避免长期卧床，早期进行坐位训练。

第一节　感　染

卒中后最常见的感染是卒中相关性肺炎、尿路感染和压疮感染。

一、卒中相关性肺炎

德国的Hilker等于2003年提出了卒中相关性肺炎的概念。卒中相关性肺炎（stroke associated pneumonia，SAP）是指原无肺部感染的卒中患者罹患感染性肺实质（含肺泡壁即广义上的肺间质）炎症。卒中后肺炎的发生率为7%～22%，是卒中死亡的重要危险因素之一，并导致医疗费用急剧增加。卒中诱导免疫抑制是SAP的重要因素之一。其他危险因素有年龄、性别、卒中的严重程度、类型、部位、意识水平、喂养方式、心房颤动、糖尿病、吞咽障碍以及是否机械通气等。

临床诊断的依据为卒中发生后胸部影像学检测发现新出现或进展性肺部浸润性病变，同时合并2个以上临床感染症状：①发热≥38℃；②新出现的咳嗽、咳痰或原有呼吸道疾病症状加重，伴或不伴胸痛；③肺实变体征，和（或）湿啰音；④外周血白细胞≥10×10⁹/L或≤4×10⁹/L，伴或不伴核左移。同时排除某些与肺炎临床表现相近的疾病如肺结核、肺部肿瘤、非感染性肺间质病、肺水肿、肺不张、肺栓塞等。在临床上通常应用气管内吸引、肺泡灌洗、保护性毛刷采集下呼吸道标本，并进行细菌定量培养；3种标本分别采用10⁶CFU/ml、10⁴CFU/ml、10³CFU/ml为阈值。超过阈值浓度生长的细菌判断为病原菌，低于阈值浓度的为定植或污染菌。应尽可能采用病原学诊断方法，以提高卒中相关性肺炎诊断的准确性。

在临床中应当重视鼻饲管的管理。鼻饲管错位（如置于食管或误入支气管）可导致SAP。X线检查是判断鼻饲管位置的金标准，昏迷、镇静、咳嗽反射减弱或消失的患者首次鼻饲前应进行X线检查核实鼻饲管的位置；如果鼻饲过程中发生误吸或者怀疑鼻饲管移位，应再次通过X线检查核实鼻饲管位置。临床置管时可采用简易方法判断鼻饲管位置是否正确。如用注射器向鼻饲管内快速推入空气，通过听诊上腹部来判断鼻饲管位置；将鼻饲管外口浸入清水中，看有无规律连续的气泡判断是否误入呼吸道。应注意鼻饲管的深度。存在幽门梗阻、胃瘫、食管反流或者误吸的患者，采用幽门后置管喂养的方式可以减少SAP的发生。持续仰卧位会增加胃食管反流和误吸的风险。进行肠内营养时床头抬高30°～45°可以显著降低吸入的发生。定期监测胃内容物残留量有助于预防吸入性肺炎。

目前不主张预防性应用抗生素，而应积极治疗卒中及改善其所致的意识障碍、吞咽障碍，加强基础护理、无菌操作。医务人员接触患者前后应规范化洗手，戴手套和口罩，必要时穿隔离衣、戴护目镜，特殊患者可以入住隔离房间。尽量减少质子泵抑制剂或H₂受体阻滞剂的使用。帮助患者翻身叩背、清洁口腔、痰液引流等可预防SAP。应用溴己新、氨溴索等药物稀释痰液；定时翻身、叩背、变换体位和吸痰，促进分泌物排出；痰液淤积或有明确吸入者可用支气管镜吸引。早期进行吞咽功能评估、筛查、康复，尽早开始肠内营养支持，给予易消化、营养丰富的食物或营养液，维持水电解质平衡，不能肠内营养者可以进行肠外营养。对低氧血症应给予持续低流量吸氧，必要时给予机械通气；动态监测血气分析，最好使氧分压保持在60mmHg以上。需要气管插管或者机械通气的患者尽量避免选择经鼻气管插管，缩短机械通气时间，有条件时行声门下吸引，尽早拔管。体温＞38℃给予退热（药物或者物理降温）、补充液体，止咳、平喘。

一旦临床怀疑SAP，应该经验性选择抗生素治疗。初始经验性选择抗生素前应该及时留取标本做病原学检查及药敏试验，为进一步调整抗生素提供可靠的依据。初始经验性抗

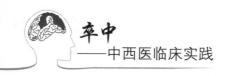

生素选择应该考虑到药物的抗菌谱、抗菌活性、药物代谢动力学以及当地流行病学特点等因素（表12-1-1）。广谱青霉素-β内酰胺酶抑制剂的复合制剂（哌拉西林-他唑巴坦、阿莫西林-克拉维酸、替卡西林-克拉维酸、氨苄西林-舒巴坦、哌拉西林-舒巴坦等）是经验性治疗SAP的常用药物；重症患者首选碳青霉烯类抗生素（亚胺培南、美罗培南等），再根据病原学检查结果采取降阶梯治疗策略。发病前长期在护理院生活的患者或曾经有抗生素接触史者感染耐甲氧西林金黄色葡萄球菌的概率较高，可以应用万古霉素或利奈唑胺。不动杆菌的感染率仅次于铜绿假单胞菌，且耐药率逐年升高，可应用碳青霉烯类抗生素或舒巴坦制剂。SAP伴真菌的感染主要是白色念珠菌和光滑念珠菌。真菌感染病情复杂，需要根据确切的病原学检查结果选择药物，不应常规经验性应用抗真菌药物。

初始治疗应该选用静脉制剂，一旦临床症状改善且胃肠道功能正常即改为口服制剂，疗程最短5天，平均7～10天。金黄色葡萄球菌、铜绿假单胞菌和不动杆菌很难清除，传统的10～21天的疗程更为可靠。可通过白细胞计数、体温等指标判断肺炎临床缓解，综合分析指导临床用药。对于重症SAP，胸部X线的改善往往滞后于临床指标，用其判断临床有无改善的价值是有限的。经过有效的治疗，SAP通常在48～72小时就有明显的临床改善。获得临床改善时不应调整抗生素方案。72小时后应根据病原学结果降阶梯选用窄谱抗生素。

表 12-1-1　SAP 抗菌药物参考剂量

抗菌药物	参考剂量	抗菌药物	参考剂量
哌拉西林-他唑巴坦	4.5g/6～8h	庆大霉素	7mg/（kg·d）
氨苄西林-舒巴坦	1.5g/6～8h	妥布霉素	7mg/（kg·d）
阿莫西林-克拉维酸	1.2g/8h	阿米卡星	20mg/（kg·d）
替卡西林-克拉维酸	3.2g/8h	左氧氟沙星	400～500mg/d
哌拉西林-舒巴坦	2.5g/6～8h	莫西沙星	400mg/d
头孢曲松	2～4g/d	万古霉素	15mg/（kg·12h）
头孢哌酮-舒巴坦	2～3g/12h	利奈唑胺	600mg/（kg·12h）
头孢吡肟	1～2g/6～8h	替考拉宁	负荷量400mg/d
头孢他啶	2g/8h		维持量200mg/d
亚胺培南	0.5g/6～8h	甲硝唑	0.5g/8～12h
美罗培南	1g/6～8h		

中医称SAP为中风咳嗽，发热、痰多时往往符合痰热壅肺，后期演变为痰湿蕴肺，感染控制后，邪气渐衰而正气亦损，表现为肺阴亏虚或肺气亏虚。可给予如下辨证治疗。

（1）痰热壅肺：咳嗽气粗，痰多稠黄，烦热口干，舌质红，苔黄腻，脉滑数。治法：清肺化痰，止咳平喘。方选清金化痰汤（《统旨方》）加减：黄芩30g，栀子12g，桑白皮15g，桔梗9g，鱼腥草30g，金荞麦60g，甘草3g。咳逆胸满，痰涌便秘加葶苈子6g，芒硝10g；痰热伤津加南沙参30g，天门冬15g，天花粉30g；咳吐不爽加远志6g，海浮石15g。或可选用宣白承气汤（《温病条辨》）加减：生石膏30g（先煎），大黄10g，杏仁10g，瓜蒌30g。

（2）痰湿蕴肺：咳声重浊，痰多色白，晨起为甚，胸闷脘痞，纳少，舌苔白腻，脉滑。治法：燥湿化痰，理气止咳。方选二陈汤（《太平惠民和剂局方》）合三子养亲汤（《杂病广要》引《皆效方》）加减：法半夏10g，陈皮15g，茯苓20g，苏子10g，白芥子6g，莱菔子10g，炙甘草5g，生姜7片，乌梅1个。胸闷脘痞加苍术15g，厚朴15g；寒痰致痰黏白如泡沫，怯寒背冷加干姜15g，细辛3g；脾虚加党参30g，白术30g；兼有表寒加紫苏15g，荆芥15g，防风10g。

（3）肺阴亏虚：咳久痰少，咯吐不爽，痰黏或夹血丝，咽干口燥，手足心热，舌红少苔，脉细数。治法：甘寒生津，清养肺胃。方选沙参麦冬汤（《温病条辨》）加减：北沙参10g，玉竹10g，麦门冬10g，天花粉15g，扁豆10g，桑叶6g，生甘草3g。咳甚加川贝6g，杏仁9g，百部9g；内热盗汗加地骨皮30g，丹皮15g；久咳肺气不敛加五味子6g，诃子9g；气虚语声低微加太子参30g，黄芪30～60g。

（4）肺气亏虚：病久咳声低微，伴喘促，咳痰清稀色白，纳少，气短胸闷，神疲乏力，自汗畏寒，舌质淡，脉细无力。治法：益气健脾，燥湿化痰。方选六君子汤（《医学正传》）：人参9g，白术9g，茯苓9g，炙甘草6g，陈皮3g，半夏4.5g。咳甚加枇杷叶15g，款冬花15g；咽痒加牛蒡子10g，蝉蜕10g。

二、尿路感染

卒中后发生膀胱功能障碍很常见，包括尿潴留和尿失禁，可能是卒中后各种相关损害的综合结果。住院期间40%～60%中重度卒中患者发生尿失禁，29%发生尿潴留。年龄的增长、卒中严重程度、并发糖尿病或其他的残障性疾病都会增加卒中后尿失禁的危险性。

卒中患者在急性期留置尿管便于液体的管理，防止尿潴留，减少皮肤破溃，这些也是留置尿管的指征。内置导尿管是一种通过尿道插入到膀胱的引流管，放置于膀胱中并与封闭的尿液收集系统连接。尿路感染（urinary tract infection，UTI）主要继发于因尿失禁或尿潴留留置导尿管的患者，约5%出现败血症，与卒中预后不良有关。导尿管相关性尿路感染定义为留置导尿管后或拔除留置导尿管48小时内发生的尿路感染（表12-1-2）。

卒中后早期即应评估有无排尿障碍，尤其是在急诊室就应给予高度重视。尿失禁者应尽量避免留置尿管，可定时使用便盆或便壶，白天每2小时1次，晚上每4小时1次。男性患者可使用外置导尿管。外置导尿管是一种装在或者黏附在患者外生殖器上的尿液收集装置，并与尿液引流管和收集袋附连。最常用的外置导尿管是一种带有软质阴茎护套的导管。尿潴留者应测定膀胱残余尿，排尿时可在耻骨上施加压力加强排尿，必要时可间歇性导尿或留置导尿。按摩并刺激排尿点（前正中线上脐与耻骨连线的中点）有助于排尿。一般选用14-18F导尿管，前列腺肥大者应选型号较细的导尿管。导尿强调无菌操作，可使用银合金涂层导尿管，但导尿管应尽早拔除。拔除导尿管后48小时应常规检测尿液标本以监测导尿管相关性尿路感染是否发生。应强化留置导尿管期间导尿管的管理和导尿管相关性尿路感染的监测。保持密闭的引流系统，保持导管及引流管通畅，保持收集袋低于膀胱水平，保持尿道口周围的清洁。定期清空收集袋，不必要常规固定间隔时间更换导管、膀胱冲洗和预防性使用抗生素。检测尿液标本时应保持无菌操作。长期留置者应注意导管阻塞的问题，使用硅树脂导管比乳胶导管好，或使用具有聚四氟乙烯涂层的导管可预防或减少导管生垢。

引起尿路感染的病原体来源包括内源性（主要来自直肠、阴道定植菌）和外源性（如通过污染的医务人员手和污染的器械）。病原微生物或通过管道外途径，沿尿道内导管外面移行，或通过管道内途径，从污染的尿液收集袋或导管-引流管连接沿导管内部移行进入泌尿道。延长导尿管留置时间可在导管和引流系统表面形成生物膜，随时间推移生物膜固着在导尿管上。病原微生物便寄居于生物膜，不易被抗菌药物杀灭并对人体防御产生抗性，如果不拔除导管几乎不可能被根除。

发生尿路感染者应给予抗生素治疗。根据感染部位分为上尿路感染（肾盂肾炎）、下尿路感染（膀胱炎、尿道炎）。给予抗菌药物前留取清洁中段尿，做细菌培养及药敏试验。初治时按常见病原菌给药；获知药敏试验结果后，必要时调整用药（表12-1-3）。

急性下尿路感染，治疗宜用毒性小、口服方便、价格较低的抗菌药物，疗程通常为3～5天。急性肾盂肾炎伴发热等全身症状明显的患者宜注射给药，疗程至少14天，一般2～4周；热退后可改为口服给药。

患者没有症状，但在1周内有内镜检查或导尿管置入，尿液培养G^+球菌菌落数$\geq 10^4$CFU/ml、G^-球菌菌落数$\geq 10^5$CFU/ml，应当诊断为无症状性菌尿症。

中医称尿潴留为癃闭，病机关键是膀胱气化不利，尿失禁的病机关键是膀胱气化失司，与肺、脾、肾有密切关系，由脏腑功能失调所致，尤其是肾气不足。针刺八髎、会阳、肾俞，艾灸关元、气海可获得一定改善。中医称卒中后尿路感染为中风淋证，病机关键是湿邪，可蕴热下注。导尿管给予外邪入袭的途径，湿热内侵亦可引起。可给予如下辨证治疗。

（1）膀胱湿热：小便频数短涩，灼热刺痛，尿色黄赤，少腹拘急胀痛，或畏寒发热，口苦呕恶，或腰痛拒按，或有大便秘结，苔黄腻，脉滑数。治法：清热利湿。方选八正散（《太平惠民和剂局方》）加减：木通10g，车前子12g（包煎），萹蓄12g，瞿麦12g，栀子10g，黄柏10g，忍冬藤20g，滑石30g（包煎），大黄10g，甘草10g。便秘腹胀加枳实

表 12-1-2　导尿管相关尿路感染诊断标准

临床诊断标准
　　尿频、尿急、尿痛等膀胱刺激症状，包括下腹触痛、肾区叩痛，伴有或不伴有发热
　　尿检白细胞男性≥5个/高倍视野，女性≥10个/高倍视野
病原学诊断标准
　　在临床诊断的基础上，符合以下条件之一：
　　中段尿或导尿留取尿样细菌培养G^+球菌菌落数≥10^4CFU/ml、G^-球菌菌落数≥10^5CFU/ml
　　耻骨联合上膀胱穿刺留取尿样细菌培养菌落数≥10^3CFU/ml
　　新鲜尿液标本经离心应用相差显微镜检查，每30个视野中有半数视野见到细菌
　　经手术、病理学或者影像学检查，有尿路感染证据

表 12-1-3　《抗菌药物临床应用指导原则》膀胱炎和肾盂肾炎的病原治疗

疾病	病原	宜选药物	可选药物
膀胱炎	大肠埃希菌	呋喃妥因，磷霉素	头孢氨苄，头孢拉定，复方磺胺甲噁唑，氟喹诺酮类*
	腐生葡萄球菌	头孢氨苄，头孢拉定	呋喃妥因、磷霉素
	肠球菌属	阿莫西林	呋喃妥因
肾盂肾炎	大肠埃希菌等肠杆菌科细菌	氨苄西林/舒巴坦，阿莫西林/克拉维酸	氟喹诺酮类*、第二代或第三代头孢菌素
	克雷伯菌属	第二代或第三代头孢菌素	氟喹诺酮类*
	腐生葡萄球菌	头孢唑啉，头孢拉定	头孢呋辛
	肠球菌属	氨苄西林	万古霉素或去甲万古霉素
	铜绿假单胞菌	环丙沙星、哌拉西林±氨基糖苷类	头孢他啶或头孢哌酮＋氨基糖苷类
	念珠菌属	氟康唑	两性霉素B

注：*大肠埃希菌对本类药物耐药株在50%以上，必须根据细菌药敏试验结果选用。

15g；寒热口苦腰痛加连翘10g，蒲公英15g；尿中夹有砂石，小便艰涩，腰腹绞痛加金钱草30g，海金沙30g；小便热涩刺痛，尿色深红或夹有血块加小蓟10g，白茅根30g，藕节15g。

（2）肾气不固：小便浑浊，或伴有絮状物，病久不愈，反复发作，涩痛不甚，形体消瘦，头昏无力，腰膝酸软，舌淡苔腻，脉细无力。治法：补肾益气，固涩肾精。方选巩堤丸（《景岳全书》）加减：熟地20g，酒煮菟丝子20g，炒白术20g，五味子10g，酒炒益智仁10g，酒炒补骨脂10g，制附子10g（先煎），茯苓10g，韭菜子10g。大便干结加当归10g，肉苁蓉15g；腰痛加杜仲15g，续断15g；阳痿加锁阳15g，淫羊藿15g；小便频数而浊加桑螵蛸10g，草薢10g。

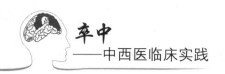
三、压疮

压疮（pressure ulcers）是由于长期卧床、局部皮肤软组织持续受压引起神经营养及血液循环障碍，导致组织缺血缺氧、代谢障碍而发生变性坏死的病理过程。引起压疮的主要物理因素是压力、摩擦力、剪切力，多发生于易受压迫及摩擦的部位，如骶尾部、足跟、坐骨结节等处，皮肤破损后易继发感染。大约9%的住院卒中患者和23%在家庭护理的卒中患者会发生皮肤压疮。压疮很难处理而且费用昂贵，通常导致疼痛、皮肤受损、感染，并延长住院时间。早期识别压疮高危患者并由护理人员参与合作来预防压疮至关重要。

对卒中患者进行压疮危险性评估，至少每天检测一次，可采用标准的评价方法如Braden量表（表12-1-4）。压疮高危患者可能具有以下情况：自主活动能力受损；糖尿病；外周血管疾病；尿便失禁；体重指标过高或过低；感觉障碍；并发其他恶性疾病。在压疮评估工具中，Braden评分量表更适合于神经科患者。其评分范围在6～23分，分值越少，提示患者器官功能越差，发生压疮的危险性越高。15～18分提示轻度危险，13～14分提示中度危险，10～12分提示高度危险，9分及以下提示极度危险。

压疮分级见表12-1-5。

表 12-1-4　Braden 评分量表

评分内容	评分标准			
	1分	2分	3分	4分
感觉	完全受限	非常受限	轻度受限	未受损害
潮湿	持久潮湿	非常潮湿	有时潮湿	很少潮湿
活动	卧床不起	局限座椅	偶尔步行	经常步行
移动	完全不能	严重受限	轻度受限	不受限
营养	非常差	可能不足	适当	良好
摩擦力和剪切力	有问题	有潜在问题	无明显问题	

表 12-1-5　压疮分级（美国压疮国家咨询委员会分级）

第 I 阶段	皮肤完整，有不消退的红斑，为皮肤溃疡损伤的前兆
第 II 阶段	皮肤部分受损，累及表皮和（或）真皮，表浅溃疡在临床上表现为擦伤、水疱或浅的凹陷
第 III 阶段	皮肤全层受损，有皮下组织坏死或受损，深达但未穿透筋膜，临床上表现为较深的坑状伤口，可有或没有穿通至邻近组织
第 IV 阶段	皮肤全层受损，广泛损伤组织坏死，可伤及肌肉、骨骼或支持性结构（肌腱、关节、关节囊）

通过摆放适当的体位，定时翻身，做好皮肤护理，按摩皮肤，应用气垫床和海绵垫，酌情使用预防压疮的敷料，及时清理大小便，改善全身营养状况来预防压疮。应避免使用圆形气圈。一旦发生压疮需要综合处理，包括改善营养状况，积极控制感染，治疗原发疾病，定时翻身，使用减压装置，根据压疮的不同分期选择合适的新型敷料，清创换药及合适的物理因子治疗。深达骨质，保守治疗不佳的压疮可采用外科手术处理。

中医称之为中风压疮，明代申斗垣1604年在《外科启玄》中指出压疮"乃久病着床之人挨擦摩破而成"。气血亏虚，受压部位气血失于流通，不能营养肌肤，以致引起局部坏死。破损后易于染毒。初起可见受压部位皮肤发红、紫黯，迅速形成黑色腐肉，出现局限性浅表溃疡，痛或不痛，周围皮肤肿势平坦散漫，少有滋水，此时避免继续受压和积极治疗多可痊愈。如黑腐蔓延不止，溃疡日见深大，肿势继续发展，则溃出脓臭稀薄，或如粉浆污水。日久多致伤筋损骨，秽气熏人，常伴精神萎靡、神疲体倦、不思饮食等脾胃俱败之候。治疗多采用内外同治，遵循疮疡消、托、补三法，可给予如下辨证治疗。

（1）气滞血瘀：局部皮肤出现褐色红斑，继而紫黯红肿，或有破损，感觉减退或麻木，轻触痛，解除压力后不能缓解，伴心烦易怒，两胁胀满，口苦咽干，苔薄白，脉弦滑。治法：活血化瘀，行气导滞。内治方选血府逐瘀汤（《医林改错》）加减：川芎10g，当归10g，生地10g，赤芍10g，桃仁10g，红花10g，枳壳10g，柴胡10g，桔梗10g，牛膝10g，夏枯草15g，炙甘草5g。热毒重合五味消毒饮（《医宗金鉴》）：金银花15g，野菊花20g，天葵子10g，紫花地丁15g，蒲公英20g；疼痛剧烈加乳香10g，没药10g；脓成加黄芪20g，白芷9g，生薏苡仁30g。外治方选金黄膏（《医宗金鉴》）加减：天花粉500g，姜黄250g，白芷250g，苍术100g，南星100g，甘草100g，大黄250g，黄柏250g，厚朴100g，陈皮100g，麻油2500ml，黄丹750～1050g。以麻油浸泡48小时，文火先炸前六味中药，后炸后四味中药至表面深褐色，取出中药过滤药渣，剩下的麻油放入黄丹成膏状物，外用。

（2）蕴毒腐溃：压疮溃烂，腐肉及脓水较多，或有恶臭，重者溃烂可及筋骨，四周漫肿，伴有发热或低热，口苦且干，形神萎靡，不思饮食，舌红苔少，脉细数。治法：活血祛腐，解毒生肌。内治方选托里消毒散（《校注妇人良方》）加减：人参15g，生黄芪20g，川芎10g，当归10g，白芍10g，白术10g，金银花15g，茯苓15g，白芷10g，桔梗10g，皂刺10g，炙甘草5g。肉腐不脱加穿山甲3g（研末冲服）。外治方选生肌玉红膏（《外科正宗》）加减：白芷15g，甘草36g，当归身60g，血竭12g，轻粉12g，蜂蜡60g，紫草6g，麻油500g，制成软膏外用。

（3）气血两虚：疮面腐肉难脱，或腐肉虽脱，新肌色淡，愈合缓慢，伴面色㿠白，神疲乏力，纳差食少，舌质淡，苔少，脉沉细无力。治法：补益气血，生肌长肉。内治方

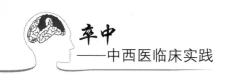

选八珍汤（《瑞竹堂经验方》）加减：党参30g，白术20g，茯苓15g，生黄芪30g，生地10g，当归10g，赤芍10g，川芎10g，炙甘草5g。患肢酸痛，步履不便加丝瓜络10g，牛膝10g，桑枝20g，防己15g；脓腐不透加穿山甲10g，青皮10g，白芷9g。外治方选生肌膏加减：川芎30g，生地30g，穿山甲30g，白芷30g，独活30g，赤芍30g，生白附子30g，当归30g，木鳖子30g，大麻子30g，大黄30g，黄柏30g，苍术30g，苦参30g，白蔹30g，赤小豆30g，用香油10斤，炸枯，去渣，炼至滴水成珠，加黄丹收膏，外用。

（郭晋斌　杨路庭）

第二节　胃肠道问题

胃肠道是人体能量摄取的主要途径，卒中后伴见的胃肠道问题比较突出。饮食摄入方面可出现吞咽障碍，是卒中本身的直接表现之一。大部分患者因卧床会出现便秘，一部分患者甚至出现不完全性肠梗阻。在大面积脑梗死或严重脑出血时往往出现上消化道出血。因脑损伤还会出现大便失禁。

一、上消化道出血

卒中相关的上消化道出血包括应激性溃疡和抗血小板药物所致消化道损伤。

1. 应激性溃疡　应激（stress）是指机体在受到某种内外环境因素刺激时出现的以交感-肾上腺髓质和下丘脑-垂体-肾上腺皮质轴兴奋为主的非特异性全身反应。交感-肾上腺髓质兴奋使儿茶酚胺（肾上腺素、去甲肾上腺素、多巴胺）分泌增多；下丘脑-垂体-肾上腺皮质轴兴奋使糖皮质激素分泌增多。儿茶酚胺增多使心率加快，血压升高，血糖升高（促进糖原分解），血流重新分配（心、脑、骨骼肌增多，其他器官减少），支气管扩张；糖皮质激素增多以维持循环系统对儿茶酚胺的反应性，并使血糖升高（促进蛋白质分解，糖异生增加）。

应激性溃疡是患者在应激情况下出现的胃、十二指肠黏膜的急性病变，主要表现为胃、十二指肠黏膜的糜烂、浅溃疡、渗血等，少数溃疡可较深或穿孔。病变仅累及黏膜层时为糜烂，累及黏膜下层以下时为溃疡。当溃疡侵蚀大血管时可引起大出血。应激时儿茶酚胺分泌增多，胃肠黏膜缺血，一方面上皮细胞不能产生足量的碳酸氢盐和黏液，胃黏膜屏障受到破坏，H^+顺浓度差从胃腔向黏膜内反向弥散；另一方面胃黏膜血流减少使反向弥散至黏膜内的过量H^+不能被血流中的碳酸氢盐所中和或被携走，从而造成损伤。合并酸中毒或胆汁反流者，可促进应激性溃疡的发生。酸中毒时，血流对黏膜内H^+的缓冲能力降低；胆汁反流可损伤黏膜的屏障功能。如将胃腔内pH维持在3.5以上，可不形成应激性溃疡。

出现应激性溃疡时，需快速评估出血量及引发的病理生理改变。应暂停饮食摄入，静脉给予质子泵抑制剂（PPI）等抑酸药物以提高胃腔内pH。留置鼻胃管，一方面可观察出血情况（表12-2-1），另一方面可通过鼻胃管给予药物治疗。绝对卧床，避免呕血误吸。开放静脉通路，积极液体复苏，先输入晶体液，后输入胶体液，需输血者紧急配血。心电图、血压、血氧饱和度监测可帮助判断循环情况。输血指征为收缩压<90mmHg或较基础血压下降>30mmHg；血红蛋白<70g/L；红细胞比容<25%；心率>120次/分。每输入600ml库存血应静脉补充葡萄糖酸钙10ml。液体复苏及输血治疗应达到的目标为收缩压90～120mmHg；脉搏<100次/分；尿量>40ml/h；血Na^+<140mmol/L；神志清楚或好转；无明显脱水貌；血红蛋白>80g/L；红细胞比容25%～30%。积极补液后可使用多巴胺改善重要脏器血液灌注。

表 12-2-1 上消化道出血病情严重程度分级

分级	失血量（ml）	血压（mmHg）	心率（次）	血红蛋白（g/L）	症状	休克指数
轻度	<500	基本正常	正常	无变化	头昏	0.5
中度	500～1000	下降	>100	70～100	晕厥、口渴、少尿	1.0
重度	>1500	收缩压<80	>120	<70	肢冷、少尿、意识模糊	>1.5

注：休克指数＝心率/收缩压

抑酸药物能提高胃腔内pH，促进血小板聚集和纤维蛋白凝块形成，避免血凝块过早溶解，有利于止血和防止再出血，并能够治疗溃疡。胃壁细胞存在H^+-K^+-ATP酶（质子泵），后者激活磷酸化时将H^+转移至细胞外，与细胞外K^+结合将其转移至细胞内。奥美拉唑是1987年诞生的第一代PPI，之后先后有第二代的兰索拉唑，第三代的泮托拉唑、雷贝拉唑等上市。第三代PPI与肝脏CYP450酶系统的亲和力弱，与其他药物的相互作用较少而更安全。常用的有奥美拉唑（80mg静脉推注后以8mg/小时输注持续72小时）、泮托拉唑（40mg/次，1～2次/日）、埃索美拉唑（80mg静脉推注后以8mg/小时输注持续72小时）。壁细胞还存在组胺H_2受体，组胺激活H_2受体使细胞内环腺苷酸（cAMP）水平增高，激活H^+-K^+-ATP酶，促进胃酸分泌。H_2受体阻滞剂（H_2RA）通过阻滞壁细胞H_2受体抑制胃酸分泌。西咪替丁抑制肝药酶，药物相互作用较多。雷尼替丁（50mg/次，1次/6～8小时，静脉缓慢推注）、法莫替丁（20mg/次，2次/日，静脉缓慢推注）对肝药酶抑

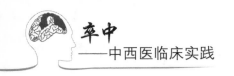

制弱，药物相互作用较少。也可鼻饲云南白药或凝血酶。

出血早期血红蛋白测定、红细胞计数、红细胞比容可无明显变化；出血2～5小时，白细胞可升高达（10～20）×10^9/L，出血停止后2～3天可恢复正常；大量血液分解产物在肠道吸收会引起血尿素氮升高，常于出血后数小时开始升高，24～48小时达高峰，3～4天后降至正常。如活动性出血已停止、血容量已纠正，但尿量仍少、血尿素氮居高不下，应考虑肾功能衰竭。提示活动性出血的征象有呕血或黑便的次数增多，呕吐物由咖啡色转为鲜红色或黑色干便转为稀便或暗红血便，或伴肠鸣音活跃；经快速补液输血，休克表现无明显改善，或暂时好转后又恶化；血红蛋白测定、红细胞计数、红细胞比容持续下降，网织红细胞持续增高；胃管抽出物有较多新鲜血；补液与尿量充足情况下，血尿素氮持续或再次升高。

中医称之为中风呕血和便血，多为肝阳上亢，胃气冲逆所致。如出血量大，则气随血失，可出现脾不统血。可给予如下辨证治疗。

（1）肝胃郁热：吐血量多，色红或紫黯，胃脘痞胀灼热，口臭便秘，或大便呈柏油状或黯红色，心烦易怒，舌质红，苔黄，脉弦滑数。治法：泻火止血。方选泻心汤（《金匮要略》）加减：大黄15g，黄连15g，黄芩30g，每日1～3剂，水煎服。血色鲜红加侧柏叶10g，生藕汁30ml，白及15g；烦躁不安，面色红加龙胆草15g，钩藤30g，栀子15g。也可给予犀角地黄汤（《外台秘要》引《小品方》）加减：水牛角30g（先煎），生地30g，赤芍15g，丹皮9g。

（2）脾不统血：吐血反复不止，时轻时重，血色黯淡，胃脘隐痛，喜按，神疲畏寒，心悸气短，自汗，便溏色黑，面色苍白，舌质淡，苔白，脉弱。治法：益气摄血。方选归脾汤（《正体类要》）加减：人参30g，茯苓15g，白术15g，黄芪15g，当归10g，远志10g，郁金10g，酸枣仁15g，木香10g，龙眼肉15g，炙甘草10g，每日1剂，水煎服。气虚下陷，小腹坠胀加升麻3g，柴胡3g；出血多致血虚明显加阿胶15g（烊化）、何首乌15g、白芍30g；潜血持续阳性加白及15g，三七粉6g冲服。

2. 抗血小板药物所致消化道损伤　小剂量阿司匹林（75～100mg/d）广泛应用于缺血性卒中的防治。阿司匹林通过直接破坏胃肠黏膜屏障及使白三烯等物质释放增加等局部作用，和抑制胃黏膜环氧化酶（COX）活性减少前列腺素（PG）生成等全身作用来引起消化道损伤，可出现从轻微消化不良到致命性消化道溃疡出血和穿孔的不同程度表现。氯吡格雷不直接损伤消化道黏膜，但阻碍已受损消化道黏膜的愈合。使用抗血小板药物易发生消化道损伤的人群包括65岁以上的老年人；有消化道溃疡、出血病史者；有消化不良或胃食管反流症状者；抗血小板药物联合治疗者；合用华法林等抗凝药物治疗者；合用非甾体抗炎药物（NSAIDs）或糖皮质激素者；合并幽门螺旋杆菌（Hp）感染及吸烟、饮酒者。

阿司匹林引起的消化道损伤多发生于开始用药的12个月内，3个月时是高峰。年龄越大，出现的概率越高，小剂量阿司匹林（75mg/d）的消化道溃疡穿孔发生率年龄≤65岁者为0.1‰，>65岁者为1.07‰。Hp感染可加重阿司匹林的消化道损伤作用，故条件允许时在开始抗血小板药物治疗前应检测并根除Hp。可使用^{13}C或^{14}C呼吸试验进行筛查。应注意检测前需停用抗菌药物及铋剂至少4周，停用PPI至少7天。

抗血小板药物消化道损伤高危患者包括Hp阳性的具有消化道溃疡及并发症病史、消化道出血史、抗血小板联合治疗或合用抗凝治疗三项之一者。无论Hp是否阳性的年龄≥65岁、使用糖皮质激素、消化不良或胃食管反流病三项之二者，应在使用抗血小板药物的前6个月联合使用PPI，6个月后改为H_2RA或间断使用PPI。氯吡格雷和大多数PPI在肝脏的转化涉及CYP2C19，PPI对CYP2C19具有竞争性抑制作用。其中泮托拉唑和雷贝拉唑的抑制作用最弱。应尽量避免使用对CYP2C19抑制作用强的奥美拉唑和埃索美拉唑。

使用抗血小板药物发生消化道损伤后是否停用抗血小板药物应权衡患者的血栓和出血风险。对于阿司匹林导致的消化道出血、溃疡，应采用阿司匹林联合PPI，不必采用氯吡格雷替代阿司匹林。发生消化道出血、溃疡者，应积极使用PPI等抑酸药物和黏膜保护剂治疗，并筛查根除Hp，必要时输血。血流动力学稳定、红细胞压积>25%或血红蛋白水平>70 g/L患者不应输血。

目前使用的根除Hp四联方案为标准剂量PPI＋标准剂量铋剂（餐前半小时服）＋2种抗生素（餐后即服）。其中标准剂量PPI包括奥美拉唑20mg、兰索拉唑30mg、泮托拉唑40mg、雷贝拉唑20mg、埃索美拉唑20mg，均为2次/日；标准剂量铋剂为枸橼酸铋钾220mg，2次/日；2种抗生素包括阿莫西林（1000mg，2次/日）＋克拉霉素（500 mg，2次/日）、阿莫西林（1000mg，2次/日）＋左氧氟沙星（500 mg，1次/日或200mg，2次/日）、阿莫西林（1000mg，2次/日）＋呋喃唑酮（100 mg，2次/日）、四环素（750mg，2次/日）＋甲硝唑（400 mg，2次/日或3次/日）或呋喃唑酮（100 mg，2次/日）。疗程为10～14天。根除治疗前应停服PPI不少于2周，停服抗菌药物、铋剂不少于4周，方案选择应考虑患者的既往抗菌药物应用史（克拉霉素、左氧氟沙星、甲硝唑易耐药）、吸烟（降低疗效）、药物过敏与潜在不良反应、伴随疾病（影响药物代谢、排泄，增加不良反应）和年龄（高龄者不良反应增加）。

二、便秘与肠梗阻

一部分卒中患者会发生大便失禁，但是大多数在2周后消失，持续的大便失禁被认为是预后不良的指征。但卒中后比大便失禁更常见的是便秘和肠梗阻。胃肠神经支配包括内在神经系统和外来神经系统，二者相互协调，共同调节胃肠功能。内在神经系统指肠神经系统，是自主神经的一部分。在胃肠壁内，肠神经元组成肠神经节，肠神经节形成肌间神经丛（位于胃肠管外层的纵行肌与环形肌之间，支配纵行肌和环形肌）和黏膜下神经丛

（位于胃肠黏膜下，支配腺上皮、小肠内分泌细胞、黏膜下血管）。这些多达8亿～10亿的神经元组成"肠脑"网络体系，释放多种神经递质与神经调解物质。肠神经系统通过神经元和神经递质与中枢神经系统联系，将胃肠感觉信息传到大脑，又使胃肠活动受控于脑的协调整合之下。外来神经系统包括支配胃肠的传出神经和传入神经。传入神经为迷走神经，终止于脑干的孤束核。传出神经一类为自主神经（交感神经和副交感神经），效应器为胃肠平滑肌；另一类为中枢神经系统的运动神经元，效应器为胃肠的口腔、咽、食管上段肌肉及肛门外括约肌（这些肌肉为横纹肌）。胃肠交感神经发自脊髓T5至S2的侧角，经脊旁交感神经链，在腹腔神经节、肠系膜上神经节内换元，节后肾上腺素能纤维止于肠神经元或肠平滑肌细胞，通过去甲肾上腺素直接抑制或经肠神经元抑制胃肠平滑肌。胃肠副交感神经发自延髓和骶髓。延髓迷走神经运动背核的副交感神经节纤维行走于迷走神经干内，出颅后少数纤维支配口咽部，大多数纤维支配食管、胃、胰、小肠和结肠上1/2部分。骶髓2、3、4节段侧角的副交感神经纤维经盆神经支配大肠远端1/2部分。副交感神经节后神经元支配肌间神经丛与黏膜下神经丛，兴奋时增强消化道的运动。胃肠调控中枢结构主要在延髓、下丘脑、边缘系统和大脑皮质的岛叶和前额叶。孤束核是胃肠感觉传入通路中的二级神经元所在，传送胃肠感觉信号的迷走传入纤维进入延髓后终止于孤束核，并直接向下丘脑进行单突触投射。大脑皮质和边缘系统下行至下丘脑的是经过中间神经元传递的多突触性投射。岛叶与内脏感觉有关，前额叶皮质与胃肠运动控制有关。不同来源的信息在下丘脑实现脑-肠轴功能的整合与调控。当上述结构功能失调时，均可引起胃肠动力障碍。可表现为胃轻瘫、胃食管反流、动力性肠梗阻等，出现呕吐、腹胀、腹痛、腹泻、便秘等。卒中后患者可能存在肢体瘫痪、卧床不动、液体或食物摄入不当、抑郁或焦虑、神经源性肠道或不能察觉的肠道症状、缺乏移动能力、认知缺陷以及低钾血症，以上均可能引起便秘和肠梗阻。

中风病急性期需重视通畅腑气，使升降逆乱之气机恢复正常，预防腑实证的形成，防止病情进展。肠道管理的目标是保证适当的液体、容量和纤维素的摄入，帮助患者建立一个规律的如厕时间。如果该作息时间与患者以前的大便习惯相一致，训练会更有效。大便软化剂和适当的缓泻药可能是有效的。可指导患者进行腹部按摩，或采用针刺来进行防治。取穴天枢、大横、中脘、水道、归来、足三里、上巨虚、下巨虚等。采用莱菔子包热熨也可缓解腹胀便秘。

王永炎指出痰热腑实证候是中风后急性期的常见证候。痰热内蕴阻滞使胃肠气机不能顺降而成腑实，采用星蒌承气汤（全瓜蒌30g，胆南星6g，生大黄10g后下，芒硝10g冲服）化痰通腑。及时正确运用通腑法是提高中风病疗效的关键之一。采用化痰通腑法，一可通畅腑气，祛瘀通络，敷布气血，有利于半身不遂等症的好转；二可清除积滞于胃肠的痰热浊邪，使其不得上扰神明，气血逆乱得以纠正，达到防闭防脱之目的；三可急下存阴，以防阴竭于内，阳脱于外。舌苔黄腻、脉弦滑、便秘是痰热腑实证的三大主要特征，也是应用化痰通腑法的指征。大黄、芒硝剂量一般以10～15g为宜，以大便通泻、痰热积滞涤除为度，不宜过量。

（郭晋斌　杨路庭）

第三节　深静脉血栓形成

深静脉血栓形成（deep venous thrombosis，DVT）是血液在深静脉内不正常凝结引起的病症，多发生在下肢，血栓脱落可引起肺栓塞（pulmonary embolism，PE），两者合称为静脉血栓栓塞症（venous thromboembolism，VTE）。DVT和与之相关的并发症PE，是卒中后数周内非常严重的危险状况。DVT的危险因素包括静脉血流淤滞、静脉系统内皮损伤和血液高凝状态。卒中后瘫痪重、年老及心房颤动者发生DVT的比例更高，症状性DVT发生率为2%。所有卒中患者均应评价深静脉血栓的风险。卒中患者并发充血性心力衰竭，合并肥胖，既往有DVT或PE病史、肢体外伤或长骨骨折，其发生DVT的风险较大。卒中后早期运动是预防DVT的有效方法。

临床表现为患肢肿胀、疼痛，活动后加重，抬高患肢可好转。偶有发热、心率加快。血栓远端肢体或全肢体肿胀是主要特点，皮肤多正常或轻度淤血，皮温高于正常肢体。重症可呈青紫色，皮温降低。如影响动脉，可出现远端动脉搏动减弱或消失。血栓发生在小腿肌肉静脉丛时，可出现血栓部位压痛（Homans征和Neuhof征阳性）。Homans征阳性为患肢伸直，踝关节背屈时，由于腓肠肌和比目鱼肌被动牵拉，引起小腿肌肉深部疼痛；Neuhof征（即腓肠肌压迫试验）阳性为压迫小腿后方，引起小腿肌肉深部疼痛。后期血栓机化，常遗留静脉功能不全，出现浅静脉曲张、色素沉着、溃疡、肿胀等，称为DVT后综合征（postthrombosis syndrome，PTS）。急性期指发病后14天以内，亚急性期指发病15～30天，慢性期指发病30天后。

用酶联免疫吸附法（ELISA）检测血浆D-二聚体，敏感性较高（＞99%）。急性DVT时D-二聚体＞500μg/L有参考价值。但D-二聚体对静脉血栓栓塞的诊断并非特异，本身卒中时即可增高。另外如肿瘤、炎症、感染、坏死等也可产生纤维蛋白，使D-二聚体增高。对80岁以上的高龄患者D-二聚体特异性也较低。彩色多普勒超声探查的敏感性、准确性均较高，为无创检查，适用于对患者的筛选、监测。静脉造影是DVT诊断的"金标准"，可以有效判断有无血栓、血栓部位、范围、形成时间和侧支循环情况。

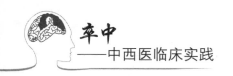
一、卒中后急性期亚急性期 DVT

鼓励卒中患者尽早活动、抬高下肢；尽量避免下肢（尤其是瘫痪侧）静脉输液。有发生DVT及PE高风险且无禁忌者，可给予预防剂量的低分子肝素（LMWH）或普通肝素（UFH），有抗凝禁忌者给予阿司匹林治疗，可联合加压治疗（弹力袜或间歇气动压力装置）预防DVT。对有抗凝禁忌的缺血性脑卒中患者，可单独应用加压治疗预防DVT和PE。对老年人和肾功能不全的患者LMWH要慎用，提示UFH在某些情况下有一定优势。

抗凝治疗是VTE的标准治疗，可抑制血栓蔓延，降低PE发生率和病死率，以及复发。对无抗凝和溶栓禁忌的DVT或PE患者，首先给予治疗剂量的肝素抗凝治疗，症状无缓解的近端DVT或PE患者可给予溶栓治疗。在治疗的第一天开始联合应用维生素K拮抗剂华法林和LMWH或UFH，在INR达到2.0后，停用肝素。对于急性DVT的患者皮下注射LMWH可替代静脉UFH的治疗。处于急性期和亚急性期的DVT患者在进行抗凝治疗的同时需进行一段时间严格的卧床休息，以防止血栓脱落造成PE，同时应抬高患肢。

应注意由于使用肝素引起的血小板减少症，在使用7～10天后要进行血小板计数检查。对有PE风险同时有抗凝禁忌的患者可考虑安置临时或永久性下腔静脉滤器。下腔静脉滤器可以预防和减少PE的发生。放置下腔静脉滤器的适应证是抗凝治疗有禁忌或有并发症的近段DVT患者，充分抗凝治疗的情况下反复发作的血栓栓塞，肝素诱发性血小板减少综合征，反复PE发作合并肺动脉高压，行肺动脉手术取栓和内膜剥脱术时同时应用。置入滤器后，应该立即进行抗凝治疗。在抗凝治疗基础上置入下腔静脉滤器虽然可减少PE的发生，但不能提高初患VTE患者的早期和晚期生存率。但随着时间的延长，放置滤器患者有更高的DVT复发的趋势。

肝素主要通过结合抗凝血酶Ⅲ来增强抗凝血酶Ⅲ抑制凝血因子Ⅱa、Ⅸa、Ⅹa、Ⅻa的方式发挥抗凝作用。肝素能够阻止血小板凝集和破坏、抑制凝血酶的激活、影响纤维蛋白原的生成。UFH是分子量不同（3000～20000D）的多聚硫酸葡糖胺的酸性黏多糖异型混合物，口服不吸收，肝素常采用静脉给药，注射后即刻起抗凝作用。代谢动力学差异非常大，半衰期与注射量成比例。UFH剂量个体差异较大，因此静脉给予UFH必须进行监测，以确保疗效和安全性。目前常用的监测是活化部分凝血活酶时间（APTT），肝素的治疗效果应尽快达到和维持抗凝前APTT的1.5～2.5倍。但APTT并不总是可靠地反映血浆肝素水平或肝素抗血栓活性。检验时可以根据相当于血浆肝素水平0.307IU/ml酰胺水解测定的抗因子Ⅹa活性确定本实验室APTT的治疗范围。有条件的医院可通过直接检测肝素水平进行剂量调整，对于要求每天需要大剂量肝素，又达不到APTT治疗范围的肝素抵抗患者，肝素的剂量可根据抗因子Ⅹa的测定来调整。间断静脉注射UFH比持续静脉给药有更高的出血风险。治疗DVT急性期时UFH的起始剂量可以一次性给予6250U，随后根据APTT结果调整UFH剂量。鱼精蛋白是从鱼类精子中提取出来的。肝素带有强负电荷，鱼精蛋白能中和其负电荷，逆转其抗凝作用。1mg鱼精蛋白大约使100IU肝素失活。鱼精蛋白半衰期短于肝素，所以鱼精蛋白失活后，可能因肝素的持续作用出现反跳性抗凝。硫酸鱼精蛋白1次用量不得超过50mg，静脉缓慢注射，10分钟用量不超过50mg。

LMWH是为克服UFH的局限性而开发的，通过酶或化学解聚UFH而获得。平均分子量5000D，其与血浆蛋白或细胞表面蛋白结合力不强，比UFH的药物代谢动力学和生物效应具有更好的预测性。皮下注射后2～6小时抗凝作用达高峰。根据体重调整剂量的LMWH皮下注射每天一次或两次，大多数患者不需要实验室监测。肾功能不全或孕妇慎用。

二、慢性期 DVT 和 PTS

慢性期DVT运动和腿部加压的患者比卧床休息的患者其疼痛和肿胀的消除速率显著要快，故不严格要求患者卧床休息。DVT患者需长期抗凝治疗以防止出现有症状的血栓发展和（或）复发性静脉血栓事件。使用维生素K拮抗剂华法林在整个治疗过程中应使INR维持在2.0～3.0，需定期监测。

应用长期抗凝治疗的最佳疗程应根据不同情况来确定。对于继发于一过性危险因素的DVT初次发作患者，应使用维生素K拮抗剂华法林至少3个月。对于无已知危险因素的DVT初次发作患者，应使用维生素K拮抗剂华法林至少6～12个月或更长时间。对于有两次以上发作的DVT患者，应长期治疗。对于长期抗凝治疗患者，应定期进行风险效益评估以决定是否继续治疗。

静脉血栓形成后综合征（PTS）定义为曾患过静脉血栓形成的患者出现的一系列症状体征群，PTS发生率20%～50%。通常与慢性静脉功能不全有关。最主要的症状是慢性体位性肿胀，疼痛或局部不适。症状的严重程度随着时间的延长而变化，最严重的表现是踝部的静脉性溃疡。通常症状均非急性，是否需要治疗由患者的自觉程度决定。对于因PTS导致下肢轻度水肿的患者，可使用弹力袜。对于因PTS导致下肢严重水肿的患者，可使用间歇性加压治疗。

三、中医治疗

中医称卒中后DVT为中风股肿，可给予如下辨证治疗。

（1）气滞血瘀：（髂股静脉）整个下肢肿胀疼痛，皮肤苍白或发紫，扪之烘热，腿胯部疼痛固定不移，全身发热，舌黯或有瘀斑，脉数；（小腿深静脉）腓肠肌胀痛、触痛，胫踝肿胀，行走困难，全身可有低热，苔白或腻，脉数。治法：活血化瘀，通络止痛。方选活血通脉汤加减：当归15g，白芍12g，川芎12g，红花12g，丹参15g，桃仁12g，

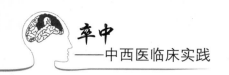

牛膝12g，鸡血藤15g，乌蛇10g，白花蛇6g，桂枝10g，栀子6g，神曲10g，甘草6g。患肢疼痛加金银花30g，蒲公英30g；便秘加大黄9g，芒硝15g（冲服）；全身发热明显加生石膏30g（先煎），知母15g。

（2）气虚湿滞：患肢肿胀久不消退，按之不硬而无明显凹陷，沉重麻木，皮肤发凉，颜色苍白，青筋显露，倦怠乏力，舌淡有齿痕、瘀斑，苔薄白，脉沉涩。治法：益气健脾，祛湿通络。方选参苓白术散（《太平惠民和剂局方》）加减：人参10g，茯苓10g，炒白术10g，炒白扁豆7.5g，桔梗5g，莲子5g，山药10g，砂仁5g，炒薏苡仁5g。疼痛严重加王不留行15g，乳香6g，没药6g；局部压痛拒按加三棱10g，莪术10g，水蛭6g。

（郭晋斌　杨路庭）

第四节　血管性认知障碍

认知是指人在对客观事物的认识过程中对感觉输入信息的获取、编码、操作、提取和使用的过程，包括知觉、注意、记忆、思维等。血管性认知障碍（vascular cognitive impairment，VCI）是指由脑血管病危险因素（如高血压、糖尿病、血脂异常等）、显性脑血管病（如脑梗死和脑出血等）或非显性脑血管病（如脑白质病变、慢性脑缺血）引起的从轻度认知损害到痴呆不同程度的综合征。主要表现为结构和视空间功能、记忆力、执行功能、定向力、注意力等障碍。卒中患者3个月时认知损害的发生率可达30%。老龄化、受教育水平、糖尿病、运动障碍、皮质下多发梗死被认为是卒中后认知损害的危险因素。卒中的类型、反复发作的次数、损伤部位和体积、内侧颞叶是否萎缩以及并存的退行性病变等多项因素影响着认知功能的预后。

一、诊断

目前对于非痴呆性血管性认知障碍（vascular cognitive impairment not dementia，VCIND）尚无统一的诊断标准，对血管性痴呆（vascular dementia，VaD）有包括1993年美国国立神经系统疾病与卒中研究所和瑞士神经科学研究国际会议（NINDS/AIREN）制订的标准（表12-4-1）在内的4个国际广泛应用的诊断标准。这些标准的共同诊断要点是：神经心理学检查证实的认知功能明显减退，并有显著的社会功能下降，符合痴呆诊断标准；通过病史、临床表现以及影像学检查，证实有与痴呆发病有关的脑血管病依据；两者必须有明确的相关性，痴呆发生在脑血管病后3～6个月以内，痴呆症状可突然发生或缓慢进展，病程呈波动性或阶梯样加重；除外其他痴呆的病因以及意识障碍、精神疾患。中华医学会神经病学分会痴呆与认知障碍学组2011年制订的VCI诊断标准见表12-4-2和表12-4-3。

诊断VCI需进行临床评估、神经心理检查、实验室检查和影像学检查，综合支持VCI分类诊断的证据，并在排除其他疾病后做出。临床评估主要是详细了解认知障碍的起病、发展过程及其与脑血管病或血管危险因素之间的关系。包括各认知域的损害情况及对日常生活能力和社会功能的影响；卒中病史情况及是否有其他导致认知障碍的疾病；神经系统支持脑血管病的体征如构音障碍、中枢性面舌瘫、偏瘫、感觉障碍、病理征等，支持小血管病变的步态异常、假性延髓麻痹等。神经心理学评估应当采用适合我国人群尤其是老年人群的测验进行多个认知域的评估，包括记忆力（如词语学习测验）、注意执行功能（如语义分类流畅性测验和数学符号测验）、视空间结构功能（如积木测验）等。目前多采用简明精神状态量表（Mini-Mental State Examination，MMSE）进行筛查。MMSE由Foistein等于1975年编制，是当前国外最有影响的标准化智力状态检查工具之一，常用于老年人精神病学的流行病学研究与实践。中文版（表12-4-4）做了测试并进行了修订，有良好的信度和效度。测试包括17道问题和两项操作，共30个项目，每答对1项给1分，答错或拒绝等则不计分，总分为0～30分。计分分界值应根据文化程度做相应调整，评定痴呆的标准为：文盲<17分，小学<20分，中学以上<24分。在测试时要注意指导语，不能给被测试者过多的相关提示。实验室检查有助于病因诊断和鉴别诊断。包括血糖、血脂、电解质、肝肾功能、血同型半胱氨酸、血VitB$_{12}$水平、甲状腺功能、梅毒血清学检测、HIV等。怀疑变性疾病时应进行脑脊液总tau蛋白、异常磷酸化tau蛋白和Aβ$_{42}$检查。结构影像学检查首选MRI，包括T1WI、T2WI、FLAIR，如无MRI，可进行CT检查。某些部位卒中可只引起认知损害而没有局灶体征，如丘脑背内侧核、额叶背外侧、颞叶内侧等。

表 12-4-1　NINDS/AIREN 制订的临床很可能的血管性痴呆标准（1993 年）

1. 有痴呆

通过临床和神经心理学检查有充分证据表明符合痴呆的诊断标准；同时排除了由意识障碍、谵妄、神经症、严重失语及全身性疾病或脑变性疾病所引起的痴呆。

2. 有脑血管病的证据

临床证明有脑血管病所引起的局灶性体征，如：偏瘫、中枢性舌瘫、病理征、偏身失认、构音障碍等；

影像学检查（如CT/MRI）有相应的脑血管病的证据，如：大血管性梗死、重要部位的单个梗死、多发性脑梗死、广泛的脑室周围白质病变、上述病变共存等。

3. 上述两种损害有明显的因果关系

在明确的卒中后3个月内出现痴呆；

突然出现认知功能减退，或波动样、阶梯样进行性认知功能损害。

表 12-4-2　血管性认知障碍（VCI）诊断标准

1. 临床诊断

　　需具备以下3个核心要素：

　　（1）认知损害

主诉或知情者报告有认知损害，而且客观检查也有认知损害的证据，和（或）客观检查证实认知功能较以往减退。

　　（2）血管因素

包括血管危险因素、卒中病史、神经系统局灶体征、影像学显示的脑血管病证据，以上各项不一定同时具备。

　　（3）认知障碍与血管因素有因果关系

通过询问病史、体格检查、实验室和影像学检查确定认知障碍与血管因素有因果关系，并能除外其他导致认知障碍的原因。

2. 程度诊断

　　（1）非痴呆性血管性认知障碍（VCIND）

日常能力基本正常；复杂的工具性日常能力可以有轻微损害；不符合痴呆诊断标准。

　　（2）血管性痴呆（VaD）

认知功能损害明显影响日常生活能力、职业或社交能力，符合痴呆诊断标准。

表 12-4-3　血管性认知障碍（VCI）诊断成立后需进行的病因分类诊断

一、危险因素相关性VCI

　　（1）有长期血管危险因素（如高血压、糖尿病、血脂异常等）；

　　（2）无明确的卒中病史；

　　（3）影像学无明显的血管病灶（关键部位无血管病灶，非关键部位＞1cm的血管病灶≤3个）。

二、缺血性VCI

　1. 大血管性

　　（1）明确的卒中病史；

　　（2）认知障碍相对急性发病，或呈阶梯样进展；

　　（3）认知障碍与卒中有明确的因果及时间关系；

　　（4）影像学显示大脑皮质或皮质下病灶（直径＞1.5cm）。

　2. 小血管性

　　（1）有或无明确卒中病史；

　　（2）认知障碍相对缓慢发病；

　　（3）影像学显示有多发腔隙性脑梗死或广泛白质病变，或两者并存。

　3. 低灌注性

　　（1）有导致低灌注的病因，如心搏骤停、急性心肌梗死、降压药物过量、失血性休克、脑动脉狭窄等；

　　（2）认知障碍与低灌注事件之间有明确的因果及时间关系。

三、出血性VCI

　　（1）明确的脑出血、蛛网膜下腔出血、硬膜下血肿等病史；

　　（2）认知障碍与脑出血之间有明确的因果及时间关系；

　　（3）急性期影像学可见相应的出血证据。

续表

四、其他脑血管病性VCI

（1）除上述以外的血管病变，如脑静脉窦血栓形成、脑动静脉畸形等；

（2）认知障碍与血管病变之间有明确的因果及时间关系；

（3）影像学显示有相应的病灶。

五、脑血管病合并阿尔茨海默病（AD）

1. 脑血管病伴AD

（1）首先有脑血管病病史，发病后一段时间内逐渐出现以情景记忆为核心的认知障碍，这种记忆障碍不符合血管病变导致记忆障碍的特征；

（2）影像学有脑血管病的证据，同时存在海马和内侧颞叶萎缩；

（3）高龄发病，有AD家族史支持诊断；

（4）脑脊液总tau蛋白和异常磷酸化tau蛋白增高，$A\beta_{42}$降低支持诊断。

2. AD伴脑血管病

（1）临床符合AD特征，隐袭起病，缓慢进展，以情景记忆为核心的认知损害；病程中发生脑血管病，可使已存在的认知损害加重；

（2）影像学有海马和内侧颞叶萎缩，同时有本次脑血管病的证据；

（3）高龄发病，有AD家族史支持诊断；

（4）脑脊液总tau蛋白和异常磷酸化tau蛋白增高，$A\beta_{42}$降低支持诊断。

表 12-4-4　简明精神状态量表（MMSE）

项目	指导语及参考回答		评分	
			正确	不正确
1. 时间定向力	今年是（公元）哪一年？		1	0
	现在是什么季节？		1	0
	现在几月份？		1	0
	今天是几号？		1	0
	今天是星期几？		1	0
2. 位置定向力	咱们现在是在哪个城市？		1	0
	咱们现在是在哪个区？		1	0
	咱们现在是在什么街（胡同）？		1	0
	咱们现在是在哪个医院？		1	0
3. 记忆力	这里是第几层？		1	0
（间隔3分钟后做第5题）	我告诉您三种东西，在我说完之后，请您再重复一遍，这三种东西都是什么？树、钟、汽车	复述：树	1	0
		复述：钟	1	0
		复述：汽车	1	0

续表

项目	指导语及参考回答		评分	
			正确	不正确
4. 注意力和计算力（若答错，但下一个答案是对的，得1分）	100—7是多少？	93	1	0
	再减7是多少？	86	1	0
	再减7是多少？	79	1	0
	再减7是多少？	72	1	0
	再减7是多少？	65	1	0
5. 回忆能力（与第3题间隔3分钟）	现在请您说出刚才我让您记住的那些东西	回忆：树	1	0
		回忆：钟	1	0
		回忆：汽车	1	0
6. 命名能力	（出示手表）这个东西叫什么？	辨认：手表	1	0
	（出示铅笔）这个东西叫什么？	辨认：铅笔	1	0
7. 复述能力	请您跟着我说"大家齐心协力拉紧绳"	复述	1	0
8. 三步命令	我给您一张纸，请按我说的去做，现在开始："用右手拿着这张纸，用两只手将它对折起来，放在您的左腿上"	用右手拿纸	1	0
		将纸对折	1	0
		放在左腿上	1	0
9. 阅读能力	请您念一念这句话，并且按着上面的意思去做（出示卡片）"闭上您的眼睛"	闭上眼睛	1	0
10. 书写能力	请您写一个完整的句子（不可以写名字）		1	0
11. 结构能力	请您照着这个样子把它画下来（出示卡片）	将两个五边形重叠，其中重叠部分为四边形	1	0

二、治疗与预防

对血管性危险因素进行积极调控作为一级预防措施可预防VCI的发生，作为二级预防措施可尽可能防止卒中复发，有助于延缓VCI。

乙酰胆碱酯酶抑制剂多奈哌齐（5mg/晚开始，1个月后可增加为10mg/晚）、卡巴拉汀（1.5mg/次，每日2次，与饭同服，1个月后可逐渐增加剂量，最大剂量6mg/次，每日2次）、石杉碱甲（0.1～0.2mg/次，每日2次）及非竞争性N-甲基-D-天冬氨酸受体拮抗剂美金刚（第1周5mg/晨，第2周5mg/次，每日2次，第3周早10mg，下午5mg，第4周至最大剂量10mg/次，每日2次）对于轻中度VaD患者的认知功能有轻度改善作用。钙拮抗剂尼莫地平（20～30mg/次，每日3次）可改善皮质下VaD患者的认知功能。吡拉西坦（0.4～0.8g/次，每日3次）、奥拉西坦（0.8g/次，每日3次）等可能有一定治疗作用。某些中药提取物如银杏制剂对改善VaD患者的认知功能可能有效。

康复训练对减轻及延缓认知障碍有重要作用。注意力训练包括注意力的稳定性、选择性、转移性、分配性训练。要调动患者自身因素学会自己控制注意障碍的一些方法，如患者在进行某一特定作业时大声口述每一个步骤，抑制注意力的分散和刻板行为，逐渐将大声口述转为内心提示和内在能力。如通过猜测游戏、划销作业、听数字训练等训练注意的稳定性；通过阅读选择、听注意选择等训练注意的选择性；通过边走路边聊天等训练注意的分配性。记忆康复的目标是逐渐增加或延长刺激与回忆的间隔时间，使患者在相对较长时间后仍能记住应当进行的特定作业或活动，提高日常生活活动能力的独立程度。及时、经常进行复述有利于识记的内容在急速遗忘前获得必要的巩固，可选择数字、名字、词汇、图形、地址等。语义细加工是让患者把要求记住的词汇通过编简单的句子或故事来巩固和保持记忆。由于理解过程被加进记忆加工的策略中，故能调动患者的主动思维过程。PQRST练习是患者按程序反复练习短文（书面材料）的阅读理解来促进记忆。包括浏览阅读材料的大概内容（preview），就有关内容向患者进行提问（question），患者再仔细阅读（read），患者复述阅读内容（state），通过回答问题检查患者是否理解并记忆了有关信息（test）。可以使用外辅助工具将由于记忆障碍给日常生活带来的不便减低到最低限度。常用的外辅助工具包括日记本、录音机、计算机、时间表等储存类工具，闹钟、定时器、电子表、留言机、标签、记号等提示类工具等。环境应简洁，标志应醒目。进行解决问题的能力训练，可让患者做一些简单的分析、判断、推理、计算，让患者看报纸、听广播、看电视，并帮助患者理解其中的内容，与患者讨论这些内容。

知觉是大脑将作用于感觉器官的客观事物的各种属性（感觉）进行整合而成为有意义的信息。视空间结构功能障碍是常见的知觉障碍。可以使用积木、拼图、木钉盘等训练空间关系。训练患者描述、区分、演示相似物品的外形特征和用途等。走迷宫可提高患者自身空间定位能力，复制图形可提高患者对物体与物体之间的定位能力。安排患者进行整理柜子内容物之类的活动，反复练习从一个地点走到另一个地点等。

三、中医分期辨证治疗

中医学认为中风使脑髓受损，加之风火痰瘀夹杂为患，元神失养，渐致痴呆。以精气亏虚为本，风火痰瘀为标，正气虚损，痰瘀阻络贯穿于VaD始终。根据病程特点，应区分平台期、波动期、下滑期来进行治疗。平台期病情相对稳定，多表现为肝肾阴虚，脾肾阳虚，有痰瘀阻络，治当补虚通络祛痰并用。波动期多由诱因引发，使原有症状时有加重，病情不稳定，在正虚基础上，风痰瘀热为患，治当化痰清热息风通络。下滑期病情明显加

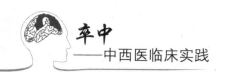

重，以风火相煽，痰瘀夹杂，浊毒内生为主，治当化浊解毒，醒神开窍。

1. 平台期

（1）肝肾阴虚，痰瘀阻络：神情呆滞，善忘失算，反应迟钝，动作笨拙，头晕昏沉或头目眩晕，耳鸣，耳聋，颧红盗汗，腰膝酸软，肢体麻木，大便秘结，舌体偏瘦，舌质暗红或有瘀点瘀斑，苔腻或薄，脉细弦或细数。治法：补益肝肾，化痰通络。方选知柏地黄丸（《医方考》）加减：熟地黄15g，山茱萸12g，山药20g，泽泻9g，丹皮15g，茯苓15g，知母10g，黄柏6g，天麻10g，钩藤12g（后下）。阴虚火旺重用知母、黄柏、丹皮，加青蒿10g，地骨皮15g，黄连6g，鸡子黄2枚；肝血不足加何首乌12g，鸡血藤15g，桑葚15g，阿胶9g（烊化）；肢体麻木加木瓜12g，伸筋草15g；心烦不寐，舌红少苔加远志12g，酸枣仁20g，柏子仁9g，五味子6g，麦冬6g，石菖蒲9g；注意力不集中伴心悸易惊者加人参9g，百合12g，远志9g。

针刺取穴百会、四神聪、神庭、神门、间使、内关、足三里，毫针刺留针20分钟，每日1次。肾精不足加灸肾俞、悬钟；气虚血瘀加气海、膈俞。

（2）脾肾阳虚，痰瘀阻络：神情呆滞，善忘迟钝，嗜卧懒动，头昏沉或头重如裹，神疲，倦怠流涎，面色㿠白，气短乏力，肢体瘫软，手足不温，纳呆，夜尿频或尿失禁，尿后余沥不尽，大便黏滞不爽或便溏，舌体胖大，有齿痕，舌质暗红或有瘀点，苔腻或水滑，脉沉。治法：健脾益肾，化痰通络。方选还少丹（《医方集解》）加减：熟地15g，枸杞子12g，山茱萸12g，肉苁蓉9g，巴戟天9g，小茴香6g，杜仲9g，怀牛膝9g，茯苓15g，山药30g，石菖蒲9g，远志6g，五味子6g，大枣6g。肌肉萎缩，气短乏力加紫河车3g，阿胶9g（烊化），川断15g，杜仲9g，鸡血藤15g，何首乌12g，黄芪20g；腹痛喜按，鸡鸣泄泻加干姜6g，伏龙肝15g，肉豆蔻6g；头重如裹，时吐痰涎，头晕时作，舌苔腻者减熟地、山茱萸、山药，加天麻9g，半夏9g，白术12g，泽泻9g，党参20g，陈皮12g。

针刺取穴中脘、丰隆、内关、涌泉、人迎、风池、太溪、足三里、三阴交，毫针刺留针30分钟，每日1次。

（3）肾精亏虚，髓海不足：神情呆滞，记忆模糊，失认失算，反应迟钝，耳鸣耳聋，头晕，倦怠嗜卧，发枯齿脱，腰膝酸软，骨痿无力，步履艰难，举动不灵，静默寡言，舌红瘦，少苔或无苔，多裂纹，脉沉细弱。治法：补肾填精，益髓增智。方选七福饮（《景岳全书》）加减：熟地15g，当归12g，人参12g，白术12g，远志9g，杏仁9g，炙甘草6g。可加紫河车3g，龟板胶20g（烊化），鹿角胶15g（烊化），阿胶9g（烊化）等血肉有情之品增补脑益髓之力；腰膝酸软，骨痿无力，步履艰难可加山茱萸、川断、骨碎补、补骨脂等；言行不经，心烦溲赤，舌红少苔，脉细弦数，减熟地、紫河车，加丹参15g，莲子心6g，知母12g，黄柏12g；舌红苔黄腻，需先清痰热，再投滋补。

针刺取穴四神聪、风池、内关、本神、悬钟（双）、风府、大椎，毫针刺留针30分钟，每日1次。

2. 波动期

（1）痰浊阻窍：智能减退，呆滞明显，神情呆钝，喃喃自语或言语颠倒，或静而少言，精神抑郁，或强哭强笑，头重如裹，腹胀脘痞，嗜睡懒动，舌淡苔厚腻，脉濡滑。治法：健脾化痰，豁痰开窍。方选洗心汤（《辨证录》）合指迷汤（《辨证录》）加减：党参30g，生白术12g，清半夏9g，川芎9g，红花6g，天竺黄9g，石菖蒲9g，胆南星6g，陈皮12g，炒枳壳9g，水蛭6g，琥珀3g（冲服），益智仁9g。脾虚明显重用党参、白术，加黄芪20g，山药20g，龙眼肉15g，麦芽15g；化热加黄连6g，栀子9g，竹茹9g；肾精亏虚加何首乌12g，山茱萸12g，枸杞子12g；阴虚阳亢加生地12g，夏枯草15g，天麻9g；健忘失眠加远志12g，酸枣仁20g。

针刺取穴郄门、通里、水沟、丰隆、行间、内庭、中脘、足三里、血海（双）、合谷（双）、太冲（双），毫针刺留针30分钟，每日1次。

（2）痰火扰心：智能时好时坏，呆滞明显，可出现情感性格改变，伴有虚烦不得眠，躁扰不安，眩晕头胀，手足心热，口气臭秽或口苦黏腻，呕恶，痰多黄黏，胸闷脘痞，大便秘结，舌红苔黄腻，脉滑数。治法：清热解毒，化痰定志。方选黄连解毒汤（《肘后备急方》）加减：黄连6g，黄芩6g，栀子9g，淡竹叶9g，川芎12g，远志12g，丹参15g，生龙齿30g（先煎），郁金12g，知母12g，酸枣仁20g。痰火互结，大便闭结加生大黄6g（后下）；心烦失眠，躁扰不安加珍珠母20g（先煎），夜交藤10g。

3. 下滑期

（1）风痰上扰，浊毒阻络：神情呆滞，双目无神，不识事物于近期加重，面色晦暗，如蒙污垢，舌强不语，喉中痰鸣，口角流涎，小便失禁，舌暗红而瘦，或有瘀斑瘀点，苔腻或薄，脉细弦或细数。治法：平肝息风，清热化痰，解毒降浊。方选天麻钩藤饮（《中医内科杂病证治新义》）合黄连解毒汤（《肘后备急方》）加减：天麻9g，钩藤12g（后下），生石决明15g（先煎），黄芩6g，黄连6g，栀子10g，胆南星9g，天竺黄9g，全瓜蒌15g，大黄6g（后下），夏枯草15g。半身不遂，肢体拘挛麻木加当归12g，赤芍12g，丹参15g，鸡血藤15g，水蛭3g；小便失禁加桑螵蛸9g，益智仁9g；夹痰热加竹沥20ml，浙贝9g。

（2）痰火扰心，浊毒阻络：呆滞迟钝，双目无神，不识事物于近期加重，面色晦暗，如蒙污垢，夜寐不安，躁扰不宁，言语错乱，头晕目眩，肢麻力弱，手足心热，口气臭秽或口苦黏腻，呕恶，痰多黄黏，大便秘结，舌红苔黄腻，脉滑数。治法：清热泻火，解毒开窍。方选泻心汤（《金匮要略》）合知柏地黄丸（《医方考》）加减：黄芩6g，黄连6g，黄柏12g，熟地15g，山茱萸12g，山药30g，泽泻9g，丹皮12g，茯苓15g，知母12g，红花9g，川芎9g。打骂无常加生铁落30g（先煎）；二便失禁加制附子10g，桂枝9g。

（郭晋斌　杨路庭）

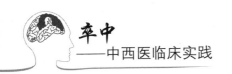

第五节　肩部问题

一、肩关节半脱位

肩关节半脱位（glenohumeral subluxation，GHS）是卒中后早期并发症之一，制约偏瘫上肢的功能恢复。卒中患者肩关节半脱位的发生率为17%～81%，多数在起病3个月内发生，可合并臂丛神经损伤。卒中早期，肩关节周围肌肉（以冈上肌、三角肌后部为主）张力下降，关节囊松弛，肩关节失去正常的锁定机制，可能出现肩关节半脱位。此时前锯肌和斜方肌上部不能维持肩胛骨位于正常位置，肩胛骨下沉、下旋，使肩关节更易发生半脱位。卒中患者患侧肩关节还丧失了从相关肌肉的反射及随意活动中得到的支持，在治疗过程中如果卧床体位不当、直立位时缺乏支持、不适当的牵拉上肢均可造成肩关节半脱位。肩关节半脱位是否是肩痛的原因尚存在争议。预防措施为卒中后早期经常把上肢置于抗痉挛模式，保持肩胛骨的正常位置，避免粗暴牵拉和错误牵拉患侧上肢。对于严重肌肉无力、有发生肩关节半脱位危险的卒中患者，使用经皮电刺激联合传统运动疗法可降低肩关节半脱位的发生率。

卒中患者在开始坐位患侧上肢较长时间垂放时开始出现牵拉不适或疼痛，支撑或抬起上肢时减轻或消失。检查可见患肩呈轻度方肩畸形，肱骨头向下前移位，关节盂空虚，肩峰与肱骨头之间可触到明显凹陷。随肌张力增高上述表现可逐渐减轻。肩胛骨下沉、后缩，向外上方牵拉肩胛骨可改善半脱位。肩峰与肱骨头之间的距离可作为临床分度的依据：正常为0度，小于1/2横指为Ⅰ度，大于1/2横指但小于1横指为Ⅱ度，大于1横指为Ⅲ度。肩关节正侧位X线检查测量肩峰下缘与肱骨头关节面之间的最短距离及肩峰下缘中点与肱骨头中心之间的距离可作为评定肩关节半脱位的客观方法。应进行双肩比较。

处理和治疗肩关节半脱位的目的包括：矫正肩胛骨的位置，恢复肩部原有的锁定机制；刺激肩关节周围肌肉，使之产生肌张力和主动收缩；在不损伤关节及其周围结构的前提下，保持肩关节无痛性全范围被动活动。对于肩关节半脱位患者，可使用牢固的支撑装置防止恶化。但使用悬吊绷带将上肢吊于胸前的方法会产生许多不利的影响（如产生疾病失认，使偏瘫上肢从全身运动中产生功能性分离；加重偏瘫上肢的屈肌痉挛模式；在转身、从椅子上站起及需要用另一只手拿东西时，妨碍健侧手臂保持姿势及支撑；妨碍上肢的代偿性摆动及步态训练中对患侧的指导；影响患者外部辨别觉及本体感觉的输入；由于制动引起的血液及淋巴回流障碍等）。持续肩关节位置保持训练可以改善肩关节半脱位。

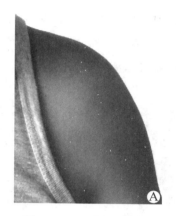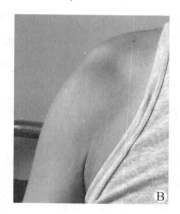

图 12-5-1　A 图示 1 例右侧偏瘫患者的左肩，B 图示该例患者的右肩

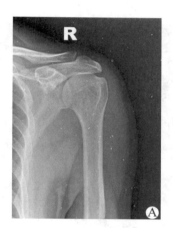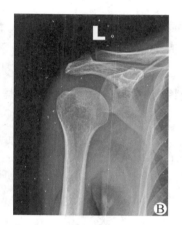

图 12-5-2　A 图示 1 例脑出血 50 天左侧偏瘫患者的右肩 X 线表现，
B 图示该例患者的左肩 X 线表现

纠正肩胛骨的位置十分重要，在刺激肩关节周围稳定肌的训练、保持肩关节全范围无痛性活动度治疗中，应注重肩胛骨的被动活动。

二、肩－手综合征

肩-手综合征（shoulder-hand syndrome，SHS）又称反射性交感神经营养不良（reflex sympathetic dystrophy，RSD），国际疼痛研究学会于1994年将其归纳为复杂局域疼痛综合征（complex regional pain syndrome，CRPS）Ⅰ型，即与交感神经介导性密切相关的疼痛。SHS发病率为10%～75%，在45～78 岁，影响肢体功能恢复。不适当的被动活动导致肩关节外伤是引发SHS的重要原因，限制过度被动活动可减少偏瘫后SHS的发生。其他原因还包括患者早期不正确运动模式导致的肩、腕关节损伤，上肢体液回流受阻及中枢神经

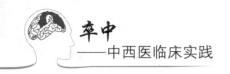

损伤后血管运动功能障碍。手关节的过度牵拉也可引起炎症反应，出现水肿及疼痛。输液时液体渗漏也可能是造成SHS的原因之一。SHS的出现还与外周神经损伤有关。

临床上主要表现为疼痛、感觉异常、血管功能障碍、水肿、出汗异常及营养障碍。临床过程通常分为三期：

（1）早期出现自发性肩痛或活动时肩痛，运动受限。患侧手肿胀，以手背部最明显，包括掌指关节及手指，关节活动范围明显受限。水肿在近端时刚好达腕关节部，看不到手背和腕部的肌腱。手部皮肤呈粉红色或淡紫色，特别是处于下垂状态时。手部皮肤温度较健侧高，有时潮湿。指甲较健侧更白或不透明。患侧肩及腕关节疼痛，活动受限，前臂被动旋后、腕关节背屈时更显著。被动运动易引起剧烈疼痛是其特点。可持续数周至6个月。

（2）后期肩、手自发疼痛和手肿胀消失，皮肤萎缩，手部肌肉逐渐萎缩，手部关节活动受限愈发明显。可持续3～6个月。

（3）后遗症期皮肤肌肉萎缩更明显，手指挛缩畸形。腕关节掌屈并尺偏，背屈受限；前臂旋后严重受限；掌指关节不能屈曲，可轻微外展；拇指和示指之间部分缩短并失去弹性；近端和远端指间关节固定于轻度屈曲位，不能进一步屈曲；手掌扁平，大、小鱼际肌明显萎缩。诊断标准多采用Tepperman等于1994年提出的标准：①肩部静止或活动时出现疼痛；②手和腕部水肿；③手部血管舒缩功能改变；④腕、掌指关节、指间关节触痛。全部出现为临床确诊，仅有手部症状而肩部未受累或仅出现手部肿胀伴掌指关节和（或）腕部触痛为临床可能。

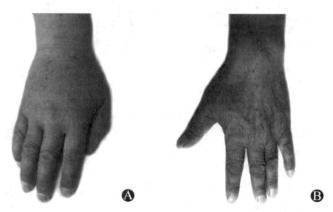

图 12-5-3　图 A 示 1 例右侧偏瘫患者的右手，图 B 示该例患者的左手

在SHS早期，夜间外用加压装置如压力服、活动夹板，可减轻肢体末端肿胀。经皮神经电刺激（TENS）可刺激脊髓纤维，抑制小直径痛觉传导纤维的活动，对SHS有一定治疗作用。适度抬高患肢并配合被动活动，联合应用TENS比单纯抬高患肢更有效。轻

度SHS患者单纯康复治疗即可有效。单独应用药物治疗SHS很难奏效。手肿胀明显的患者可采取短期糖皮质激素治疗（在几周内减量）。非甾体抗炎药物作用较小，其他药物如兴奋性谷氨酸NMDA受体拮抗剂及γ-氨基丁酸（gamma-amino-butyric acid，GABA）受体兴奋剂、钙通道拮抗剂、神经节阻滞剂、降钙素（calcitonin）及骨再吸收抑制剂（alendronate）、其他抗抑郁及抗焦虑药物，可能能够缓解SHS患者的疼痛，但对水肿、皮肤颜色改变及关节活动度等方面没有作用。

三、肩痛

肩痛（shoulder pain）是卒中患者常见的并发症，可以发生在卒中早期（最早发生在卒中后2周），也可以发生在中后期（多于卒中后2~3个月出现），发生率为5%~84%。卒中后肩痛的原因及机制仍不明确并存在争议。肩粘连性关节囊炎、拖曳压迫、复杂局域疼痛综合征、肩部外伤、滑囊炎、肌腱炎、肩袖撕裂及异位骨化等都有可能引起肩痛。不适当的肩关节运动会加重肩损伤和肩痛，如双手做高过头的肩关节运动，会造成过度的肩部屈曲外展，损伤局部关节囊和韧带而引起肩痛。

凡卒中后患肩在休息和（或）运动时出现疼痛不适者，即可诊断。肩痛通常表现为当患肢被动运动至最大活动范围时，感到尖锐的疼痛、钝痛或明显的牵拉不适感，并能准确指出疼痛的局限部位。易诱发肩痛的肩关节活动依次为外旋、外展、屈曲和内旋。易发生疼痛的部位依次为腋窝后壁、腋窝前壁、大结节、大结节下方、肩胛冈角部及肱二头肌、肱三头肌和三角肌终止部。部分患者仅在上肢处于某些位置或夜间卧床时感到疼痛。随病情进展，疼痛范围逐渐弥漫，可涉及整个肩关节、三角肌，整个上肢甚至手部，也可向颈部放射。

肩痛影响患者的主动康复训练，妨碍患者ADL，患者情绪低落，影响睡眠和休息。疼痛抑制了肌肉活动，使主动运动更加困难。这种恶性循环阻碍偏瘫侧肩功能的恢复，限制拐杖或轮椅的使用，关节疼痛还会掩盖运动功能的改善，从而进一步阻碍功能恢复。临床中需注意避免引起肩痛的因素，及时给予早期适当的处理以预防肩痛的发生。应注意患者卧床、坐轮椅时的体位以及在训练中正确的辅助方法。在活动上肢之前，要特别注意进行肩胛骨的放松，并应用躯干旋转以抑制痉挛。应鼓励患者坚持进行上肢自我辅助的锻炼。卒中早期避免用力牵拉肩关节，局部经皮电刺激、持续肩关节活动度训练、保护肩关节等措施可以预防和治疗肩痛。应避免肩部过度屈曲、外展运动和双手高举过头的动作，这些活动很难控制肩部外展范围而导致肩痛。

肩痛的治疗包括改善肩胛骨活动度、体位摆放、增加被动活动度及指导患者采用正确的肩关节运动，来逐步改善患者的症状。早期给予功能电刺激可提高肩关节无痛性活动范围，减轻疼痛程度，有治疗和预防肩痛的作用，慢性期无效。对痉挛造成的肩痛，局部注射A型肉毒毒素可减轻肩痛。肉毒毒素主要作用于神经肌肉接头处，抑制突触前膜释放乙

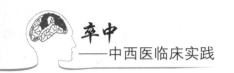

酰胆碱，使肌肉发生失神经支配现象，从而降低肌张力，缓解肌肉痉挛。冷疗不能减少慢性肩痛发生率，但可减轻其发作程度。Bobath疗法常被用来减轻疼痛、水肿、改善循环、软组织弹性和被动关节活动度。

四、肩部问题的预防与处理

卒中后肢体的正确摆放、无痛性肩关节活动度的保持、纠正肩胛骨和肩关节盂的位置在预防和治疗卒中后肩部问题中有重要作用。物理因子治疗有镇痛、松解粘连、缓解痉挛的作用。

患者仰卧位时，患侧肩胛骨和手臂用薄枕垫高，上肢轻微外展，肘关节伸直，前臂旋后，腕关节及掌指关节处于平伸或腕关节处于轻度背伸状态；患侧/健侧卧位时，患侧肩胛骨充分前屈，肩关节屈曲90°～130°，肘关节伸展，前臂中间位，腕关节及掌指关节处于平伸或腕关节处于轻度背伸状态；坐位时，用枕头令背部伸直，肩和手臂充分向前伸展，患肢置于枕头或桌子上并使腕关节处于轻度背伸位。应避免腕部屈曲。

手法纠正肩胛骨位置的关键是通过持续牵拉抑制使肩胛骨内收、后缩和向下旋转的肌肉张力。手法使肩胛骨充分前屈、上抬、外展并向上旋转；患侧上肢坐位伸展持重；卧位向患侧滚动。同时刺激肩周围起稳定作用的肌肉的张力和活动，增加感觉刺激。治疗师一手撑住患臂伸向前，另一手轻轻向上拍打肱骨头；在冈上肌、三角肌、肱三头肌上由近及远快速摩擦；坐位患侧肘关节伸直，腕关节背屈，患手放在臀部水平略向外，躯体向患侧倾斜练习患肢负重；在前述健侧卧位时，治疗师一手放在肘关节处，另一手握患手，沿上肢纵轴向肩关节处施加压力。

在患侧手臂运动前，先放松肩胛骨周围肌肉。患者仰卧位，治疗师一手握住患肢上臂，一手拇指与四指分开，托住患侧肩胛下缘，向上、向外及向前活动肩胛骨10～15遍；治疗师一手从患侧腋窝由下向上，一手从肩峰上相对抱握患肩，通过双手虎口、拇指和其他四指分别做向上、向下、前后、后前活动或旋转滑动10～15遍。任何体位均可进行被动的肩关节无痛关节活动，已有肩痛者以患者可忍受的疼痛为度，以维持肩关节的正常活动范围。

中医学认为中风后手胀的病机是中风恢复期痰瘀未去，气虚水停。我们认为口服汤剂可在辨证基础上配合五苓散加味：茯苓、猪苓、白术、泽泻、桂枝、益母草、泽兰。中药熏洗也有一定作用，可选用活血除湿，通经活络的中药，如桃仁、红花、当归、鸡血藤、海风藤、络石藤、威灵仙、川牛膝、川乌、草乌、桑枝、桂枝、丝瓜络、豨莶草等。邹忆怀等拟订的"复元通络液"，药用红花、川乌、草乌、当归、川芎、桑枝等煎汤先熏后洗患侧手部，可明显减轻手胀症状。

（郭晋斌　杨路庭）

第六节　卒中后抑郁与焦虑

随着生物-心理-社会医学模式的逐渐被认同，各个学科对患者的精神心理状况越来越重视。因为造成患者痛苦的不仅仅是躯体上的问题，许多患者承受着常人难以想象的精神心理重负。抑郁状态与焦虑状态是卒中后经常发生的精神心理反应。卒中后抑郁（poststroke depression，PSD）是卒中后以持续情感低落、兴趣减退为主要特征的心境障碍（mood disorder）。往往与卒中后焦虑并存。焦虑（anxiety）是个体对某种预期对其自尊心构成潜在威胁的情境所产生不安、忧虑、紧张甚至恐惧的情绪状态。卒中后急性焦虑症状的发生率约为41.6%，PSD的发生率为40%～50%，其中约15%为重度抑郁，可伴严重自杀倾向甚至自杀行为。所有卒中患者均应注意卒中后情绪障碍，在患者的全面评价中应涵盖心理史，包括患者病前性格特点、心理疾病、病前社会地位及相关社会支持情况。其中，睡眠状况具有很好的提示意义，入睡困难往往提示焦虑，早醒往往提示抑郁。可使用抑郁量表和焦虑量表来评价症状的严重程度及变化的特点。

一、临床表现与诊断

PSD易患因素包括持续加重的功能障碍、认知障碍程度重和运动功能障碍程度重。PSD可发生于卒中后各时期，显著增加卒中患者的病死率、致残率和认知功能障碍，降低患者的生活质量，给患者及其家庭乃至社会带来十分沉重的负担，并且在临床工作中容易被忽视。PSD的发生可能是卒中本身造成的内源性抑郁、继发的反应性抑郁或两者兼而有之。左侧大脑半球及基底节病变者发生抑郁的概率远远高于右侧病变。中枢单胺类递质（去甲肾上腺素、5-羟色胺）缺乏和情感调节障碍可能是主要的发病机制。卒中及ADL下降、家庭和社会支持不足等显著促进了这一过程。

抑郁心境、思维迟缓、运动抑制是PSD的三大表现。抑郁心境的特点为情绪低落、兴趣减退、乐趣丧失；思维迟缓表现为主动性言语减少，语速明显减慢，反应迟钝，思维联想过程抑制，记忆减退，思考困难；运动抑制表现为主动性活动减少，生活懒散，走路缓慢，甚至不语不动。伴见的躯体症状有早醒、胸闷、心悸、食欲减退、体重减轻、便秘、性功能减退、周身疼痛或不适等；精神心理症状有自责感、自我评价过低、思维跳跃或混乱、烦躁激越、认知功能减退、自杀观念和行为等。

目前尚无统一诊断标准。可参照中国精神疾病分类方案与诊断标准第3版（CCMD-3）。患者症状以心境低落为主，并至少有下列症状标准（表12-6-1）中的4条；严重标准

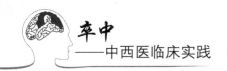

为社会功能受损，给本人造成痛苦或不良后果；符合症状标准和严重标准至少已持续2周。可使用汉密尔顿抑郁量表（Hamilton Rating Scale for Depression，HAMD）进行抑郁程度评定。HAMD（表12-6-2）由汉密尔顿于1960年编制，是目前最常用的抑郁症状他评工具，不适合用来诊断抑郁障碍，也不能用来鉴别抑郁和焦虑。汉密尔顿抑郁量表见表12-6-3。

表 12-6-1　抑郁症诊断标准（CCMD-3）症状标准

1. 兴趣丧失，无愉快感。
2. 精力减退或疲乏感。
3. 精神运动性迟滞或激越。
4. 自我评价过低、自责或有内疚感。
5. 联想困难或自觉思考能力下降。
6. 反复出现想死的念头或有自杀、自伤行为。
7. 睡眠障碍，如失眠、早醒或睡眠过多。
8. 食欲降低或体重明显减轻。

表 12-6-2　汉密尔顿抑郁量表（HAMD）

1　抑郁情绪

 1分—只有在问到时才诉述；

 2分—在访谈中自发地表达；

 3分—不用言语也可从表情、姿势、声音或欲哭中流露出这种情绪；

 4分—患者的自发言语和非语言表达（表情、动作）几乎完全表现为这种情绪。

2　有罪感

 1分—责备自己，感到自己已连累他人；

 2分—认为自己犯了罪，或反复思考以往的过失和错误；

 3分—认为目前的疾病是对自己错误的惩罚，或有罪恶妄想；

 4分—罪恶妄想伴有指责或威胁性幻觉。

3　自杀

 1分—觉得活着没有意义；

 2分—希望自己已经死去，或常想到与死有关的事；

 3分—消极观念（自杀念头）；

 4分—有自杀行为。

4　入睡困难（初段失眠）

 1分—主诉有时有入睡困难，上床后半小时仍不能入睡（要注意患者平时入睡的时间）；

 2分—主诉每晚均有入睡困难。

5　睡眠不深（中段失眠）

1分—睡眠浅，多噩梦；

2分—半夜（晚12点钟以前）曾醒来（不包括上厕所）。

6　早醒（末段睡眠）

1分—有早醒，比平时早醒1小时，但能重新入睡（应排除平时的习惯）；

2分—早醒后无法重新入睡。

7　工作和兴趣

1分—提问时才诉述；

2分—自发地直接或间接表达对活动、工作或学习失去兴趣，如感到没精打采，犹豫不决，不能坚持或需强迫自己去工作或活动；

3分—活动时间减少或成效下降，住院者每天参加病房劳动或娱乐不满3小时；

4分—因目前的疾病而停止工作，住院者不参加任何活动或没有他人帮助便不能完成病室日常事务（注意不能凡住院就打4分）。

8　迟缓：指思想和言语缓慢，注意力难以集中，主动性减退。

1分—精神检查中发现轻度迟缓；

2分—精神检查发现明显迟缓；

3分—精神检查进行困难；

4分—完全不能回答问题（木僵）。

9　激越

1分—检查时表现得有些心神不定；

2分—明显的心神不定或小动作多；

3分—不能静坐，检查中曾起立；

4分—搓手、咬手指、扯头发、咬嘴唇。

10　精神性焦虑

1分—问到时才诉述；

2分—自发地表达；

3分—表情和言语流露出明显忧虑；

4分—明显惊恐。

11　躯体性焦虑：指焦虑的生理症状，包括口干、腹胀、腹泻、打嗝、腹绞痛、心悸、头痛、过度换气和叹息，以及尿频和出汗等。

1分—轻度；

2分—中度，有肯定的上述症状；

3分—重度，上述症状严重，影响生活或需要处理；

4分—严重影响生活和活动。

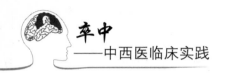
续表

| 12 | 胃肠道症状 |

1分—食欲减退，但不需他人鼓励便自行进食；

2分—进食需他人催促或请求和需要应用泻药或助消化药。

| 13 | 全身症状 |

1分—四肢、背部或颈部沉重感，背痛、头痛、肌肉疼痛，全身乏力或疲倦；

2分—上述症状明显。

| 14 | 性症状：指性欲减退，月经紊乱等。不能肯定，或该项对被评者不适合则不计入总分。 |

1分—轻度；

2分—重度。

| 15 | 疑病 |

1分—对身体过分关注；

2分—反复考虑健康问题；

3分—有疑病妄想；

4分—伴有幻觉的疑病妄想。

| 16 | 体重减轻 |

1分—1周内体重减轻1斤以上；

2分—1周内体重减轻2斤以上。

| 17 | 自知力（知道自己有病，表现为抑郁，给0分） |

1分—知道自己有病，但归咎于伙食太差、环境问题、工作过忙、病毒感染或需要休息等；

2分—完全否认有病。

| 18 | 日夜变化（如果症状在早晨或傍晚加重，先指出哪一种，然后按其变化程度评分） |

1分—轻度变化；

2分—重度变化。

| 19 | 人格解体或现实解体：指非真实感或虚无妄想。 |

1分—问到时才诉述；

2分—自发地诉述；

3分—有虚无妄想；

4分—伴幻觉的虚无妄想。

| 20 | 偏执症状 |

1分—有猜疑；

2分—有牵连观念；

3分—有关系妄想或被害妄想；

4分—伴有幻觉的关系妄想或被害妄想。

续表

21	强迫症状：指强迫思维和强迫行为。

1分—问到时才诉述；

2分—自发地诉述。

22 能力减退感

1分—仅于提问时方引出主观体验；

2分—患者主动表示能力减退感；

3分—需鼓励、指导和安慰才能完成病室日常事务或个人卫生；

4分—穿衣、梳洗、进食、铺床或个人卫生均需他人协助。

23 绝望感

1分—有时怀疑"情况是否会好转"，但解释后能接受；

2分—持续感到"没有希望"，但解释后能接受；

3分—对未来感到灰心、悲观和绝望，解释后不能排除；

4分—自动反复诉述"我的病不会好了"或诸如此类的情况。

24 自卑感

1分—仅在询问时诉述有自卑感（我不如他人）；

2分—自动诉述有自卑感（我不如他人）；

3分—患者主动诉述："我一无是处"或"低人一等"，与评2分者只是程度的差异；

4分—自卑感达妄想的程度，例如"我是废物"或类似情况。

说明：评定的时间范围为过去1周内。由两名医师采用交谈与观察的方式进行检查，检查结束后，两名评定者分别独立评分。其中，第8、第9及第11项依据对患者的观察进行评定；其余各项则根据患者自己的口头叙述评分；其中第1项需两者兼顾。此外，第7项和第22项尚需向患者家属或病房工作人员收集资料；第16项最好根据体重记录，也可依据患者主诉及其家属或病房工作人员所提供的资料评定。HAMD可归纳为7类因子结构：①焦虑躯体化：由精神性焦虑、躯体性焦虑、胃肠道症状、全身症状、疑病和自知力6项组成（即10、11、12、13、15、17项）；②体重：即体重减轻1项（第16项）；③认知障碍：由有罪感、自杀、激越、人格或现实解体、偏执症状和强迫症状等组成（2、3、9、19、20、21项）；④日夜变化：仅日夜变化1项（第18项）；⑤迟缓：由抑郁情绪、工作和兴趣、阻滞和性症状4项组成（1、7、8、14项）；⑥睡眠障碍：由入睡困难、睡眠不深和早醒3项组成（4、5、6项）；⑦绝望感：由能力减退感、绝望感和自卑感3项组成（22、23、24项）。通过因子分析，不仅可以具体反映患者的病情特点，也可反映靶症状群的临床结果。采用0～4分或0～2分进行评分，0分为无，其余按程度评分。总分≥35分可能为严重抑郁，总分≥20分可能为轻中度抑郁，总分<8分则没有抑郁症状。

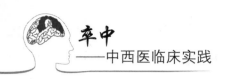

表 12-6-3　汉密尔顿焦虑量表（HAMA）

---

1. 焦虑心境：担心、担忧，感到有最坏的事情将要发生，容易被激惹。
2. 紧张：紧张感、易疲劳、不能放松、情绪反应，易哭、颤抖、感到不安。
3. 害怕：害怕黑暗、陌生人、一人独处、动物、乘车或旅行及人多的场合。
4. 失眠：难以入睡、易醒、睡得不深、多梦、梦魇、夜惊、睡醒后感到疲倦。
5. 认知功能：或称记忆力、注意力障碍。注意力不能集中，记忆力差。
6. 抑郁心境：丧失兴趣、对以往爱好的事物缺乏快感、忧郁、早醒、昼重夜轻。
7. 肌肉系统症状：肌肉酸痛、活动不灵活、肌肉经常抽动、肢体抽动、牙齿打颤、声音发抖。
8. 感觉系统症状：视物模糊、发冷发热、软弱无力感、浑身刺痛。
9. 心血管系统症状：心动过速、心悸、胸痛、血管跳动感、昏倒感、期前收缩。
10. 呼吸系统症状：时常感到胸闷、窒息感、叹息、呼吸困难。
11. 胃肠消化道症状：吞咽困难、嗳气、食欲不佳、消化不良（进食后腹痛、胃部烧灼痛、腹胀、恶心、胃部饱胀感）、肠鸣、腹泻、体重减轻、便秘。
12. 生殖、泌尿系统症状：尿频、尿急、停经、性冷淡、过早射精、勃起功能障碍、阳痿。
13. 自主神经系统症状：口干、潮红、苍白、易出汗、易起"鸡皮疙瘩"、紧张性头痛、毛发竖起。
14. 与人谈话时的行为表现：
（1）一般表现：紧张、不能松弛、忐忑不安、咬手指、紧握拳、摸弄手帕、面肌抽动、不停顿足、手发抖、皱眉、表情僵硬、肌张力高、叹息样呼吸、面色苍白；
（2）生理表现：吞咽、频繁打呃、安静时心率快、呼吸加快（20次/分钟以上）、腱反射亢进、震颤、瞳孔放大、眼睑跳动、易出汗、眼球突出。

说明：HAMA所有项目采用0～4分的5级评分法，各级的标准为：0分：无症状；1分：症状轻微；2分：有肯定的症状，但不影响生活与活动；3分：症状重，需加处理，或已影响生活和活动；4分：症状极重，严重影响其生活和活动。总分＜7分为无焦虑，≥7分可能有焦虑，≥14分为肯定有焦虑，≥21分肯定有明显焦虑，≥29分可能为严重焦虑。躯体性焦虑因子由肌肉系统症状、感觉系统症状、心血管系统症状、呼吸系统症状、胃肠消化道症状、生殖泌尿系统症状、自主神经系统症状7项组成；精神性焦虑由焦虑心境、紧张、害怕、失眠、认知功能、抑郁心境及会谈时行为表现7项组成。

　　焦虑表现为自觉紧张、恐惧，多伴有心悸、汗出、震颤、睡眠障碍。分为惊恐障碍和广泛性焦虑两种形式。急性焦虑表现为惊恐发作，突然出现强烈的惊恐状态，伴濒死感或失控感，可有严重的自主神经症状。慢性焦虑表现为广泛性焦虑，经常或持续的无明确对象和固定内容的恐惧或提心吊胆，伴有运动性不安、自主神经功能亢进、肌紧张、过分警惕等躯体症状。可使用汉密尔顿焦虑量表（Hamilton Anxiety Rating Scale，HAMA）进行焦虑程度评定。HAMA（表12-6-3）由汉密尔顿于1959年编制，是目前最常用的焦虑症状他评工具，不适合用来诊断焦虑障碍，也不能用来鉴别焦虑和抑郁。

二、治疗

　　抑郁状态与焦虑状态治疗的目的依次是：减少并最终消除心理障碍的所有症状和体征；恢复心理、社会和职业功能，保持良好心理状态；尽量减少复发和再发的可能性。可以使用心理治疗和社会支持等，正如清代叶天士在《临证指南医案·郁》中所言："郁证全在病者能移情易性。"PSD药物治疗可使用5-羟色胺（5-HT）再摄取抑制剂（SSRI）、单胺氧化酶抑制剂（MAOI）、三环类和四环类抗抑郁药。焦虑的治疗可选用抗焦虑药物，主要为苯二氮䓬类，如阿普唑仑（0.8～2.4mg/d）、劳拉西泮（1～6 mg/d）等。

SSRI通过选择性抑制5-HT的再摄取，提高突触间隙内5-HT含量发挥抗抑郁作用，包括氟西汀、舍曲林、帕罗西汀、西酞普兰、氟伏沙明等。一般2～4周起效，应维持数月，需逐渐减量。氟西汀一般每次20mg，每日1次。舍曲林每次25～50mg，每日1次，餐后服。帕罗西汀每日1次，早餐时服，20mg开始，可每周增加10mg，每天最大剂量50mg。西酞普兰20mg开始，1周后可加至40mg，每天1次。氟伏沙明50mg开始，每晚1次，一般150mg左右，最大剂量300mg。

MAOI是最早使用的抗抑郁药，其与许多药物存在相互作用而限制了临床应用。目前使用的MAOI是可逆性单胺氧化酶亚型（MAO-A）抑制剂，可逆性选择性抑制MAO-A，减少了高血压危象的风险，8～10小时即可恢复酶活性，降低了与食物相互作用的危险，但仍应避免摄入酪胺含量高的食物。吗氯贝胺150～450mg/d，分次口服。应注意体位性低血压。

三环类抗抑郁药是经典抗抑郁药物，化学结构与氯丙嗪相似，可阻滞单胺递质再摄取而发挥抗抑郁作用，但其阻滞的其他多种递质却可引起许多不良反应，如阻滞乙酰胆碱M受体出现口干、视力模糊、窦性心动过速、便秘、尿潴留，加重青光眼等；阻滞肾上腺素α_1受体加强哌唑嗪作用出现体位性低血压、反射性心动过速等；阻滞组胺H_1受体加强中枢抑制出现嗜睡、血压降低、体重增加等；阻滞多巴胺α_2受体出现锥体外系症状及内分泌改变等。包括丙米嗪、多塞平、阿米替林等，一般每日25mg开始，分2～3次口服，逐渐加量，治疗剂量多为75～100mg/d，多需3～4周起效。目前临床使用已较少。马普替林属于四环类抗抑郁药，具有抑制去甲肾上腺素在突触前再摄取及轻度抑制5-HT再摄取的作用，25mg/次，每天3次，3～4天可改善睡眠障碍、焦虑症状，但获得充分疗效需2～4周。

氟哌噻吨主要作用于突触前膜多巴胺自身调节受体（D_2），促使多巴胺合成与释放，使突触间隙内多巴胺含量增加，小剂量具有抗焦虑和抗抑郁作用。美利曲辛是一种双相抗抑郁剂，抑制突触前膜对去甲肾上腺素及5-羟色胺的再摄取，提高突触间隙单胺类递质的含量，小剂量具有兴奋性。两者组合成黛力新，通常剂量为早晨及中午各服1片。

中医称卒中后抑郁与焦虑为中风郁证。明代张景岳指出了因病致郁的病机，中风郁证即因病致郁。病机核心为风火痰瘀诸邪为患，郁闭气机，使心、肝、脾功能失调而成。《灵枢·本神》："忧愁者，气闭塞而不行。"气机郁滞，肝失疏泄，脾失运化，心神失常，气血失调，诸症由生。抑郁者多属阴证，焦虑者多属阳证。肝气郁结是郁证的中心证候，并可变生他患，常见情绪抑郁或急躁不安，善太息或郁郁寡欢，焦虑不安或悲伤欲哭。气郁则气化失常，津液输布失常，痰湿内生，或津液化源不足而津亏，见皮肤口咽干燥；气郁则血行不畅，瘀血内生，或血之化源不足而血虚，心血虚则心悸，胆气虚则惊怯，肝血虚则不寐目涩；肝气犯胃则纳差食积，嗳气呕吐；木旺克土则脾失运化，水谷精微运化不足则虚证由生，心脾两虚或阴虚火旺；气郁可化火或痰火相合，面红目赤，口干便秘，急躁易怒，痰多心烦。中风致脑髓损伤，神明失养，神机失用，肾精亏虚。肝肾同源，久则水不涵木，肾虚肝郁，则以情绪低落，悲观失望，兴趣索然，疏懒退缩，意志减退与烦躁易怒并见。《素问·六元正纪大论》指出"木郁达之"，治疗当以调气为先，理气开郁，攻补兼施，移情易性。

（1）肝郁气滞：精神抑郁，胸胁作胀或脘痞，面色晦暗，嗳气频作，善太息，夜寐不安，月经不调，舌淡，苔薄白，脉弦。治法：疏肝理气解郁。方选柴胡疏肝散（《证治准绳》引《医学统旨》方）加减：柴胡，白芍，香附，枳壳，当归，陈皮，绿萼梅，百合，合欢花，徐长卿，佛手，川芎，炙甘草。针刺以手阳明大肠经、足厥阴肝经、督脉为主，取穴百会、印堂、神门、内关、太冲、大陵、肝俞、期门。

（2）肝郁脾虚：精神抑郁，胸胁胀满，多疑善虑，喜太息，纳呆，消瘦，倦怠乏力，脘痞嗳气，大便时干时溏，或咽中不适，舌苔薄白，脉弦细或弦滑。治法：疏肝健脾，化痰散结。方选逍遥散（《太平惠民和剂局方》）合半夏厚朴汤（《金匮要略》）加减：柴胡，当归，白芍，法半夏，厚朴，茯苓，苏叶，生姜，炙甘草。针刺以足厥阴肝经、足太阴脾经为主，取穴期门、太冲、丰隆、脾俞、足三里、天突、内关、上巨虚、天枢。

（3）心脾两虚：善思多虑，胸闷心悸，健忘失眠，头晕自汗，神疲倦怠，纳差便溏，舌淡苔白，脉细。治法：健脾养心，补益气血。方选归脾汤（《正体类要》）加减：党参，茯苓，白术，黄芪，当归，远志，郁金，酸枣仁，木香，龙眼肉，大枣，炙甘草。针刺以手少阴心经、足太阴脾经和背俞为主，取穴神门、心俞、脾俞、三阴交、足三里、中脘、内关、太冲，其中心俞、脾俞、足三里加艾灸。

（4）阴虚火旺：焦虑不安，烦躁紧张，恐惧阵作，手足颤抖，五心烦热，颧红汗出，口干咽燥，腰膝酸软，舌红苔少，脉细数。治法：滋阴清热，镇心安神。方选滋水清肝饮（《医宗己任编》）加减：熟地，山药，山茱萸，茯苓，泽泻，丹皮，柴胡，白芍，栀子，酸枣仁，当归。针刺以手少阴心经、足少阴肾经为主，取穴神门、内关、三阴交、太溪、太冲、心俞、肾俞。

（5）肝郁化火：焦虑不安，烦躁易怒，头痛眩晕，失眠，胸胁胀满或胸闷胁痛，面红目赤，口苦咽干，便秘尿黄，舌红苔黄，脉弦数或滑数。治法：疏肝理气，泻火安神。方选龙胆泻肝汤（《医方集解》）加减：龙胆草，黄芩，栀子，木通，泽泻，当归，生地，柴胡，车前子，生龙骨，生牡蛎，磁石，生甘草。针刺以足厥阴肝经、足少阳胆经为主，取穴行间、侠溪、三阴交、中极。

（6）痰火扰心：焦虑不安，心烦失眠，多梦耳鸣，头目昏沉，胸闷脘痞，口苦痰多，舌红苔黄腻，脉滑数。治法：清热化痰，和中安神。方选黄连温胆汤（《六因条辨》）加减：清半夏，陈皮，竹茹，枳实，栀子，黄连，茯苓，远志，柏子仁，炙甘草。针刺以足阳明胃经、督脉为主，取穴百会、印堂、太阳、丰隆、内庭。

（7）肾虚肝郁：情绪低落，烦躁兼兴趣索然，神思不聚，善忘，忧愁善感，胁肋胀痛，时有太息，腰酸背痛，性欲低下，脉沉细弱或沉弦。治法：益肾调气，解郁安神。方选颐脑解郁方（唐启盛方）加减：北刺五加，五味子，郁金，合欢皮，柴胡，栀子，白芍，炙甘草。针刺以足厥阴肝经、足少阴肾经、任脉为主，取穴太冲、期门、内关、膻中、关元、肾俞。偏阳虚加灸志室、命门，偏阴虚加刺三阴交、太溪，腰膝酸软加腰阳关。

（郭晋斌　杨路庭）

第七节　异位骨化与骨质疏松

一、异位骨化

异位骨化（heterotopic ossification，HO）又称骨化性肌炎，是指在正常情况下没有骨组织的部位形成了骨组织。Guy Patin于1692年提出，Von Dusch于1868年命名。发生的机制尚不十分清楚。卒中后异位骨化的好发部位依次为髋关节、膝关节、肩关节、肘关节及附着肌群，多因这类关节肌肉止点都附着在骨膜上。

早期（反应期）表现为局部软组织出现肿块，有时发热，伴有疼痛，关节活动受限，X线示软组织内有不规则棉絮状模糊或关节周围云雾状钙化阴影；中期（活跃期）表现为发热，局部皮肤温度增高，压痛，肿块质硬较前逐渐增大，肌肉僵硬萎缩，关节疼痛不明显但功能活动障碍，X线示肿物周围花边状新骨大量生成，界限清楚，逐渐转变为较为致密的骨化性团块；晚期（骨化期）表现为局部无疼痛，肌肉僵硬萎缩严重，关节强直在某一体位或仅有轻微的活动度，X线示出现壳状骨性软骨、范围局限的致密骨化影。

在反应期应以抑制骨化的非创伤性综合治疗为主，适度柔和的关节活动可改善关节功能。尽量避免按摩和关节松动治疗。活跃期的关节功能活动必须适度。骨化后使用阿仑膦酸钠（10mg/d）治疗。

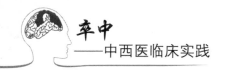

二、骨质疏松

骨质疏松（osteoporosis，OP）是以骨量减少和骨组织微结构破坏为特征，骨质有机成分生成不足，继发性钙盐沉着减少，导致骨力学性能下降，骨质脆性增加和易于骨折的疾病。卒中患者偏瘫后长期卧床，负重减少会造成继发性骨质疏松。骨质疏松可引起一系列症状，易导致骨折，且预后较差。骨折通常发生在偏瘫侧，这主要是因为患者更易向偏瘫侧跌倒且偏瘫侧骨质疏松更为严重的缘故。WHO定义骨质疏松的标准为骨矿密度（BMD）低于健康年轻成人峰值均数的2.5S，或伴有脆性骨折；骨量减少的标准为BMD低于健康年轻成人峰值均数的1.5～2.5S；骨量正常为BMD低于健康年轻成人峰值均数不足1.5S。

疼痛、脊柱变形、骨折是OP常见的表现。骨皮质和骨小梁的改变引起骨内压增高，骨膜应力增加引起张力性疼痛；失去稳定性的变形椎体使周围肌肉张力增加引起痉挛性疼痛。疼痛以酸痛、胀痛、钝痛、深部痛为主，部位多为以腰背部脊柱为中心向两侧扩散，体位改变可减轻或加重。仰卧或短时间坐位可减轻，久卧、久坐、久立、扭转、前屈、后伸加重。由间歇性疼痛进展为持续性疼痛后往往有昼轻夜重的特点。脊柱变形导致身材缩短。骨折的特点是无外力或轻度外力作用下发生，好发于胸腰椎、股骨近端、桡骨远端。股骨颈及股骨粗隆间骨折是最严重的骨折，致残率高，预后差。

卒中后应定期进行骨密度检查，双能X线吸收法是目前进行骨密度检测的金标准。早期床边康复训练4周以上的骨质疏松患者在进行负重练习前，应再次评价骨密度。

饮食、运动与药物是预防和治疗OP的主要措施。均衡饮食保证每日摄取的钙质。卒中后早期康复训练和必要的药物是预防和治疗骨质疏松的有效手段。采取环境调整或环境改造的方式，来预防跌倒以及由此造成的骨折。应用减少骨质流失的药物改善骨质疏松，包括抑制骨吸收的药物（如降钙素、雌激素、雄激素、二磷酸盐、钙剂）和增加骨量的药物（如氟化物、同化皮质激素、孕激素、甲状旁腺激素、骨生长因子）。对维生素D水平降低的患者进行药物补充或增加晒太阳时间，有助于钙质吸收。中医补肾法对预防和治疗骨质疏松有一定作用，如仙灵骨葆等。

（郭晋斌　杨路庭）

参考文献

[1] 王永炎，张伯礼. 中医脑病学. 北京：人民卫生出版社，2007.

[2] 蔡业峰，招远祺. 中风病. 北京：中国中医药出版社，2012.

[3] 赵含森，游捷，张红. 中西医结合发展历程. 中国中医药出版社，2005.

[4] 张致身. 人脑血管解剖与临床. 第2版. 北京：科学技术文献出版社，2004.

[5] 陈宜张. 神经科学的历史发展和思考. 上海：上海科学技术出版社，2008.

[6] 柏树令. 系统解剖学. 第6版. 北京：人民卫生出版社，2004.

[7] 蒋雨平. 临床神经疾病学. 上海：上海医科大学出版社，1999.

[8] 贝尔，弗罗切尔，屈克尔（著）. 刘宗惠，徐霓霓（译）. Duus神经系统疾病定位诊断学. 北京：海洋出版社，2006.

[9] 高旭光（主译）. 卒中. 第3版——病理生理、诊断及其治疗. 沈阳：辽宁科学技术出版社，2001.

[10] 王永炎，沈绍功. 今日中医内科. 北京：人民卫生出版社，1999.

[11] 王拥军. 神经病学临床评定量表. 北京：中国友谊出版公司，2005.

[12] 周维金，孙启良. 瘫痪康复评定手册. 北京：人民卫生出版社，2006.

[13] 李经纬. 中外医学交流史. 长沙：湖南教育出版社，1998.

[14] 曹丹庆，蔡祖龙. 全身CT诊断学. 北京：人民军医出版社，1996.

[15] 斯考特·W·阿特拉斯（主编）. 李坤成（主译）. 中枢神经系统磁共振成像. 第3版. 郑州：河南科学技术出版社，2008.

[16] 李果珍，神经系统临床影像诊断学. 北京：人民军医出版社，2004.

[17] 李麟荪，医学影像学. 南京：东南大学出版社，2002.

[18] 靳二虎，张辉. 人体磁共振成像解剖变异. 北京：人民军医出版社，2011.

[19] 张镜如，乔健天. 生理学. 第4版. 北京：人民卫生出版社，1996.

[20] 武忠弼. 病理学. 第4版. 北京：人民卫生出版社，1996.

[21] 汪文胜，胡春洪. 颅脑与头颈部影像图解：正常解剖-常见变异-常见病变. 北京：人民军医出版社，2011.

[22] Osborn（原著）. 李松年（译）. 脑血管造影诊断学. 北京：中国医药科技出版社，2001.

[23] 郭万学. 超声医学. 第6版. 北京：人民军医出版社，2013.

[24] Caplan（原著）. 王拥军（主译）. Caplan脑卒中——临床实践. 北京：北京大学医学出版社，2010.

[25] 崔世民，只达石，刘梅丽. 颅脑影像新技术诊断图谱. 北京：人民卫生出版社，2006.

[26] 杨正汉，冯逢，王霄英. 磁共振成像技术指南——检查规范、临床策略及新技术应用. 北京：人民军医出版社，2011.

[27] 王拥军. 脑血管病影像学手册. 北京：人民卫生出版社，2008.

[28] 张葆樽，安得仲. 神经系疾病定位诊断. 第2版. 北京：人民卫生出版社，1997.

[29] 黄如训，苏镇培. 脑卒中. 第2版. 北京：人民卫生出版社，2012.

[30] 饶明俐，林世和. 脑血管疾病. 第2版. 北京：人民卫生出版社，2012.

[31] 赵建国. 脑梗死. 第2版. 北京：人民卫生出版社，2012.

[32] 杨宝峰，苏定冯. 药理学. 第6版. 北京：人民卫生出版社，2003.

[33] 黄燕，王新志. 中医脑病主治医生480问. 北京：中国协和医科大学出版社，2012.

[34] 吴以岭. 络病学. 北京：中国中医药出版社，2006.

[35] 石学敏. 针灸学. 北京：中国中医药出版社，2004.

[36] 谢新才. 贺普仁. 北京：中国医药科技出版社，2011.

[37] 贾子善，吕佩源，闫彦宁. 脑卒中康复. 石家庄：河北科学技术出版社，2006.

[38] 李红玲，许晓冬，王文清. 脑卒中康复. 北京：科学技术文献出版社，2011.

[39] 周维金，孙启良. 瘫痪康复评定手册. 北京：人民卫生出版社，2006.

[40] 燕铁斌. 现代康复治疗技术. 合肥：安徽科学技术出版社，1994.

[41] 金惠铭. 病理生理学. 第4版. 北京：人民卫生出版社，1996.

[42] 蔡业峰. 缺血中风诊断与治疗. 北京：人民军医出版社，2012.

[43] 黄培新，黄燕. 神经科专病中医临床诊治. 第3版. 北京：人民卫生出版社，2013.

[44] 王宁华，黄真. 临床康复医学. 北京：北京大学医学出版社，2002.

[45] 高维滨，高金立. 针灸六绝：神经病针灸现代方法. 第2版. 北京：中国医药科技出版社，2007.

[46] 焦顺发. 焦顺发头针. 第2版. 北京：人民卫生出版社，2009.

[47] 顾伯康. 中医外科学. 上海：上海科学技术出版社，1986.

[48] 王胜男，吴齐恒，邓镇，等译. 21世纪的卒中新定义：美国心脏协会/美国卒中协会对医疗专业人员的声明. 国际脑血管病杂志，2014，22（1）：5-27.

[49] 国家中医药管理局脑病急症科研组. 中风病辨证诊断标准（试行）. 北京中医药大学学报，1994，17（11）：64-65.

[50] 国家中医药管理局脑病急症科研组. 中风病诊断与疗效评定标准（试行）. 北京中医药大学学报，1996，19（1）：55-56.

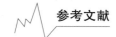
[51] 郭蓉娟. 类中风研究（I）——类中风新概念的提出. 北京中医药大学学报，1999，22（4）：6-8.

[52] 王永炎，郭蓉娟. 类中风概念与证治的研究. 中医药学刊，2002，20（4）：390-393.

[53] 中国中医药学会内科学会脑病专业委员会第六次学术会议. 中风病先兆证诊断与疗效评定标准. 北京中医学院学报，1993，16（6）：66-67.

[54] 曹晓岚. 陆永昌教授防治中风先兆的经验. 中国中医急症，1994，3（1）：27.

[55] 邹忆怀，王永炎. 中风先兆证病因病机及防治的初步探讨. 北京中医药大学学报，1995，18（5）：12-13.

[56] 马春，李淑婷，吉训明，等. 肢体缺血预适应训练辅助二级预防药物治疗高度狭窄或闭塞性脑血管病临床干预的短期效果分析. 罕少疾病杂志，2011，18（6）：1-5.

[57] 龚洁琴，梁辉. 英国急性卒中和短暂性脑缺血发作的诊断与初始治疗指南（第一部分）. 中国卒中杂志，2009，4（4）：322-341.

[58] 蔡业峰，贾真，张新春，等. 美国国立卫生院卒中量表（NISHH）中文版多中心测评研究——附537例缺血中风多中心多时点临床测评研究. 北京中医药大学学报，2008，31（7）：494-497.

[59] 阻塞性睡眠呼吸暂停与卒中诊治专家共识组. 阻塞性睡眠呼吸暂停与卒中诊治专家共识. 中华内科杂志，2014，53（8）：657-664.

[60] 中国医师协会超声医师分会. 血管超声检查指南. 中华超声影像学杂志，2009，18（10）：911-920.

[61] 黄家星，林文华，刘丽萍，等. 缺血性卒中侧支循环评估与干预中国专家共识. 中国卒中杂志，2013，8（4）：285-293.

[62] 脑小血管病的诊治专家共识组. 脑小血管病的诊治专家共识. 中华内科杂志，2013，52（10）：893-896.

[63] 中华医学会神经病学分会脑血管病学组急性缺血性脑卒中诊治指南撰写组. 中国急性缺血性脑卒中诊治指南2010. 中华神经科杂志，2010，43（2）：146-153.

[64] 重组组织型纤溶酶原激活剂静脉溶栓治疗缺血性卒中中国专家组. 重组组织型纤溶酶原激活剂静脉溶栓治疗缺血性卒中中国专家共识（2012版）. 中华内科杂志，2012，51（12）：1006-1010.

[65] 程忻，董强. 2013美国急性缺血性脑卒中患者早期管理指南解读. 中国医学前沿杂志（电子版），2013，5（6）：95-98.

[66] 中华预防医学会卒中预防与控制专业委员会介入学组，急性缺血性脑卒中血管内治疗中国专家共识组. 急性缺血性脑卒中血管内治疗中国专家共识. 中华医学杂志，2014，94（27）：2097-2101.

[67] 高山. 穿支动脉梗死与穿支动脉疾病. 神经病学与神经康复学杂志，2010，7（1）：10-11.

[68] Gao S，Wang YJ，Xu AD，et al. Chinese Ischemic Stroke Subclassification. Front Neurol，2011，2：6.

[69] 中华医学会神经病学分会脑血管病学组缺血性脑卒中二级预防指南撰写组. 中国缺血性脑卒中和短暂性脑缺血发作二级预防指南2010. 中华神经科杂志，2010，43（2）：154-160.

[70] 中国高血压防治指南修订委员会. 中国高血压防治指南2010. 中华心血管病杂志，2011，39（7）：579-618.

[71] 孙宁玲，王文，王拥军，等. 长效二氢吡啶类钙通道阻滞剂临床应用多学科专家建议书. 中华内科杂志，2014，53（8）：672-676.

[72] 老年人颈动脉粥样硬化性疾病诊治中国专家建议写作组. 老年人颈动脉粥样硬化性疾病诊治中国专家建议. 中华老年医学杂志，32（2）：113-120.

[73] 症状性颅内动脉粥样硬化性狭窄血管内治疗中国专家共识组. 症状性颅内动脉粥样硬化性狭窄血管内治疗中国专家共识. 中华内科杂志，2013，52（3）：271-275.

[74] 中华医学会糖尿病学分会. 中国2型糖尿病防治指南（2013年版）. 中华糖尿病杂志，2014，6（7）：447-498.

[75] 中国老年医学会内分泌代谢专业委员会，老年糖尿病诊疗措施专家共识编写组. 老年糖尿病诊疗措施专家共识（2013年版）. 中华内科杂志，2014，53（3）：243-251.

[76] 中华医学会内分泌学分会. 中国成人2型糖尿病预防的专家共识. 中华内分泌代谢杂志，2014，30（4）：277-283.

[77] 母义明，纪立农，宁光，等. 二甲双胍临床应用专家共识. 中国糖尿病杂志，2014，22（8）：673-681.

[78] 中国医师协会内分泌代谢科医师分会. 2型糖尿病早期大血管病变无创性检查的专家共识. 中国循环杂志，2014，29（3）：167-171.

[79] 中华医学会内分泌学分会. 中国2型糖尿病合并血脂异常防治专家共识（2011年）. 中华内分泌代谢杂志，2012，28（9）：700-703.

[80] 中华医学会内分泌学分会. 中国成人住院患者高血糖管理目标专家共识. 中华内分泌代谢杂志，2013，29（3）：189-195.

[81] 中国成人血脂异常防治指南制订联合委员会. 中国成人血脂异常防治指南. 中华心血管病杂志，2007，35（5）：390-410.

[82] 中华医学会心血管病学分会，中华心血管病杂志编辑委员会. 抗血小板治疗中国专家共识. 中华心血管病杂志，2013，41（3）：183-194.

[83] 国家卫生和计划生育委员会脑卒中医疗质量控制中心，中华预防医学会卒中预防与控制专业委员会. 缺血性卒中/短暂性脑缺血发作患者合并心房颤动的筛查及抗栓治疗中国专家共识. 中华内科杂志，2014，53（8）：665-671.

[84] 中华医学会心血管病学分会，中国老年学学会心脑血管病专业委员会. 华法林抗凝治疗的中国专家共识. 中华内科杂志，2013，52（1）：76-82.

[85] 中华心血管病杂志血栓循证工作组. 非瓣膜病心房颤动患者应用新型口服抗凝药物中国专家建议. 中华心血管病杂志，2013，41（3）：362-369.

[86] 利伐沙班临床应用中国专家组. 利伐沙班临床应用中国专家建议. 中华内科杂志，2013，52（10）：897-902.

[87] 中华心血管病杂志编辑委员会血栓栓塞防治循证工作组. 达比加群酯用于非瓣膜病房颤患者卒中预防的临床应用建议. 中华心血管病杂志，2014，42（3）：188-192.

[88] 全国中风病急症协助组. 运用系列方药治疗急性缺血性中风的临床观察与实验研究. 北京中医学院学报，1993，16（3）：49-53.

[89] 付渊博，邹忆怀，李宗衡，等. 中医综合方案早期干预缺血性中风的临床观察. 中华中医药杂志，2011，26（5）：987-988.

[90] 张伯礼，王玉来，高颖，等. 中风病急性期综合治疗方案研究与评价——附522例临床研究报告. 中国危重症急救医学，2005，（5）：12.

[91] 王永炎. 关于提高脑血管病疗效难点的思考. 中国中西医结合杂志，1997，17（4）：195.

[92] 邹忆怀. 毒损脑络学说的症状学研究思路探讨. 北京中医药大学学报，2006，29（7）：448-450.

[93] 邹忆怀. 中风发病阶段毒损脑络临床特征的初步分析. 北京中医药大学学报，2008，31（8）：509-511.

[94] 邹忆怀. 中风急性期毒损脑络临床表征的理论初探. 中国中医急症，2011，20（7）：1068-1070.

[95] 钟利群，孙塑伦，贾建平，等. 化瘀解毒汤治疗缺血性脑血管病急性期多时相临床症状的评价. 世界中西医结合杂志，2008，3（7）：393-396.

[96] 邹忆怀. 王永炎教授应用化痰通腑法治疗急性期中风的经验探讨. 北京中医药大学学报，1999，22（4）：68.

[97] 牛松涛，张在强，张星虎，等. 基底节内囊出血的分型及预后的研究. 中华医学杂志，2003，83（6）：467-470.

[98] 沈红艺. 活血化瘀法治疗脑出血急性期的基本治疗原则. 山东中医杂志，2000，19（5）：259-262.

[99] 熊录，张学文，范吉平. 近二十年来蛛网膜下腔出血中医研究现状评述. 中国中医基础医学杂志，2001，7（9）：70-74.

[100] 中华医学会神经外科学分会神经介入学组. 颅内动脉瘤血管内介入治疗中国专家共识（2013）. 中华医学杂志，2013，93（39）：3093-3103.

[101] 中华医学会神经病学分会脑血管病学组卒中诊治指南编写组. 中国颅内静脉系统血栓形成诊

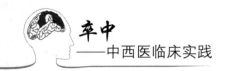

断和治疗指南. 中华神经科杂志, 2012, 45 (11): 818-823.

[102] 中华医学会神经病学分会神经康复学组, 中华医学会神经病学分会脑血管病学组, 卫生部脑卒中筛查与防治工程委员会办公室. 中国脑卒中康复治疗指南 (2011完全版). 中国康复理论与实践, 2012, 18 (4): 301-318.

[103] 严隽陶, 齐瑞, 房敏, 等. 脑卒中分期综合康复治疗方案. 中国康复医学杂志, 2006, 21 (5): 455-456.

[104] 张文生, 邹忆怀, 谢颖桢, 等. 中医综合康复疗法治疗中风偏瘫痉挛状态60例临床观察. 中医杂志, 2000, 41 (12): 723-725.

[105] 郭晋斌, 杨路庭, 朱红芳, 等. 针药结合治疗脑梗死后下肢功能障碍临床观察. 山西中医, 2009, 25 (4): 36-37.

[106] 郭晋斌, 杨路庭, 路怀忠. 针刺为主治疗脑梗死后上肢功能障碍临床观察. 光明中医, 2015, 30 (1): 90-91.

[107] 张勇, 邹忆怀, 李宗衡. 太极拳应用于中风病康复的研究进展与思路探讨. 中西医结合心脑血管病杂志, 2014, 12 (7): 881-883.

[108] 邹忆怀, 李宗衡, 张华, 等. 偏瘫痉挛的中医证治探讨. 北京中医药大学学报, 2002, 25 (5): 62-64.

[109] 邹忆怀, 张文生, 李宗衡, 等. 中风病偏瘫痉挛状态中医康复方案研究思路的探讨. 中国医药学报, 2002, 17 (8): 487-489.

[110] 李宗衡, 张华, 邹忆怀, 等. 中西医结合方法对119例脑血管病偏瘫治疗效果的临床观察. 北京中医药大学学报, 2006, 29 (2): 135-137.

[111] 卒中患者吞咽障碍和营养管理的中国专家组. 卒中患者吞咽障碍和营养管理的中国专家共识 (2013版). 中国卒中杂志, 2013, 8 (12): 973-983.

[112] 中国吞咽障碍康复评估与治疗专家共识组. 中国吞咽障碍康复评估与治疗专家共识 (2013年版). 中华物理医学与康复杂志, 2013, 35 (12): 916-929.

[113] 卒中相关性肺炎诊治中国专家共识组. 卒中相关性肺炎诊治中国专家共识. 中华内科杂志, 2010, 49 (12): 1075-1078.

[114] 宿英英, 黄旭升, 潘速跃, 等. 神经疾病并发医院获得性肺炎诊治共识. 中华神经科杂志, 2012, 45 (10): 752-756.

[115] 中国医师协会急诊医师分会. 急性上消化道出血急诊诊治流程专家共识 (修订稿). 中国急救医学, 2011, 31 (1): 1-8.

[116] 抗血小板药物消化道损伤的预防和治疗中国专家共识组. 抗血小板药物消化道损伤的预防和治疗中国专家共识 (2012更新版). 中华内科杂志, 2013, 52 (3): 264-270.

[117] 中华医学会消化病学分会幽门螺杆菌学组/全国幽门螺杆菌研究协助组. 第四次全国幽门螺杆

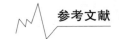

菌感染处理共识报告. 中华内科杂志, 2012, 51（10）: 832-837.

[118] 谢颖桢, 邹忆怀, 孙立满. 运用化痰通腑法治疗中风病的体会. 中国中医基础医学杂志, 2010, 16（3）: 221-222.

[119] 刘岑, 高颖, 邹忆怀. 化痰通腑法治疗中风痰热证之临床应用于理论创新. 中国中医基础医学杂志, 2011, 17（1）: 89-90.

[120] 中华医学会神经病学分会痴呆与认知障碍学组. 血管性认知障碍诊治指南. 中华内科杂志, 2011, 44（2）: 142-147.

[121] 谢颖桢, 邹忆怀, 张允岭. 血管性痴呆病因病机探讨. 北京中医药大学学报, 2000, 23（6）: 1.

[122] 王永炎. 老年性痴呆辨治. 中国医药学报. 1994, 9（1）: 49.

[123] 中华医学会外科学分会血管外科学组. 深静脉血栓形成的诊断和治疗指南（第2版）. 中华外科杂志, 2012, 50（7）: 611-614.

[124] 郭晋斌, 杨路庭, 崔兵, 等. 加味五苓散治疗脑卒中后肢体肿胀疗效观察. 中国中医药信息杂志, 2010, 17（10）: 73-74.

[125] 邹忆怀. 王永炎. 复方通络液外洗治疗中风病后手胀的探讨. 中国全科医学杂志, 1998, 1（1）: 33-34.

[126] 朱宏勋, 邹忆怀. 中药泡洗治疗脑卒中后肩-手综合征的临床疗效观察. 中国康复医学杂志, 2008, 23（9）: 845-846.

[127] 李宗衡, 张华, 邹忆怀, 等. 中西医结合方法对119例脑血管病偏瘫治疗效果的临床观察. 北京中医药大学学报, 2006, 29（2）: 135-137.

[128] 神经系统疾病伴发抑郁焦虑障碍的诊断治疗专家共识组. 神经系统疾病伴发抑郁焦虑障碍的诊断治疗专家共识（更新版）. 中华内科杂志, 2011, 50（9）: 799-805.

[129] 赵昌日, 唐启盛, 包祖晓, 等. 颐脑解郁方改善抑郁症肾虚肝郁型患者中医证候的临床观察. 上海中医药杂志, 2007, 41（10）: 26-28.